大是文化

易學易用
黃帝內經

中醫師反覆研讀的寶典，
如今一般人也能實踐。
12 條經絡、365 個穴位白話詳解，
經之所過，病之所治。

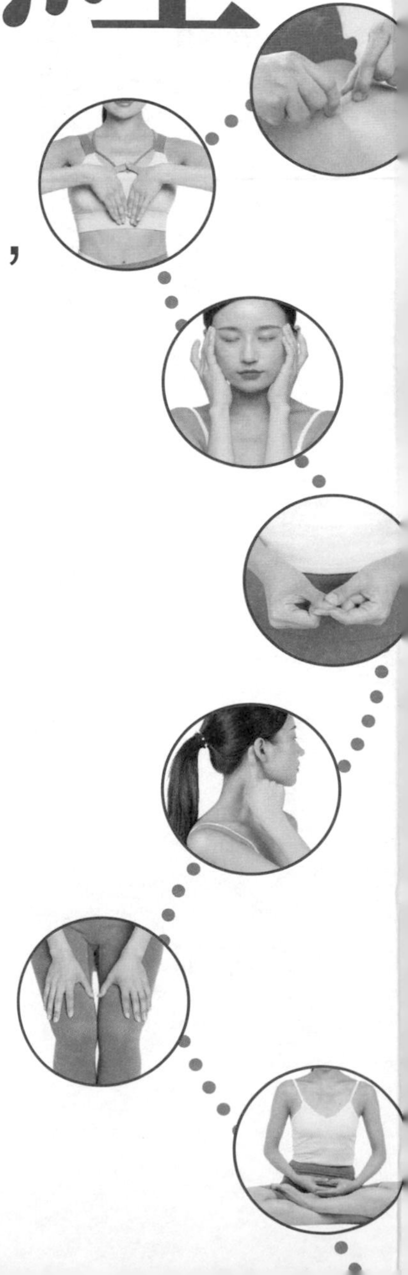

百萬級暢銷書《求醫不如求己》作者
中里巴人——著

CONTENTS

第三章 五臟應四時，各有收應

推薦序一

了解自己身體，與之和諧相處

安柏中醫診所副院長／施昀廷醫師

傳說在上古時代，軒轅黃帝和他的臣子岐伯經常探討醫學問題，從疾病的成因、診斷到治療大都以對話的方式被記錄成冊，而有《黃帝內經》誕生。不過據後世考古，《黃帝內經》應是後人假借「黃帝」之名，真實作者不可考，但也無損其地位。

《黃帝內經》是中國現存最早的中醫書籍，和《難經》、《神農本草經》、《傷寒雜病論》並稱中醫四大經典，為古今學中醫的必修聖經。其中又以《黃帝內經》最為久遠，有「中醫的生理學」之稱，總結了戰國以前的醫療理論和經驗，對人體的解剖、生理、病理，疾病的診斷、治療到預防等都有闡述，並結合了五行的演繹、五臟六腑之司、經絡穴位的位置走向、四季養生之道等，可以說是從中醫初學者到中醫大師都會反覆研讀的寶庫！

《黃帝內經》有個很大的特色，就是時常一句話就會讓我們受用無窮，例如：「諸風掉眩，皆屬於肝；諸寒收引，皆屬於腎」，此句說明風病要注意肝，寒造成的問題要注意腎，除了結合外感和五臟的五行對應，更指引了病因到治療的方向。而「故人臥，血歸於肝，肝受血而能視」，此句說明睡眠對養肝的重要性，且會直接影響到眼睛，也可對應到「肝開竅於目」。「故智者之養生也，必順四時而適寒暑，和喜怒而安居處，節陰陽而調剛柔，如是則僻邪不至，長生久視。」最簡單的養生之道，就是法於陰陽，順應四時，喜怒有常，但總是越簡單越難做到。

至於臨床上，醫生會遇到的問題更是五花八門，舉例來說，許多患者進診間都會雙手一攤放在桌上，然後說：「醫生，幫我把個脈吧，看我是生什麼病？」其實這是不對的，要知道，中醫的四診有「望、聞、問、切」，望為第一，「望而知之謂之神」，也就是看一下患者的氣色和肢體，甚至走路方式等就能知道他怎麼了，把脈就是切診，為四診之末，也就是最後再藉由把脈確定患者的五臟六腑氣血走勢。

因此，本書從察顏觀色開始教你未雨綢繆，觀察面部五色：「青赤黃白黑」以及面相，帶你進入《黃帝內經》的世界，並且以淺顯易懂的照片圖文來介紹《黃帝內經》的核心思想，許多常見的穴位也讓讀者一目瞭然，更自創許多簡單的句子讓讀者一看就懂且容易記憶，例如「穴位怎麼按才有效？——『氣至而有效』，痠、麻、脹、痛是訊號」，此句教你日常穴位按壓保健要按到什麼程度才有效。「上火了，人體自有滅火神器」，則教你人體上火時如何靠按壓穴道來滅火。

同時，書裡也提到一些很重要的穴位命名原則，例如「帶『風』的都是治病奇穴」，這裡的風指的是外邪的風，風停留的地方，例如風池，就和感冒有關。「身體新陳代謝的『中轉站』──水分穴」，顧名思義，把水分開，水歸膀胱，食物歸大小腸。此外，「讓你美麗的最快方法──好好『磕頭』」、「皮膚是否潤澤、有彈性，都是肺在管」，讓讀者也能從古老的醫書中得到養顏美容的祕訣。「經常攢拳，就能給心力量」、「轉手腕，可以防止阿茲海默症」，教你簡單的動作，就能達到預防保健效果。

最後，「養生先養神，醫病先醫心」、「睡覺是養生第一補」，則是強調預防勝於治療的重要性，也是中醫最核心的價值。相信讀完此書，你會藉著《黃帝內經》更了解中醫。

推薦序二

養生長壽靠自己，能自助便有天助

臺北市立聯合醫院仁愛院區／謝旭東主治醫師

我目前在北市聯醫仁愛院區中醫科服務，使用中藥治療皮膚科、眼科、婦兒科等疾病，行醫之初，很多病人在吃了藥之後有效，也有效果不好，也有人好了又復發，為什麼會這樣呢？後來發現，除了醫生的治療之外，病人能否保養自己，並配合治療才是根治的關鍵。市面上保健類的書籍不少，中醫類的書籍更是博大精深，若你想要無障礙的學習，從傳統醫學的角度保養自己，不要錯過這本《易學易用黃帝內經》。

本書作者中里巴人，曾任北京中醫協會理事，祖輩為醫，父輩習武，常於微博分享他的養身方法。而如何保健身體，他在書中提到了不同的經絡穴道，及按摩導引，把中醫的經典《黃帝內經》生澀難懂的部分，用平易近人的白話文說明，比如為何會疼痛，疼的字裡面是冬，代表寒冷，古人認為受了風寒，身體會發生氣血不通，因而會痛，像是後頭痛就可以應用風池、大椎、大柱的穴道來緩解。

以前在學校學習《內經》時，每每看到不同醫家的註解，就會讓我在同一段文字裡一直打轉，有時還會看到暈頭轉向，但這麼重要的經典卻又不能不學好，有種望洋興歎的感覺，若那時候有這本《易學易用黃帝內經》幫忙入門，學習的門檻不只降低，也能迅速學會裡面重要的養生保健知識。

其實，在面對各種不同的疾病，有一個健康的心態比如何治療疾病還重要，因為人從出生到死亡，疾病無時無刻不在發生，生病是身體提醒我們的一種警訊，不用太恐慌。曾在門診上見過因為各種治療效果不佳，而四處看病的病人。在這種情況，醫生首先要考慮的不是治病，而是要先安定心神，也就是書中提到的「養身先養神，醫病先醫心」。尤其是慢性病的治療，要好轉得一步步來，並非一蹴可幾，而作者提供《道德經》中的「虛其心，實其腹」辦法，能使心神安定，幫助患者放鬆心情接受治療。

現代人生活壓力大，從小時候上學開始，一路到老了退休後，仍有不少聚會要參加。我曾在門診遇過已退休的患者，總是沒辦法按時回診，一問之下才知道，社交活動在退休後反而變多，空閒時間比我這個上班族還要少。

而事情多，壓力自然就大，更需要隨時排解，作者提供了兩個穴道可以調節人的情緒，第一個是能夠安心的勞宮穴，以及消氣的太衝穴，消氣的太衝穴也是我在門診時常使用，也會教導病人回家自已按摩。怒氣沖天時，按壓此穴會非常痠脹，但將穴位的氣滯推散後，身心就會舒暢許多。

除了養生之外，書中還有能夠消除眼袋、魚尾紋等美容穴，等待各位讀者們一一發掘。

養生長壽要靠的是自己，醫生只是輔助你成功的角色之一，只想靠吃藥來保健身體，反而這輩子會脫離不開藥物的控制。因此想要健康樂活一輩子，這本書可以當作你的起點，幫助你生活得更加精采、豐富。

前言
我一生的信念和追求：身心變強大

坐在桌案前，手寫這本《易學易用黃帝內經》新書的序言。家中的橘貓「大豬」臥在旁邊陪伴，時時給我一些靈感。

回想自己五十多年的人生經歷，有一大半時間，都在思考一些虛無縹緲的問題，做著一些徒勞無功的事情。像是個出土文物，不諳世事，喜歡獨處、孤寂的生活，並樂此不疲。

我一生的信念和追求，就是讓自己的身心能強大起來，消除對老、病、死的恐懼；讓家人和同事鄰居、新知故交，因我的努力而獲得快樂，舒適、開心的生活。若還有額外的精力和體力，希望能與更多追求健康、心意相通的朋友，分享一些我的養生心得和簡單實用的健身方法，為這個我熱愛的人世間，增添一分親情與溫暖。

第一章

中醫看病望聞問切，為何「望」排第一位

01 《黃帝內經》說，諸病於內，必形於外

中醫看病講究「望聞問切」，為什麼「望」排在第一位？「望而知之謂之神」——看一下病人的氣色，就能知道他有什麼問題。

可是要怎麼看？怎麼才能知道自己身上到底有沒有問題？其實，**《黃帝內經》中說得很清楚，如果你想望出一個人有什麼問題，得先知道什麼是正常氣色**[1]。

五種健康的氣色

人的氣色一般分為紅、黃、青、白、黑五種。雖然人的臉色各種顏色都有，但主要還是分為這五種。

- **健康的紅臉氣色「如白裹朱」——紅中透潤**

正常的紅臉氣色應該是「如白裹朱」——拿一塊白絲綢裹著紅朱砂。朱砂是什麼顏色？朱砂是朱紅色，又很鮮亮，拿著白絲綢裹上紅朱砂，給人的感覺就是紅中透潤，這是形容人

臉色好。當然還有其他說法，比如面似晚霞，紅中透潤。總之，紅中得透潤，有光澤了，便是好的氣色。

什麼是紅臉病態的氣色呢？就是「如赭」。赭，赭石的顏色——鐵鏽色。

• **健康的白臉氣色「如鵝羽」——白中透亮**

什麼是好的白臉氣色？「如鵝羽」。「鵝羽」就是鵝的羽毛，鵝在湖面游來游去，遠遠看去，毛色白中透亮。如果臉色是這樣，給人的感覺就非常健康，而且高貴。

「不欲如鹽」就是說臉色不能像海鹽一樣白中透灰，這屬於病色。

• **健康的青臉氣色「如蒼璧之澤」——青色的玉石，青中透潤**

健康青臉的氣色是有點兒發綠的顏色——「如蒼璧之澤」，蒼璧就是淡綠色的玉。

「不欲如藍」的藍大概是一種藍色的染料被風吹乾了的顏色，不潤澤。

• **健康的黃臉氣色「如羅裹雄黃」——黃而明潤**

健康的黃臉氣色是「如羅裹雄黃」。羅，代表羅帕，一種絲織方巾，當一塊白手絹裹著

1　《黃帝內經．素問》：「夫精明五色者，氣之華也。赤欲如白裹朱，不欲如赭；白欲如鵝羽，不欲如鹽；青欲如蒼璧之澤，不欲如藍；黃欲如羅裹雄黃，不欲如黃土；黑欲如重漆色，不欲如地蒼。」

雄黃（雄黃是一種礦石，橘黃色，非常鮮亮；也是一種中藥，據說能辟邪，能驅五毒五蟲）時，呈現出一種潤澤感。

「不欲如黃土」說的是面色如土，呈土黃色沒有光澤、發暗。

● 健康的黑臉氣色「如重漆」——黑中透亮

黑臉只要潤澤也有好的面色——「如重漆」，比如包公，那就是好的黑臉。什麼叫「重漆」？你幫品質好的實木家具漆上黑漆，刷了一層，覺得不夠亮，接著刷了五、六次，刷得反光發亮，就是重漆，這樣的黑色就是健康色。

什麼是不健康的黑臉氣色？「不欲如地蒼」。「地蒼」指的是地的表面顏色，即暗黑色，上面還有塵土，這就是病色。如果你知道什麼是健康色、什麼是病色，一看到人的臉色，就能知道他哪兒有問題。

歌曲〈說唱臉譜〉裡唱到「藍臉的竇爾敦盜御馬，紅臉的關公戰長沙，黃臉的典韋，白臉的曹操，黑臉的張飛叫喳喳」，說的就是人的這五種面色。當然現實生活中這麼典型的人可能比較少。一般來說，面色會互相摻雜。

如何看出病態呢？比如，一個人的臉色發青黑，主痛，這人有痛證；還有黃赤主熱，就是有火了，黃還主溼；還有白色主失血、主寒……。

諸病於內，必形於外

可能有人會認為前面這些介紹還是比較籠統，想知道具體細微的內容。比如自己一看臉色就能知道五臟有什麼問題，甚至知道胳膊、腿有什麼問題。其實，古人早把這些問題想好了，在《靈樞．五色》中，把人的各種病對應在臉上的位置都寫出來了。

《靈樞．五色》中說：「明堂者，鼻也。」鼻子就叫明堂，我們看一個人的鼻子，就知道他的身體可能會有什麼問題。

比如，兩眉之間主肺；兩眼之間主心；鼻梁正中間主肝；鼻頭主脾；鼻唇溝（鼻溝槽）主膀胱和生殖系統……。

實際上，所有的觀察都沒有一定規則，只是一個提醒。你突然感覺自己與

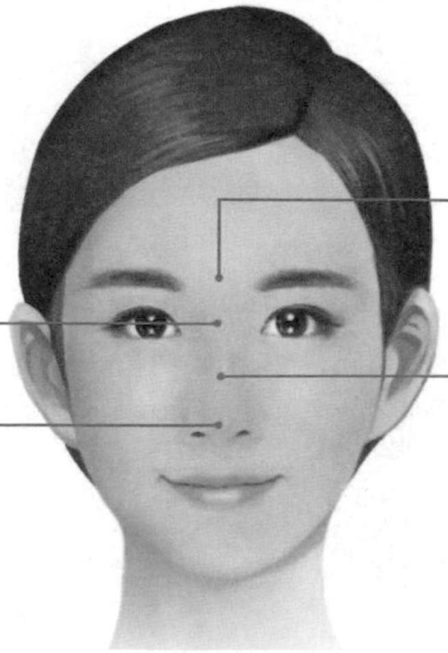

兩眼之間主心：
兩眼之間有時會有很深的褶皺橫紋，如果突然發黑、發青，可能心臟有早期不舒服的症狀，這是一個端倪，橫紋越深，心臟的問題可能就越嚴重。
鼻頭主脾：
鼻頭總是赤紅，就代表內有脾熱。你吃東西不消化，尤其鼻頭旁邊有時愛長痘痘，有時有酒糟鼻，這都代表腸胃功能可能有問題。因此需要趕緊清理自己的腸胃，把腸胃清理乾淨了，鼻子馬上就光滑了。
兩眉之間主肺：
兩眉之間叫上丹田，也叫印堂，有人經常會說什麼印堂發黑，其實就是指這裡晦暗無光。這裡顏色暗沉，代表肺氣不足。
鼻梁正中間主肝：
有的人這裡露出青筋，就說明肝可能有瘀血。

平時不一樣，有變化，不管是氣色的變化還是長了什麼東西，都是一個早期的警示。我們透過觀察面相，就可以防患於未然，看到一些小的端倪，找到背後的大隱患，做到及早防治。

我們每個人都能透過察顏觀色，了解身體初步的健康狀態。當然，再細緻的是醫生的事、是高明醫生的事。我們普通人就從主要方面去找。

如果你以後想「望而知之謂之神」，就得透過反覆的學習和實踐。**這就是《黃帝內經》裡非常簡單有效、切實可用的「察顏觀色」法——諸病於內，必形於外。**

《靈樞．本藏》中，岐伯也說了這樣的話：「視其外應，以知其內藏，則知所病矣。」說的都是一回事——透過疾病的外部表現，得知身體內部的問題。

當然，「察顏觀色」法只是諸多察病方法中的一個。除了察顏觀色，還可查「病機[2]十九條」。疾病的外部表現還有很多，比如五臟對應的問題：

「諸風掉眩，皆屬於肝。」「掉眩」就是肢體顫抖，感到頭暈目眩，好像一切都在旋轉。這些症狀，皆是肝的問題——肝風內動。

「諸寒收引，皆屬於腎。」「收引」是指遇冷風，渾身蜷縮在一起，這就是腎的問題。

「諸氣膹[3]鬱，皆屬於肺。」一個人總是憤憤不平，憤氣填膺，感覺堵得慌、難受，這可能是肺的問題——肺氣不宣。

「諸溼腫滿，皆屬於脾。」身體有很多溼氣，一按腿部，皮膚就陷下一個小凹洞，而且總感覺肚子脹，這可能是脾的問題。

「諸痛癢瘡，皆屬於心。」身體長瘡、起癤子[4]，還有發癢，這可能是心火在作怪。

……

以上這些內容在《素問・至真要大論》中說得很清楚，其中對病機的十九條論述，這裡我只介紹簡單的五條病機。你想了解其他內容，可以慢慢學習、多多觀察，有興趣還可以做進一步的研究。

如果遵循《黃帝內經》的理念，每個人都可能實現「望而知之謂之神」。

2 指疾病發生、發展、變化及其結局的機理。
3 䐜，音同憤。
4 由葡萄球菌或鏈狀菌侵入毛囊內引起的皮膚病。

02 生病了，先察顏觀色，再按特效穴

前面我簡單的講了望診，還講了五臟對應的病機都有什麼。下面我講講如何用一些簡單的方法來消滅、調理這些症狀。

震顫、頭暈、梅尼爾氏症[5]——「諸風掉眩，皆屬於肝」

如何調理震顫（俗稱顫抖）、頭暈這些症狀呢？

我們可以揉揉肝經上的穴位。**順著大腳趾和二腳趾之間，往腳背的方向找，有一個穴位叫太衝穴，你沒事就揉揉這個穴位，能調理肝風內動的症狀。**

有的人可能覺得只揉這個穴位，心裡不踏實，想知道是否還有什麼「特效穴」，尤

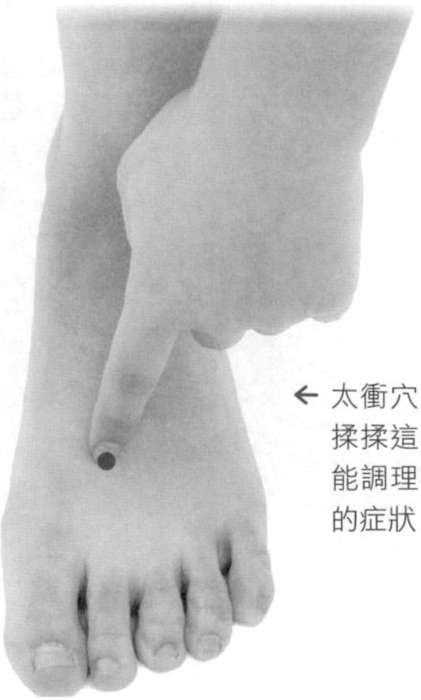

← 太衝穴，沒事就揉揉這個穴位，能調理肝風內動的症狀。

其像頭暈、目眩，發作起來很不舒服，這個方法可能不大行，那怎麼辦？下面告訴你一個非常簡單的方法。

眩暈時，有可能發生你想揉太衝穴但坐不起來，這時就躺著吧——舉起大拇指（請別人揉時，大拇指揉不進去，要用食指，若是自己揉則用大拇指），放到耳朵裡，大拇指朝下的那個側面就正好架在耳蝸上，這時就找到了一個穴位——大拇指側面架在耳蝸的地方。這是一個重要的、緩解眩暈的穴。

你若是在網路上查一查，它還有個好記的名字**「內分泌穴」——你頭暈時，找到這個穴位**，可能揉沒幾下，這個穴位就痛不可

5 Meniere's Disease，一種常見的內耳疾病，會立即造成眩暈的狀況，有點類似快速轉幾圈後，突然停下來，感覺房間還在轉，然後失去平衡的經驗。

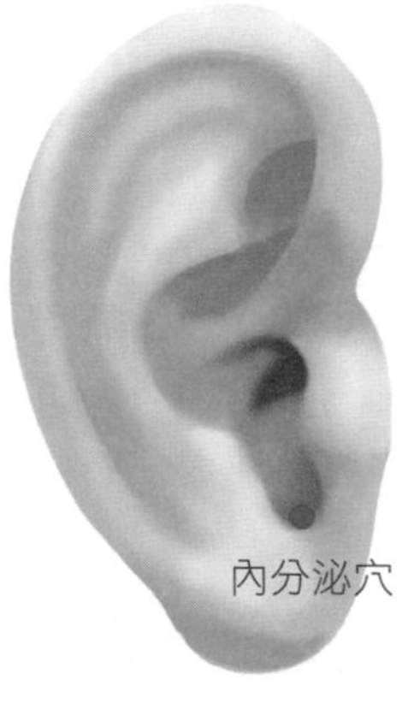

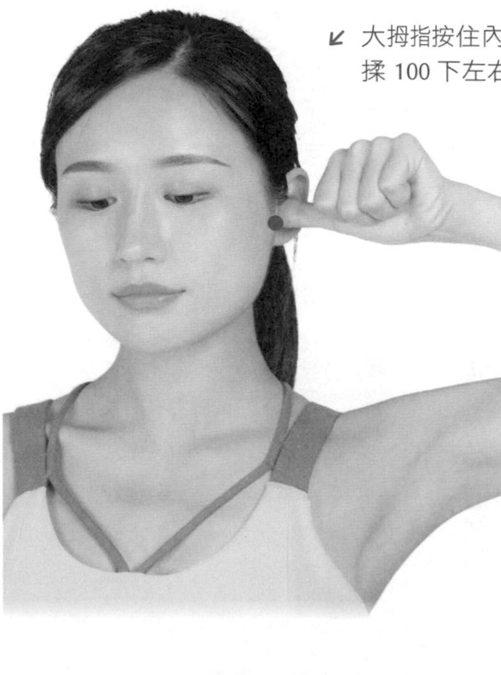

↙ 大拇指按住內分泌穴，揉 100 下左右。

摸了。

當你感到很痛時，便會發現頭暈逐漸緩解了。耳朵越疼，頭暈的感覺就越輕，逐漸的你還能坐起來揉兩下。

當你揉了一百下左右，一、兩分鐘之後，就能感覺到眩暈的症狀減輕了，這就是這個穴位的妙用。這個穴位專門調理眩暈症，患有梅尼爾氏症的人也可以嘗試揉這個穴位，以緩解症狀。

把寒氣趕走，就是在護腎——「諸寒收引，皆屬於腎」

什麼是「諸寒收引，皆屬於腎」？

碰見寒冷的東西，身體就「收引」（筋脈攣急，關節屈伸不利，多由寒邪所致）了。這是人的本能，比方說寒風一吹，毛孔就關閉了——毛孔就像人身體裡的小窗戶一樣，寒風吹來，就要把窗戶關上。然後我們的身體會蜷縮在一起，手也會不由自主的縮在袖子裡，腰也彎起來了。

身體經常「收引」著，會造成血流不暢。解決方法很簡單，**著涼後你回家趕緊泡泡腳**，出點汗，寒氣就往外散了。若**同時再喝一碗薑糖水**，**寒氣就從裡到外全被祛除了**。

把寒氣趕走，腎的負擔就減輕了，這也是一種養腎、護腎的方法。

人總憤憤不平，就會傷肺——「諸氣膹鬱，皆屬於肺」

什麼是「諸氣膹鬱，皆屬於肺」？**意思是人經常憤憤不平，對肺就有很大的損傷**。

因為體內的不忿之氣主要來源於肝，人如果生氣，肝氣往上衝，而肺不能讓肝氣出來，就會把肝氣往下壓一壓，這是人體的本能——肺屬金、肝屬木、金克木——肺克制肝，不讓它的氣（情緒）發出來。

如果一個人總憤憤不平，又沒發出來，很多氣就被壓抑下來，最終會形成「膹鬱」——既鬱悶又煩躁，時間一長就會傷肺，因此需要有效的方法來疏理。

怎麼疏理？剛一膹鬱時，你就**從胸口的膻中穴開始用手掌根上下來回揉（見下頁圖）**，**從膻中穴往上**，**分別是玉堂穴**、**紫宮穴**、**華蓋穴**。而且，膻中穴本身就是氣之匯穴，你上下這麼一推一搓，一會兒就不生氣了，還會變得高興，悶氣就散了。

身體困重、小腿腫——「諸溼腫滿，皆屬於脾」

什麼是「諸溼腫滿，皆屬於脾」？諸溼，意思是身體溼氣特別重，其症狀是困、重——覺得身體沉重，頭也重，腰也重，在過去有一種形容，像是一圈銅錢捆在腰上的感覺。腫滿就是腿腫，一按皮膚就陷下一個小凹洞，就跟按在泥土上似的，肚子還有點脹，感覺滿悶。

以上這些都是脾的問題——「諸溼腫滿，皆屬於脾」。

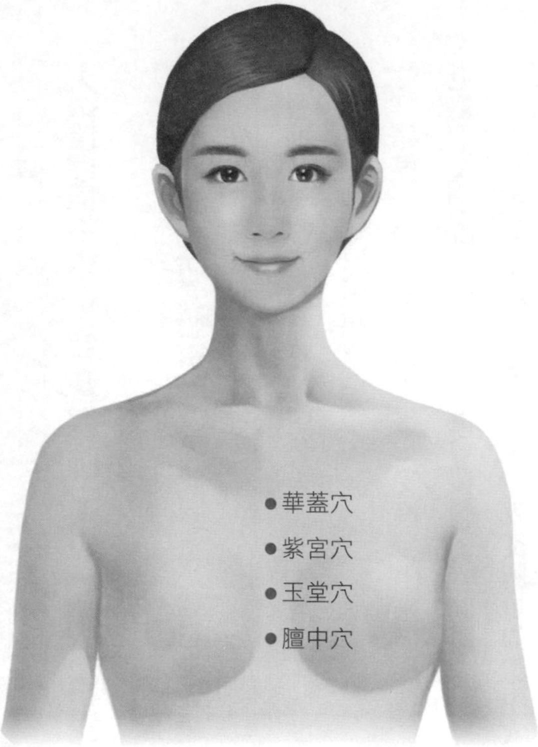

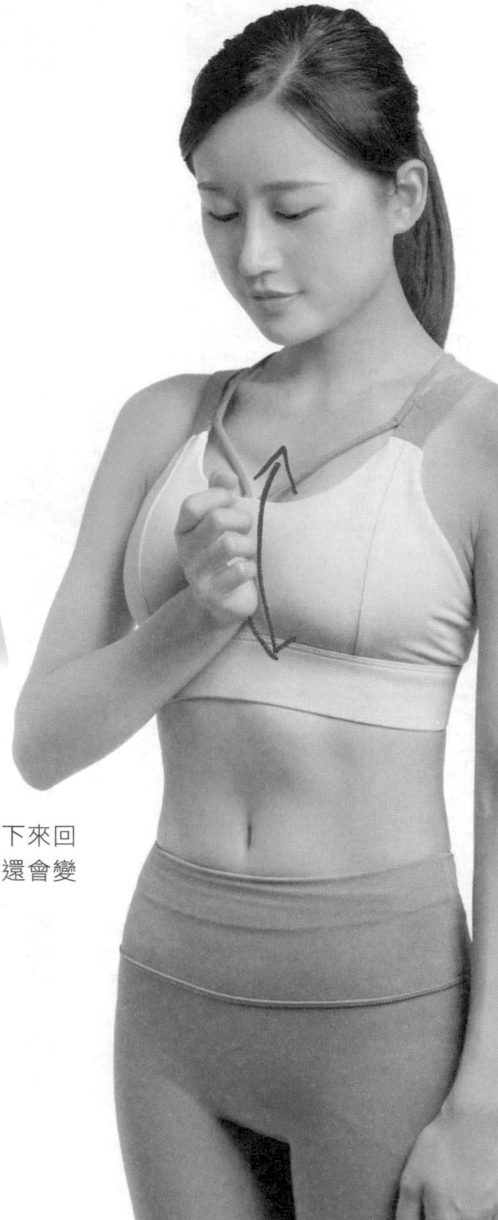

從膻中穴開始用手掌根上下來回揉，一會兒就不生氣了，還會變得高興，悶氣就散了。↗

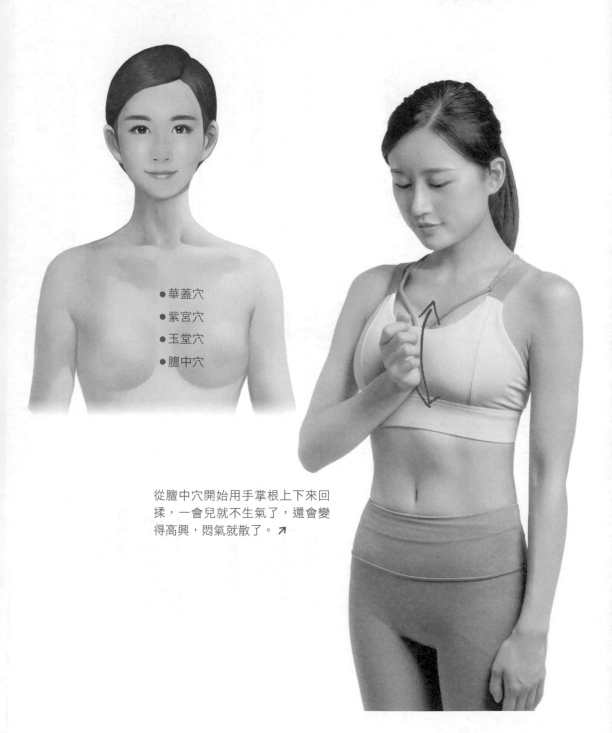

「諸溼腫滿」怎麼調理呢？身體裡的溼氣怎麼排出去？實際上，調理脾有一個大穴——脾的募穴（臟腑之氣輸注於胸腹部的腧穴[6]，又稱為「腹募穴」），就是兩肋的章門穴。**用拳頭敲章門穴，是健脾祛溼的有效方法**。

另外，大腿內側有一個叫箕門的穴位，專門調用肝的能量來排除脾的溼氣。比如有時你看地上有點溼，拿爐灰撒在上面，這叫燥溼，只能去小面積的溼氣；對於大面積的溼氣，最好颳一股風，才能把溼氣吹乾。推箕門穴就像憑空颳一股風，能把脾的溼氣吹乾。

除溼用這兩個穴調理就行：一個是用拳頭敲肋骨間的章門穴，一個是用手往下推大腿內側的箕門穴（見下頁圖）。

身上長瘡，無名腫痛——「諸痛癢瘡，皆屬於心」

什麼叫「諸痛癢瘡，皆屬於心」？比如，無名腫痛，身上發癢（有時會覺得連心裡都癢癢的），皮膚上長了瘡、長了癤子，這些都屬於心火的問題。

怎麼調？當然人體也有相應的穴位。很好找，比如，你彎一下手肘，就會看到小指這側肘橫紋邊上的窩，這就是少海穴。**當你感到身體腫痛時，揉一下少海穴**就會發現特別疼，在

6 腧穴又稱穴位。為人體臟腑經絡之氣，川流而聚集於體表之位置，亦即施行針灸治療之部位。

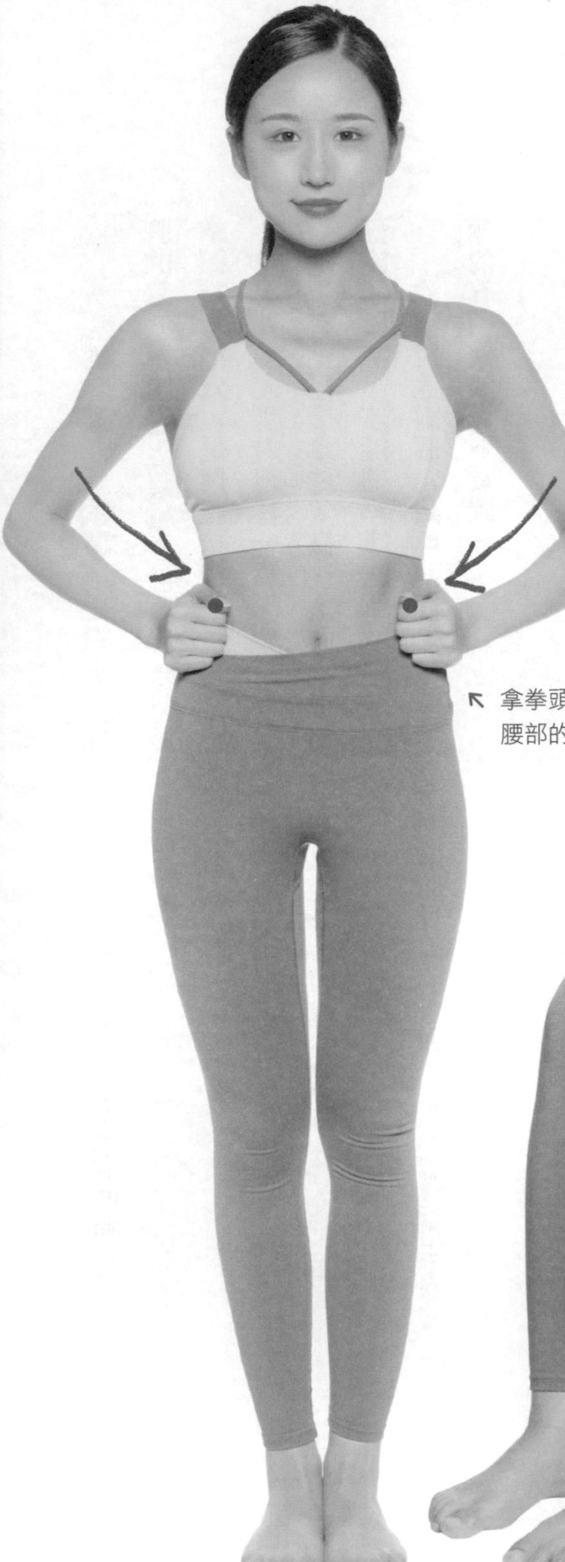

↖ 拿拳頭敲打雙側
腰部的章門穴。

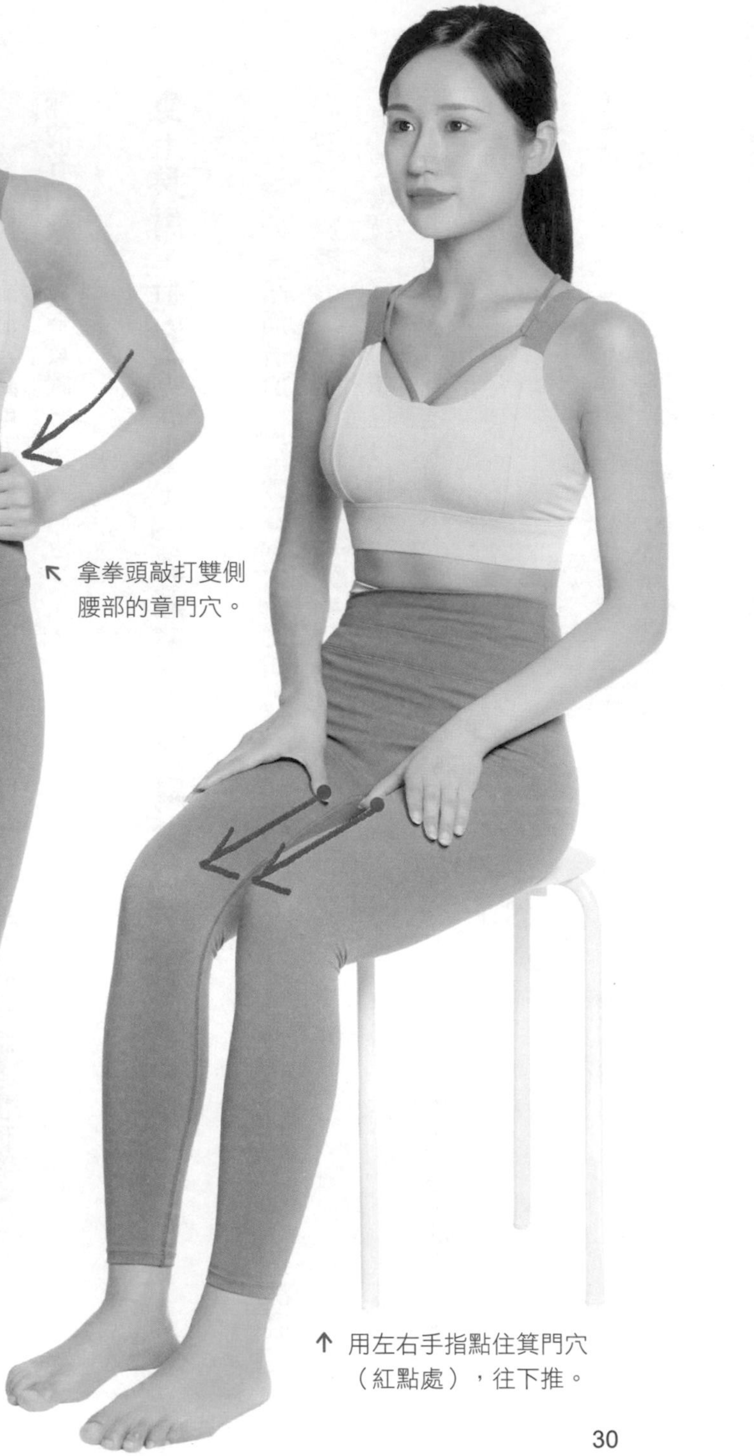

↑ 用左右手指點住箕門穴
（紅點處），往下推。

揉的過程中，**隨著少海穴疼痛感逐漸加重，身體的疼痛就會減輕**。也可以說是轉移了注意力的緣故，其實就是把能量調平和。

我就先簡單講以上這五種病機，在今後的學習過程中，你需要慢慢領悟、消化其餘病機。我算是拋磚引玉，給你講講思路，你循著這個思路去找自己身上的要穴，自己找到、學到的才真正屬於自己。

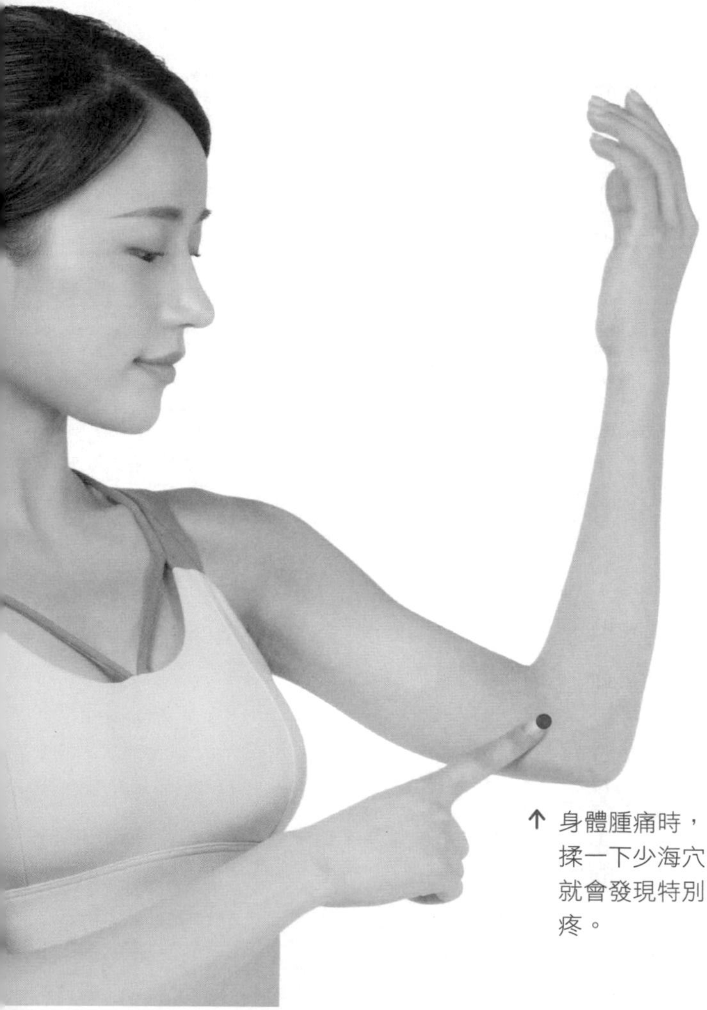

↑ 身體腫痛時，揉一下少海穴就會發現特別疼。

03 痠、麻、脹、痛，各有含義

現在我們使用經絡、穴位時，好像都有個前提，就是身體出現症狀才會想起它們。如果身體沒有什麼症狀，我們按摩哪裡都覺得差不多，沒有什麼特別的反應，就不會有什麼「欣喜的發現」。

身體經常會出現的症狀有哪些呢？就是**痠**、**麻**、**脹**、**痛**，**這些都是各有含義的**。當身體發出痠、麻、脹、痛的訊號，就是告訴我們身體出了問題，需要我們幫它按摩相應的經絡、穴位。

會痠，表示氣血不足

我們得明白它要表達的是什麼意思。比如你感到**身上某個地方會痠**，**就是告訴你這裡缺血**，**氣血不足**。就像我們餓了，肚子會發出「咕咕」聲的訊號，我們身體上某處會痠了，就是這個地方「餓」了——缺乏氣血。

怎麼補充氣血？**哪裡會痠**，**就在哪裡拔罐**——**拔罐補血的速度最快**。因為原本這裡缺乏氣血，拔罐就把相鄰地方的血液補充到這裡，所以它的速度是最快的。

當然用其他方法也可以，比如用按摩的「按」——**長時間按住不動或者保持一個固定姿勢，氣血就會慢慢的引過來**。假設你感到膝蓋痠，那就跪著不動，血液會源源不斷的湧入。

發麻，表示氣血沒通過去

有時我們會感覺指尖等神經末梢容易發麻，實際上，感到麻就是氣沒通過去，血也沒通過去。要想消除麻的症狀，氣血必須得過去。因此，你可以順著感到麻的點往上尋找，一直找到有感覺的地方（穴位），揉一揉那裡就會感到痛或者痠。繼續揉，用手從麻的地方慢慢的推過來，只要把氣血引過來，馬上就不麻了。

麻是氣血沒有流通的一種表現，但如果長期麻木，就表示氣血太少。「大河無水小河乾」，因此就需要從臟腑——「本源」來調節，臟腑的氣血足，才能向四肢引流，四肢才能血盛。**要想解決神經末梢麻木的問題，關鍵在於養足氣血**。

發脹，表示氣有餘

身體某些地方發脹表示身體有什麼問題呢？脹就是氣有餘，尤其是濁氣——生一肚子氣，氣出不去，就會流向四肢，導致腿和肚子發脹、手指發脹，甚至頭發脹等，這些都是氣有餘的表現。

氣有餘就需要疏解，比如有時你會發現，只要運動，出點汗，氣就跟著汗出去了，或者感覺頭不舒服，自己敲敲心口窩，打幾個嗝，氣一散，頭也就不痛了。因此，**感到脹時就要散氣**。

疼痛，表示經絡不通

我們來看看「痛」字——疒字框裡邊一個「甬」，說明經絡的通道不通了，不通就會痛，有堵塞的地方就痛。要想讓它通，最好用刮痧，在痛點輕輕一刮，把痛的東西「刮出去」就好了。有的人不會刮，那就用揉的，痛的地方肯定有硬結，把它揉散，經絡通了就不痛了。

還有人問疼和痛有什麼區別。「疼」字裡面是「冬」，因此受了風寒就會疼，**疼是外來的風寒，痛是身體裡氣血不通**。組合起來叫疼痛。知道了相應的病因，我們就有了相應的調治方法——**如果感到疼，只要祛寒就不疼；如果感到痛，只要通了就不痛**。

學習經絡養生，有沒有相應的理論根據？這個理論根據就在三本書裡。《黃帝內經．素問》主要闡明養生的理論體系；《黃帝內經．靈樞》講述具體的養生方法；《道德經》從源頭上講述了經絡的功能、發起點。每個人都可以隨時翻閱，查找相關理論。

其實，這三本書不僅有養生防病的具體理論、方法，還有非常重要的心法要訣。如果你能仔細閱讀，並且積極實踐，可以說你已經掌握了經絡養生的一大半祕密。

在《黃帝內經・素問・舉痛論》裡，我們知道了防寒在現實生活中到底有多重要——**不注意防寒，就會對身體造成很大傷害，甚至會折壽**。我們平時一定要注意保暖，尤其到了天冷時更要如此。

年輕人可能不太注意保暖，過去有句話叫「小夥子睡涼炕，全憑火力壯」，說的就是小夥子能跟寒冷抗爭。但其實沒什麼抗爭的必要，因為老天爺是幫助我們，給我們能量的，你用自己的能量跟老天爺抗爭，實際上就是在損耗自身。

人一受寒會消耗體內能量，最消耗的就是腎的能量。而腎又是人的先天之本、人的根，如果你把本和根都用來抵禦風寒，就虧大了。年輕人為了美、為了美麗「凍」人，穿得少點，甚至冬天不穿襪子露出腳踝。但是四、五十歲的人，身體相對弱，氣血不像以前那麼充足，就沒必要這樣做了，一定要注意保暖。

人體的臀部是寒氣最重的地方，也是膀胱經寒氣聚集最多的地方。你別小看臀部，**受寒後寒氣會順著脊椎侵襲到頸椎、肩膀**。

為什麼有人跑跑步、出出汗，寒氣就從體內出去了呢？因為出汗能把膀胱經中的寒氣透過毛孔帶出去。但你一定要記住，出汗之後趕緊把身上擦乾，注意保暖，這非常重要。

- **受寒，後腦疼，要搓後脖頸的大椎穴、風府穴、天柱穴**

痛症中比較明顯的是頭痛。其實，頭疼的原因不外乎外因和內因——外因主要是受寒，比如待在冷氣房裡久了，有時打個盹，寒氣就從脖子進來了，睡醒以後，肩膀、後脖頸、頭都疼，這就是被寒氣入侵了。這種頭疼就是膀胱經受寒導致的。

該怎麼辦？可以從膀胱經開始治——你**把大椎穴、風府穴搓熱**（把後脖頸搓熱，見第三十八頁上圖），剛進身體的這點兒風寒就散了。另外，風府穴旁邊有個穴位叫天柱穴，**如果天柱穴很硬，你就把它掐軟，用手把它搓熱，一會兒脖子就舒服多了**。

導致頭疼的內因有很多，比如，頭頂疼，是肝火盛；用腦過度，覺得有點兒暈暈乎乎的，是腎虛頭痛……。

● 偏頭痛時，請家人用手指肚幫你梳頭

現在，患偏頭痛的人有很多，有時痛在太陽穴，有時痛在眼眶周圍，這可能是膽經和三焦經不通導致的。**有一個很方便、快捷的調理方法，就是梳頭**。

梳頭時，有一個技巧——患偏頭痛時，不能自己梳頭，得找別人幫你梳。這個人不是你平時懼怕的、一看到就緊張的人，而是讓你感覺很放鬆、很親切，又願意幫助你的人（或是你的母親、伴侶、孩子）。梳頭的人要把指甲剪平，用手指肚來梳，而且手不能冰涼，一定要是一雙溫暖的手（見第三十八頁下圖）。

偏頭痛主要是緊張焦慮造成的，一緊張血管就會拘攣[7]，像亂麻一樣糾結在一起。你的手是緊張的，梳自己緊張的頭，會越梳越緊張，就等於在拽這團亂麻。換一個親近的人幫你梳頭，效果就完全不一樣，你馬上會覺得別人幫你梳頭的舒緩節奏，跟自己緊張焦慮的節奏不同，梳一會兒，心態也平和了，一平和就會馬上放鬆，一放鬆，頭部的血管也會鬆弛下來。不拘攣、不緊張，頭痛很快就會緩解。

當我們信賴的人幫自己梳頭時，一、兩分鐘之內，疼痛就會減輕，就像風吹雲散、風過雪化的感覺。這是一個非常管用的方法，你偏頭痛時不妨一試。

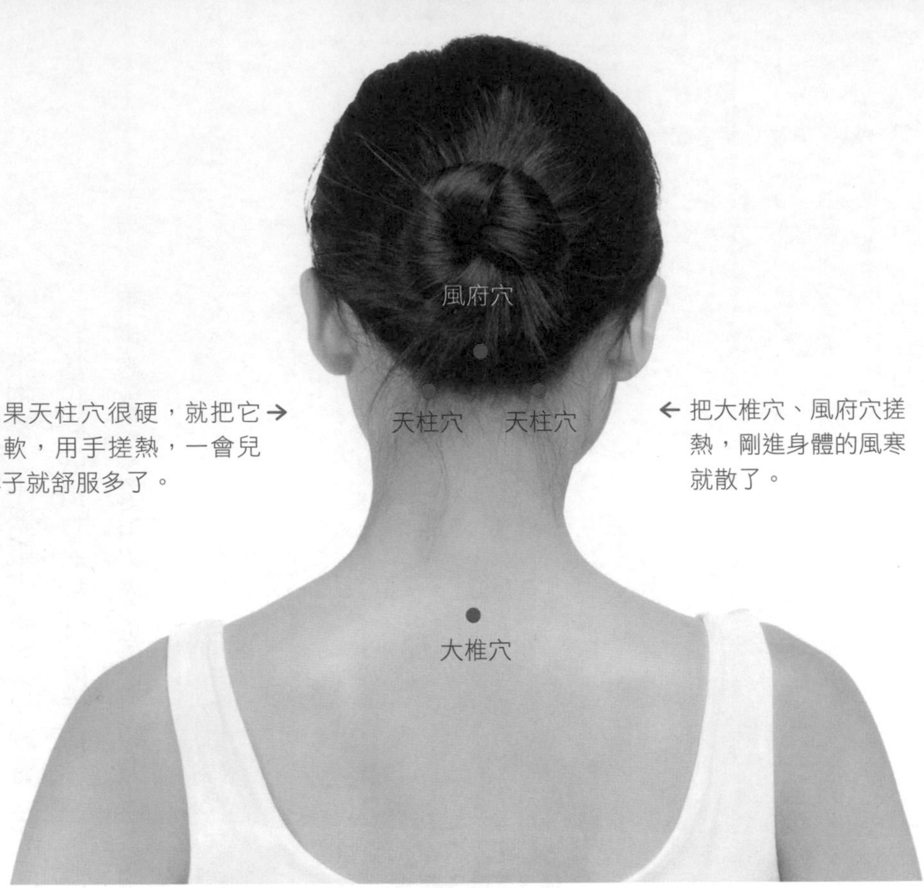

如果天柱穴很硬，就把它→
掐軟，用手搓熱，一會兒
脖子就舒服多了。

← 把大椎穴、風府穴搓
熱，剛進身體的風寒
就散了。

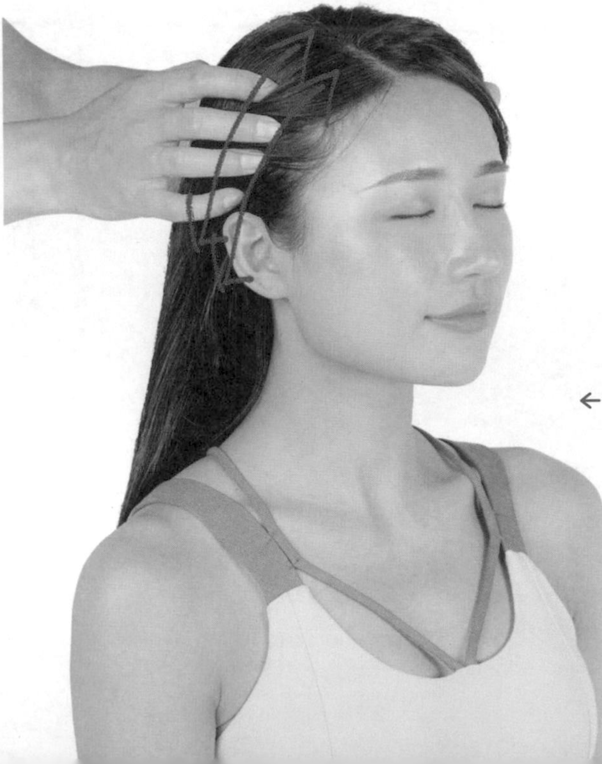

← 偏頭痛時，請人用手指
肚幫你梳頭。

第二章

學經絡的起點：素問、靈樞、道德經

01 決生死、處百病、調虛實

《黃帝內經‧靈樞‧經別》裡有一句話是專門說「決死生」的：**「夫十二經脈者，人之所以生，病之所以成，人之所以治，病之所以起。學之所始，工之所止也。」**

「人之所以生」，得靠能量，是經絡給人能量，人生存靠的是經絡的動力。「病之所以成」，病為什麼生成了？因為經絡不通了。

「人之所以治」，為什麼人能治癒自己，可以養生，可以自強不息？是因為經絡通天，可以接收老天的能量來幫助自己，它的能量是源源不絕的。「病之所以起」，起就是起色，就是好了。病之所以能好，都是因為把經絡打通了。「學之所始，工之所止」，不管治病還是養生，從經絡開始學，學到最後，把經絡打通了，病就止住了。失去經絡就沒有本了，經絡就是人的命。

《黃帝內經》告訴我們，生命是由經絡決定的，經絡就是老天賦予你的，本來就有的東西。你把握了經絡，就把握了命運。什麼叫把握經絡？知道它怎麼治、怎麼通、知道怎麼防止它不通，這就是「決死生」，因為經絡總堵住就死了，總通著就生了。

為什麼經絡有能量？沒法問為什麼，無所來無所去，這不是我們當下能知道的。就像有人問，為什麼山楂能消食化積？因為它含多種有機酸可以幫助消化。為什麼酸就能消食？因為酸能夠消化。為什麼消化就能消食？它有酶。

說酶能消食和說酸能消食，其實是一樣的，只是換個名而已。他說酸能消食，你說酸裡面的酶能消食，我說山楂能消食，沒什麼區別，只是一個說得大點兒，一個說得小點兒。

打通經絡為什麼能「處百病」？主要原因是人體的經絡上有三百六十五個穴位，每個穴位都能調理身體上的病，等於它就是一個治病的百寶箱。

當我們掌握了經絡穴位，就知道**每個病都可以透過相應的經絡來治療，甚至身體哪裡不舒服，都有相應的穴位一一對應**，比方說肚子疼有足三里穴來對應，牙疼有合谷穴來對應等。穴位是可以隨身攜帶的藥方，與疾病是一一對應的關係，因此它可以「處百病」。

經絡養生的第三大作用是「調虛實」。「調虛實」對我們每個人來講尤為重要。「調虛實」調的是什麼？調的是我們的性情。有人覺得自己的性格容易衝動、急躁，有沒有什麼辦法變得心平氣和一點？有的人說我膽小，整天惴惴不安，能不能增加點勇氣？有人說自己嫉妒心強，也不喜歡嫉妒別人，但莫名就嫉妒了等。其實，這些都是可以透過經絡來調整。

這些根據是從哪來的呢？都是從《黃帝內經》中來的。《黃帝內經》裡講了如何調虛實。裡面說有五種不同性格的人，是由五種體質造成的。

第一種叫太陰之人、第二種叫少陰之人、第三種叫太陽之人、第四種叫少陽之人、第五種就是比較平和的叫陰陽和平之人。

● 太陰之人：什麼事都是後而動知，只進而不出

太陰之人通常表現出什麼樣子？有陰無陽，這樣的人城府都比較深，有什麼事都埋在心裡，全知道，但是不輕易表達意見，也不追求時髦，什麼事都是後而動知。大家都做完了事，他看沒什麼危險了再做。只進而不出的人就是比較貪。東西要給我行，要我拿出來，就不情願了。這類人表面上還是很有禮貌、謙遜，但是不會跟你交心。

● 少陰之人：貪小利而疑心重

少陰之人的缺點也是比較明顯的。什麼缺點？就是貪小利而疑心重。喜歡占小便宜，總懷疑別人要傷害自己，對自己不利；看到別人有榮耀了，反而生氣；看到別人弄丟東西，反而高興；嫉妒心還特別強。

● 太陽之人：做什麼事都有一種優越感，好大喜功

太陽之人，有陽而無陰。最明顯的表現就是做什麼事都有一種優越感，覺得自己比誰都強，好大喜功，誇誇其談；做什麼事都不經過大腦，即使做錯了也不後悔。

● 少陽之人：好外而惡內

少陽之人，有個小官職就洋洋自得了；當個芝麻官，就誰都看不上了。好外而惡內——喜歡拉關係，愛好社交，但是對親人比較冷酷。這些就是人骨子裡的一些劣根性。但這些劣根性很多時候是自己的身體狀態決定的，沒有一個人想當壞人，可是某種體質就催生出這種劣根性，所以需要「調虛實」，把性情調到一個正常狀態。

● 陰陽和平之人：坦然自若，沒有懼怕；與人為善

從某些方面來講，你可以透過調經絡來改變品格，那可以達到什麼狀態呢？「婉然從物」——對待什麼事都很柔和；「尊則謙謙」——人家都很尊重你，但自己還很平和，對人都很客氣；與人不爭，還常常給別人東西；還能「譚而不治」——總提出建設性的意見，一言以興邦，但是又不強迫別人按照自己的意見去辦。

總結狀態就是「無為懼懼，無為欣欣」——對什麼事都坦然自若，沒有什麼懼怕；也不至於特別欣喜若狂，總是與人為善。

千人千面，人有很多狀態。按什麼來分呢？金

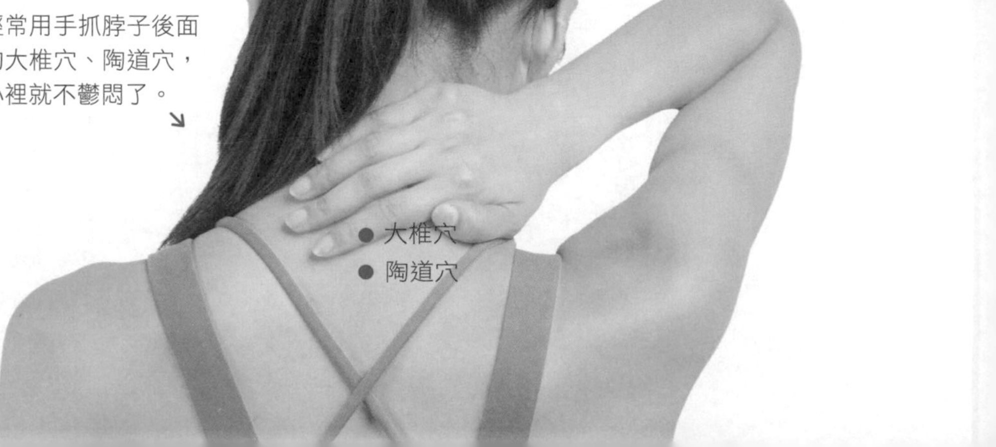

經常用手抓脖子後面的大椎穴、陶道穴，心裡就不鬱悶了。

木水火土，意思是說人可以分成五行之人，有木行人、金行人、火行人、土行人、水行人。在每一行中又分成五種不同的狀態，結果就形成了二十五種性格的人。

但不管你是哪一種人，都可以透過經絡調順性情。你可以參考《黃帝內經・靈樞・陰陽二十五人》，裡面講了「陰陽二十五人」的各種狀態，可以學習參考，把自己各種不平衡的狀態調節平衡，讓自己逐步完善，最後成為賢人，成為正人君子。

透過調經絡就可以把自己的情緒甚至是品格調整好，這就叫「調虛實」。情緒決定命運，當你把「虛實」調順了，就會有好命、好運。

身體哪裡不舒服，經絡穴位就會向你報警

經絡養生非常容易學，三歲小孩都能學會，八十歲老人也能掌握，大字不識的人也可以掌握。為什麼？因為經絡就在你的身上。

十二條經絡，三百六十五個穴位，就像在你身上結了一張大網，當一隻小蟲飛到了網上，身體知道了，就會向你發送訊息。比如你感到脖子後面癢癢了，用手一抓，正好就抓到大椎穴穴位上（見第四十三頁圖）。有時我們大椎穴下面癢得比較厲害，抓完了以後心裡還挺高興，這個穴位就是一個讓人高興的穴位——陶道穴（「陶」就是樂陶陶，「道」就是通道，陶道穴就是通向快樂的通道）。

穴位怎麼按才有效？

中醫書裡常說「以痛為腧」，意思是哪痛就揉哪個地方的穴位，這是一個籠統的概念。實際上，有痛感不僅是告訴你痛，還告訴你有感覺，感覺可以分為痠、麻、脹、痛。因此，以痛為腧，可以延展為以痠、麻、脹、痛為腧。如是，你揉的思路就更廣闊，也更方便。

那怎麼產生效果呢？一方面，當你把這些症狀消除，就產生了效果；另一方面，有時我們揉的穴位不見得是痠、麻、脹、痛的地方，也許會遠端取穴，也能調治這些病痛。

怎麼算有效？《黃帝內經》中早就說過，**氣至而有效**。什麼叫「氣至」？就是你揉的地方必須有反應，即穴位本身有痠、脹、麻、痛的感覺。一定要經常去按、經常去感覺，找到了一個穴位的感覺，就找到了所有穴位的感覺。

《黃帝內經》說，「知其要者，一言而終」——只要知道經絡的心法要訣，你就全會了，就是這麼簡單。

心法要訣就是「氣至而有效」。氣到穴位這裡了，按揉穴位就有效；氣沒到穴位這裡，一點效果都沒有。這就是「不知其要，流散無窮」——你要是不知道它的要領，即使學了十年、八年，也沒法真正掌握。

知道「氣至而有效」這個心法要訣後，怎麼實現？

你可以舉一反三，觸類旁通，但一定要記住這句話——**氣不至而無效。揉了半天沒有感覺，這個穴位的作用再厲害，也對你沒有效**。一定要牢記這一點，這是最關鍵的。

有些朋友經常肚子疼，揉足三里穴（沿著膝蓋下方拳頭大小的側面位置敲一敲，感到最痠的地方就是），總是沒有痛的感覺，也就沒有效果，心裡可能就會產生「我還揉不揉」的疑問。

一定要揉到足三里穴有痠痛感，肚子才能好。如果按揉足三里穴總是沒有感覺，就要順著胃經這條經絡向上找，看看到底哪裡堵塞了，把上游堵塞的地方疏通，把血引過來，足三里最終就會有感覺了。一旦它有了感覺，才能跟肚子裡的病灶接通，進而對病灶進行修復。因此，我們要按通穴位。但按不通的地方也不要死按，一定要找到相應的這條經絡，並且疏通它，穴位自然也就通暢了。

按揉足三里時，只要你感覺疼了，感覺痠、脹了，這就叫「氣至」；當肚子疼的感覺突然消失，這就叫「而有效」。《黃帝內經》的形容是「效之信」——風吹雲散。**只要你的穴位有痠、脹、麻、痛的感覺，就等於氣到了——**「氣至」，氣一到病就散了——「而有效」。為什麼有時按揉半天都沒效？就是因為揉的地方不對，氣沒過去，因此一定要記住「氣至而有效」。

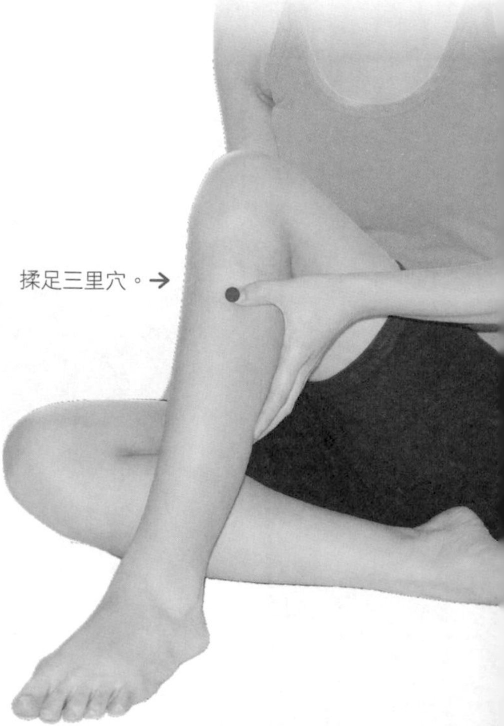
揉足三里穴。→

要學好經絡養生，還要看我們能不能堅持下來。如何堅持呢？孔子說：「知之者不如好

每天揉一揉膻中穴，會發現心裡慢慢就開了，感覺心裡有一種説不出來的自在。↙

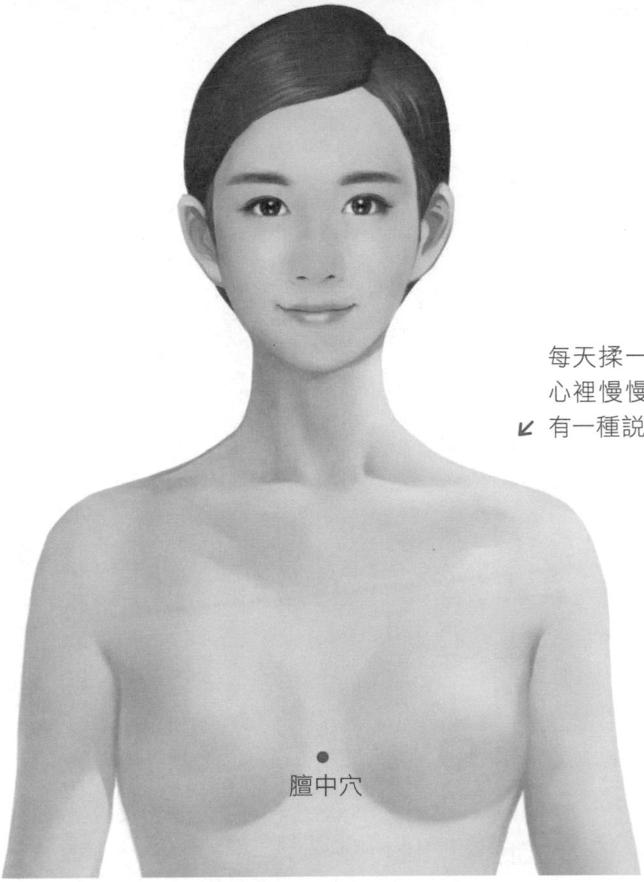

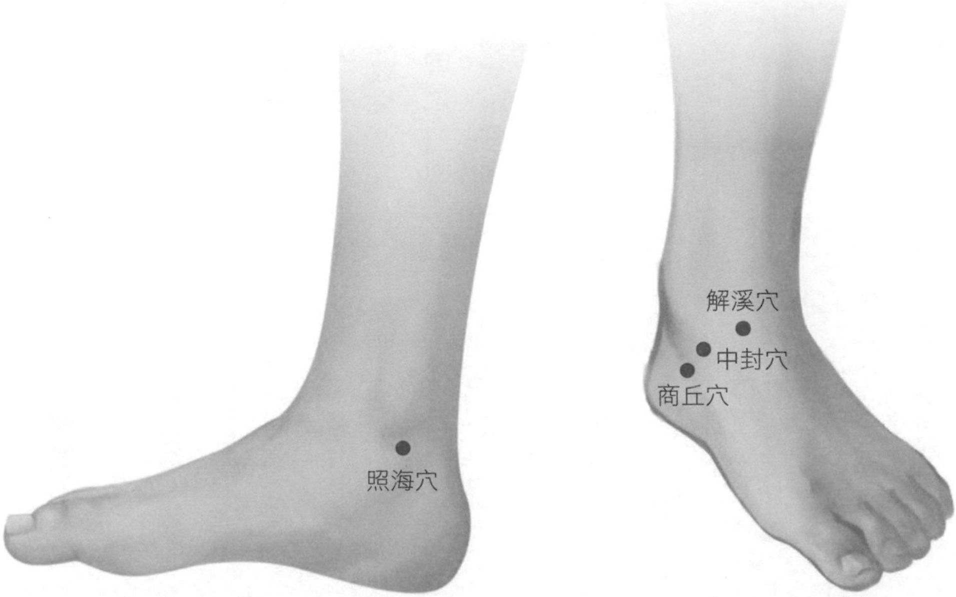

之者，好之者不如樂之者。」對於經絡的學習，不僅要覺得好玩，能用得上，還要樂學，這樣就能堅持並取得成效。

可以先從「開心穴」——膻中穴（見上頁上圖），也就是胸口窩開始實踐，每天揉一揉這裡，你會發現心裡慢慢就開了，感覺心裡有一種說不出來的自在……很多做足底按摩的人被按足底反射區時，比如按心臟反射區沒感覺，事後到醫院檢查，醫生說他心臟有問題。到底是反射區有問題，還是心臟有問題？實際上，這是告訴你連接反射區和心臟的線斷了，我們要先疏通這條線上的經絡，再按足底反射區才會真正起效果。

有一個穴位非常寶貴，這個穴位每個人都會用到，就是「阿是穴」，無固定名稱與位置。哪裡不舒服就按哪裡，一按，有時會覺得痛，有時會覺得舒服。為什麼叫「阿是穴」？因為一按人就會「啊」的叫一聲，就是這個穴位，很容易找。

實際上，穴位都是我們身上的小精靈，是我們的朋友，不要懼怕它們。我們需要經常喚醒它們，讓它們警醒著，我們的身體就舒服了。如果它們總是處在打瞌睡、麻木的狀態，我們的身體就會百病叢生。

古人取穴名，包羅萬象

有一個穴位在腳上，叫商丘穴（見上頁下圖），屬於脾經上的穴位。我對這個穴位的感觸很深。我去過河南商丘，就好奇這個地名和同名穴位到底有沒有什麼關係，後來發現，這個穴位的寓意很深。商丘穴的「商」字音在五行裡代表肺，它跟肺相通，是調理肺的；「丘」是土丘，跟土有關，土在五行裡屬脾，跟脾相通，因此，**商丘穴既通脾又通肺**。脾和肺是什麼關係呢？土能生金，這個穴位既能養土（脾）又能養金（肺）。

河南商丘是丘陵地帶，盛產糧食，是豫東糧倉，也有礦藏，有點土生金的意思，交通發達，通四省之門戶。而**商丘穴在腳上，是脾經、肝經、胃經、腎經四條經絡的交匯點**——旁邊通肝經的中封穴，往上通胃經的解溪穴，往下通腎經的照海穴。一個穴位管四條經。

有時我們會發現，古人取名真不是隨便取的，區區兩個字，包含的內容非常豐富。如果我們透過學習經絡，能產生廣泛的聯想，我們的精神境界就會提升，人生選擇就可以更多樣，這是人的一種多維的思考方式。學會這種思考方式，再解決生活中遇到的問題，就可以有更多的選擇。

這就是經絡養生給我們帶來的治療疾病、調理身心、打開眼界的一些好處，當然還會有意外驚喜，這就需要每位朋友慢慢去尋找、悟化了。

02 有九種氣會造成人生病

黃帝說：「余知百病生於氣也。」——我知道所有的病都是由氣產生的。這個氣包括內氣和外氣，內氣是喜、怒、憂、思、悲、恐、驚；外氣也叫六淫，就是風、寒、暑、溼、燥、火。內氣（情緒）不平和，加上外氣的侵入，就可能讓人生病。

百病生於氣

在《黃帝內經》裡，黃帝總結了九種氣會造成人生病。是哪九種氣呢？

• 怒則氣上

怒是如何傷人的？其實，怒是最傷人的心態。因為怒讓人失去理性，會做出蠢事，這是最傷人的。

我們看「怒」字，上面是一個「奴」，下面是「主」（中醫認為，心為主）。「怒」可以看作是奴欺主，壓著主人，妄為。人一妄為，氣息就亂了，就會做出很多有悖常理的事。

怒最主要的是傷人的情志、心態，讓人心無所主，心無所主氣血就亂了，不歸經了。**「怒則氣上」，氣就奔頭上來了，導致頭又疼又脹；有的人會鼻子出血；有的人氣性太大，甚至有可能**跟周瑜似的**吐血**。這種狀態是人不能自控的。

《道德經》裡也說了，「善戰者不怒」，打仗時你不能怒，怒就掉進陷阱了。發怒時，應該有度。什麼叫有度？凡是能被心把控的就叫有度，凡是心不能自控的就是無度。無度就傷人，有度則對人有好處。

● 喜則氣緩

有人說喜不傷人，其實，喜也很傷人。中醫認為，「喜則氣緩」，是說大喜會導致人身體的氣耗散不能收回，令人無力，精神也不能集中。就像生活中一個人總是嬉笑，有人就會說，別總是嘻嘻哈哈的，精神不集中。**長期、過度的「喜」，心臟就會無力**，什麼事都幹不了。因此，喜看似很好，但過度了就會出問題。

患阿茲海默症的人都是笑呵呵，見誰都樂，其實是他的心不受控了，喜也不受控了。中醫認為，「心主喜」，喜和心是一體的。能守得住，喜就是喜悅；守不住，就會氣緩，身體無力，精神耗散。

過喜了，或者憋住了，哭一場就好了，或是另想辦法讓你冷靜下來。什麼叫潑一盆冷水？你過喜了，嘻嘻哈哈的，冷水一潑，氣馬上就收回來了。水克火，什麼是火？心是火。心主喜，腎主水，水是主恐的，給你潑一盆冷水，你就沒那麼高興了。

總之，情緒之間也是相生相剋的。

● **悲則氣消**

什麼是「悲則氣消」？就是人如果特別傷心、悲痛，氣就比較消沉，提不起精神。碰見什麼事就會情緒低落，總覺得委屈，負能量比較多，看什麼都只看到灰暗的地方，對什麼事都沒有上進心，也不知道打扮自己，有些人甚至連臉都不洗了……總之，**人一傷「悲」**，五臟振奮的能量少了，**氣血就停滯了，氣鬱了，最終就容易衰老**。

氣消，是生病的原因，但**也是祛病的方法**。

氣消完全不好嗎？不是。比如有人說消消氣，怎麼消？「悲則氣消」，**哭一場就消了**。不是說一笑解千愁嗎？現在沒有讓我笑的事，滿腦子都是讓人心煩的事、都是委屈，苦惱人的笑，那是扭曲。這時一哭解千愁。為什麼？因為一哭鬱結之氣就消了。

「氣消」無所謂好和不好，完全是人生理功能的一種自然調節。你能控制它，讓它適度就是好的、有益的；不適度，得意忘形就是壞的。

● **恐則氣下**

什麼是「**恐則氣下**」？**受驚後害怕，氣就往下走，大小便失禁**。另外，下垂症狀（比如胃下垂，直腸脫垂〔脫肛〕等）都跟恐有關。

「恐則氣下」如何調理呢？培土[1]！為什麼一個人總腹瀉，中醫要讓他吃點參苓、白术，吃一點補中益氣丸？健健脾，以增強脾胃運化功能。

另外，人在驚恐後，要補一補腎。「虛則補其母，實則瀉其子。」比方說腎氣（子）虛，氣是往下的，就要補養肺氣（母），肺氣足了，氣就提上來了。

實際上，補中益氣丸既補脾，也補肺。它裡面有大量黃芪，黃芪（黃耆）是補肺的藥，對氣有提升作用。雖是補肺健脾，但實際也益腎。

● **寒則氣收**

身體遇見寒了，氣就會收回來，因為「寒性收引」。

什麼是「寒則氣收」？你看寒氣一來，人就蜷縮在一起，或者起雞皮疙瘩。雞皮疙瘩是什麼？毛孔閉住了，毛孔是身體的小窗戶，外面一寒冷，人自然會關上「窗戶」。這不是壞事，如果受寒後你不起雞皮疙瘩，就可能會感冒。

當寒進入身體以後，寒凝血滯，血液一受寒流速就慢了，容易形成瘀血，就會產生疼痛。疼痛的「疼」字怎麼寫？病字旁加一個冬天的冬，就是碰見冬天寒冷的氣，血凝住就疼了，身體就產生緊繃的感覺。

只要在這時熱敷、泡個熱水澡，身體馬上就不緊繃了，這就叫「寒者熱之」。

---

1 培土生金，用培補脾土的方法，使脾的功能強健，恢復正常，以治療肺臟虧虛的病症。

● 炅（熱）則氣泄

「炅」是熱的意思，「炅則氣泄」是說人受熱出汗後，氣就會往外散。有人說，出汗不是很好嗎？的確，正常出汗是好的，可以把寒氣排出去。但如果出大汗，就傷了心血（「汗為心之液」）。

其實，出汗有好也有壞，它既是病也是養。比方說我覺得熱了，毛孔自然就會打開發汗，把熱氣散一散。而寒氣進來，身體要把寒氣排出去，也得發汗。有時候你會出一些冷汗，就是外面寒氣進來，身體要用熱來驅趕。兩者相爭，出的就是冷汗。

若一個人剛吃點飯就冒大汗，把體內的能量散發了，這時候出汗就不正常；還有人跑步時故意想出點汗，想要把身體內積藏的寒氣發出去，這時候出汗就是好事。凡是過度的，你不能控制的，就是傷你的；不過度的，你能控制的、適度的，就是滋養你的。

● 驚則氣亂

現在很多人的心都不平和，總處於緊張、恐懼、焦慮中，因此經常會氣亂。什麼是「驚則氣亂」？驚是你沒防備，突如其來的一件事把你嚇著了，驚喜、驚慌……。

「驚」的本義是馬不受控制，突然跑起來，你不知道怎麼回事。突發的事你沒準備，這時候你也不知道帶來的到底是恐、是喜還是悲。可能是喜、可能是慌，也可能是悲。比如這件事給你帶來的是驚喜，那件事給你帶來的是驚恐，有時候一驚，出一身冷汗……。

「亂」，就是你自己沒防備，不知道自己受驚後會出現什麼樣的情緒，因此不好說到底是「驚則氣上」還是「驚則氣下」、「氣消氣緩」什麼的，結果就是氣亂。「**驚**」主要傷人的什麼？**主要傷心**。因為人受驚後心先亂，緊接著也會傷及其他臟腑。

「驚」和「恐」有什麼區別？驚是外來的、突發的、短暫的，來得快，消失得也快，嚇一下就過去了。恐不是，恐是內生的，是一件事想起來就害怕，在這待著就害怕。

有這種體質，碰見什麼事你都會恐，就跟神經過敏一樣。一聽見聲音就害怕，碰見光線太亮也害怕……。

● **勞則氣耗**

什麼是氣耗？就是你過於勞累，耗的氣太多了。《黃帝內經》說：「形勞而不倦」，你喜歡做的事不覺得「勞」，反而做完之後，還覺得身體很舒服。

「勞」本身是要輸出能量的。如果你沒那麼多能量，或者是做不願做的事，就會消耗自己的氣。總之，「勞」跟心情有關係。心情好的時候，不但不耗氣，還會給你增加力量，愛做的事力量雙倍；不愛做的事，做一點都覺得累，這就是「勞則氣耗」。

● **思則氣結**

什麼是「思則氣結」？你總想這件事，想不開，氣就結住了。氣結傷脾，一結住了就會導致痰生、血瘀，就不想吃東西，也不想動了。人要是氣結住了，就會什麼事都不想做。不是沒能量，本來自己有能量，但能量被這件事拘束住了，就鑽牛角尖出不來了。

五臟各有所主，在中醫裡，脾就好思、主思。思和憂慮有什麼區別？慮的是大的事；思的是小的事。

以上這些就是造成疾病的絕大部分原因——「百病生於氣（情緒）」。百病生於氣，百病也可以治於氣。你從哪兒生的氣？就從哪兒去治，這叫溯本尋源。

五臟的火調順了，人的情緒就平和

身體上火，人就會產生各種情緒和不滿：

肝火重，人會怒；

心火重，人會莫名煩；

脾火重，人的怨氣大；

肺火重，人總顯得憤憤不平；

腎火重，人總是惱恨、懊惱；

膽火大，人則顛，人的精神看上去有點不正常，喜怒無常；

小腸火大，人則急；

胃火重，人則狂；

大腸火重，人則燥；
心包火重，人則手足無措，怎麼待都不舒服；
三焦火大，人則夜熱……。

有人問，疏通經絡、按揉穴位能減少身體的痛苦嗎？它能通到精神上嗎？到底能不能通到精神上，我說了不算。我們看看《黃帝內經》中是怎麼說的。

《黃帝內經・素問・陰陽應象大論》中有一句很經典的像詩一樣的話。它說：**「人有五臟化五氣，以生喜怒悲憂恐。」**

五臟各自有對應的情緒——心對應著喜，肝對應著怒，肺對應著悲，脾對應著憂，腎對應著恐。因為精神上的問題是五臟化生出來的，經絡又通五臟，所以我們透過調節經絡就能調節五臟，以及五臟化生出來的不良情緒。

一個人的情緒平和時，叫情緒飽滿；情緒不好時，叫鬧情緒，通俗點說這人火氣大。火還分很多種，不同的臟腑會產生不同的火：

肝火為怒。
心火為煩。
脾火是怨，怨氣多脾火就大。
肺火是憤，憤憤不平。

腎火是惱，惱裡邊就是恨，惱恨，還有懊惱，這都屬於腎火。

胃火則狂，是急了眼，《黃帝內經》裡形容為「棄衣而走，登高而歌」。

膽火則顛。顛，指顛倒，就是瘋瘋癲癲的，精神有點不正常，喜怒無常。因為膽主決斷，人總不能決斷，想要這樣又不想這樣，最後就崩潰了……。

大腸火則燥。燥是什麼感覺？比方說我們身上的皮膚乾燥，還有便祕……。

小腸火則急。比如一個人怎麼那麼急性子，做什麼都急，就是有小腸火。

心包火則無措。無措什麼意思？就是手足無措，怎麼樣都不舒服，體內有一種無明火。

三焦火則夜熱。就是夜裡突然一下熱，覺得受不了，就出汗了，再把被子踢開……。

身體內有這些火，人就會產生各種各樣的情緒和不滿。有人說，你這是修養不好。現在我們知道經絡養生了，就明白鬧情緒不是修養的問題，而是有一些火在體內頂著他。因此，五臟的這些火調順了，人的情緒就平和了。

上火了，人體自有滅火「神器」

怎麼調順體內五臟的火？舉個例子，比如三焦夜熱——很多人夜裡睡覺後背發熱，睡不著，趕緊把冷氣打開，剛開覺得有風，又得關上，來回折騰。我們不知道經絡養生時，夜熱可能會想去自家庭院，看看天，看著星星、月亮，還吹著涼風，再回來睡覺肯定就舒服了，

↓ 把左手掌拿過來擱在眼前

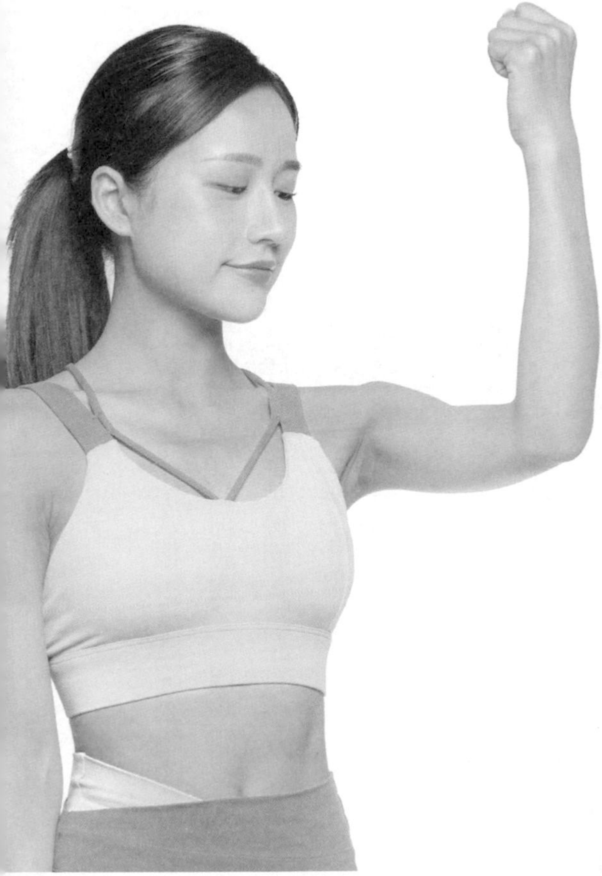

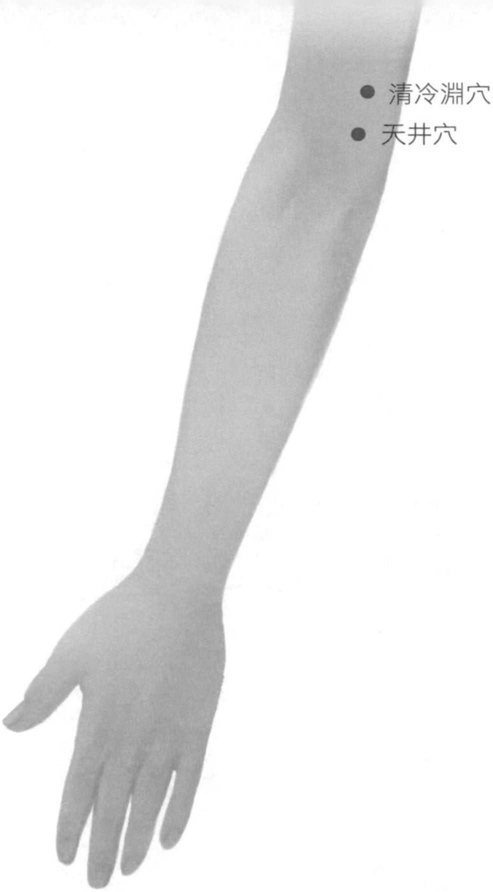

用右手拳頭的四個骨節敲打
天井穴、清冷淵穴。→

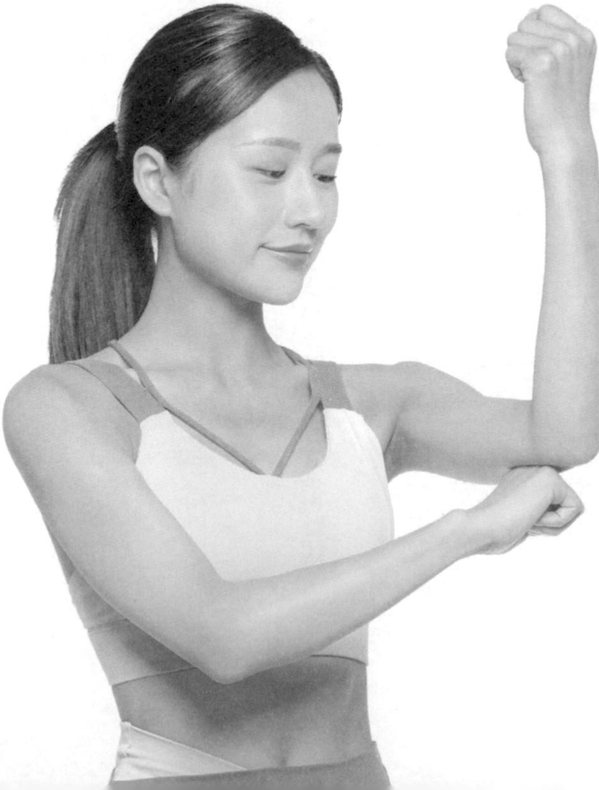

可這不現實。有人說我住二十八樓，沒庭院去，夜熱時只能在家待著，怎麼辦？

實際上，人體的經絡就給你設置了一個空間。前面說了，夜熱是三焦經有火，三焦經在手肘後面，還通著脖子、耳朵後面，正好有個穴位，在手肘後邊上一寸（大拇指指節的寬度叫一寸），叫天井穴（見上頁右上圖）。

有人問，天井穴跟庭院裡的天井有什麼關係嗎？

太有關係了，你只要閉著眼，把心靜下來揉天井穴，揉完了的感覺就跟你坐在庭院裡看天井一樣，心裡很清涼。

記住，揉天井穴時必須把眼閉上，才能返視內心，看到我們的五臟六腑裡一個新的世界。有人說天井裡的這點涼風還不行，最好能有游泳池，游泳就會感到沁涼，那才能真正解除熱。

難道經絡上還有「游泳池」嗎？人體經絡上不單有游泳池，而且還是高級泳池——天井穴的上面有一個穴位，叫清冷淵穴。淵，深的水池。

身體夜熱時，你揉完天井穴，覺得還不痛快，再接著揉揉清冷淵穴。清冷淵穴很好找，就在肘後邊二寸，挨著天井穴。揉清冷淵穴時也必須把眼睛閉上。

有人說，我找到穴位了，可是在手肘後面不好用力。我告訴你一個方法：先把左手掌拿過來擱在眼前（見上頁左上圖），正對著手心的三條線——感情線、事業線、生命線。然後把手掌攥成拳頭，稍稍舉過頭頂，這時上臂和前臂成了九十度的直角。

你再把右手攥成拳頭，用拳頭上面的四個骨節（拳峰）往上敲打左手肘下面天井穴、清冷淵穴（見第五十九頁下圖）。輕輕一敲，如果是真有問題的人，就會說：「哎喲，怎麼那麼疼，平時都沒感覺到」。

閉上眼睛這麼一敲，幾分鐘後有什麼感覺？心裡非常清涼，非常痛快，就彷彿在天井裡坐著，彷彿在游泳池裡游泳了。其實，所有東西只要你有興趣，這就是好的開始，然後加以實踐，就能成功。

膻中穴，讓你開心的總開關

很多朋友說自己情緒不穩定，喜怒無常，而且情緒來的時候沒任何跡象，有點什麼事，哪怕是一件小事，就能勾起內在情緒，說發火就發火了，無法控制，之後又後悔，總是沉浸在這種負面情緒當中，也不知道如何管理情緒，怎麼辦？

有句老話說得好，「繩在結處不亂，水在源頭自清」，想理清頭緒、沒有繩頭、沒有繩扣、沒有源頭，所以很多人總是處在這混亂的旋渦中，非常苦悶（一個「悶」字，就把心關在門裡出不去了，被壓抑住了）。

我們身體上有沒有一個開心的穴位，能把心先定下來，讓人油然而生一種喜悅，以化解憂愁、煩惱、恐懼等情緒，說得更清楚一點，如何用身體的正能量來驅逐負能量？又如何調動起正能量？其實，我們學習經絡就是為了找到能量，而《黃帝內經》早就把能量的源頭告訴我們了，就像一盞燈高高懸在那裡照亮著我們。

這盞總管我們開心的明燈叫膻中穴，位在我們捶胸頓足時捶的胸口。為什麼想捶它？這裡特別鬱悶，一捶，心裡就舒服了。

膻中穴為什麼**叫「開心穴」**？《黃帝內經》早把這名字取好了，「膻中者……喜樂出焉」，喜悅是從膻中出來的。**膻中又是心包的募穴，氣血都在這裡匯聚，它是氣之匯穴**。氣是什麼東西？就是五臟六腑各自不同的情緒，喜、怒、憂、思、悲、恐、驚等情緒全在這裡匯聚。如果你不知道如何疏理它們，心就容易亂。你經常按揉膻中穴，就可以把氣調順，氣一順，所有的問題都會迎刃而解。就怕所有的氣都擠在一塊兒，誰也出不去，誰也進不來。

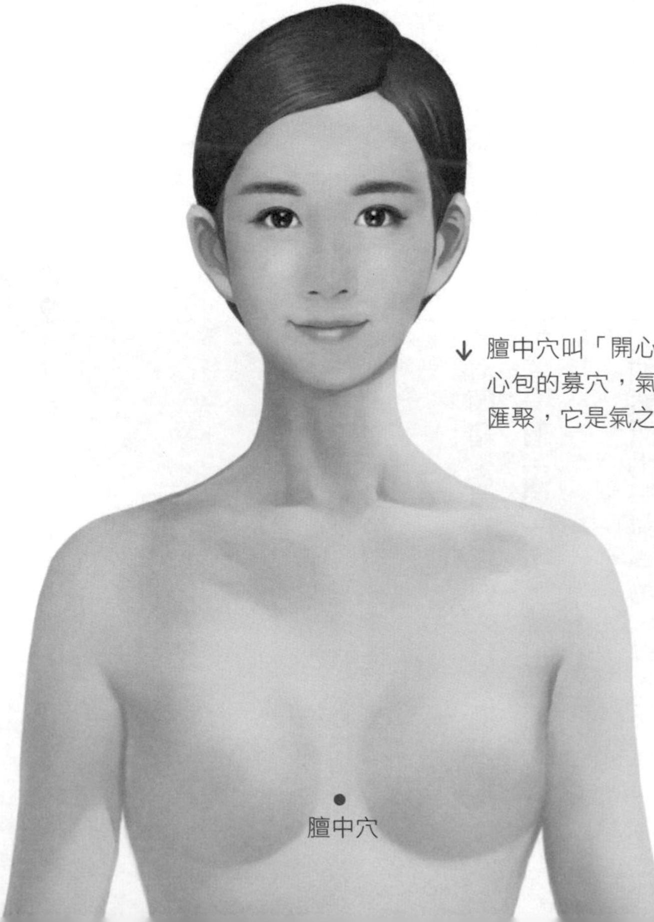

↓ 膻中穴叫「開心穴」，也是心包的募穴，氣血都在這裡匯聚，它是氣之匯穴。

另外，**膻中穴既是一個疏理情緒的穴位，關鍵時候也是一個急救穴。比如做心肺復甦術，按的就是膻中穴**。為什麼？因為要喚醒生命，把神重新喚醒。

心為什麼會亂？神丟了就亂。因此，**經常按壓膻中穴，心就會定下來**。定能生慧。慧是什麼？就是智慧。當你的心定下來時，心裡就像坐著一位老師，而且他的問題解答都那麼恰到好處；找別人給你解答問題，他不知道你有什麼問題，只有你才清楚自己有什麼問題。

膻中穴在《黃帝內經》裡叫「臣使之官」，而且書裡還記載這麼一句著名的話，叫「主明（主就是心主，就指膻中穴這個位置）則下安，以此養生則壽」。為什麼叫主明？明包含兩個意思，就是心裡明白，心定的時候才明。還有，明是通暢，即經絡通暢。

經絡不通暢是什麼？就是心肌梗塞。心肌梗塞了，五臟六腑再強壯也沒用了。因此，膻中穴絕對不能堵塞。有時候一摸胸口冰涼，是因為氣血沒到這裡，可以艾灸讓它氣血暢通。暢通以後，你會覺得有一種喜悅油然而生，而且困擾的事好像都不算什麼了。

人活著要開竅，而且一定要先開心竅，心竅一開，所有的問題都迎刃而解了。老子有一句話叫「不行而知，不見而明，不為而成」，就是因為心竅打開了，一切都順理成章了。

03 急救保命三大穴，緊急情況可保命

人活著，既要保命，還要長命。在人的身體裡有哪些大穴能養命呢？主要有兩個：一個是**人昏迷了得趕緊掐的人中穴**；還有一個是**突然失去知覺時得趕緊按壓的胸部穴位——膻中穴，讓心肺復甦**。

人中穴、膻中穴是救命的大穴，而能救命的穴位，就相當於能量特別強的「靈丹」。之所以說這兩個穴位能養命，是因為它們能喚醒生命，人有難時，它們會直接傳遞訊息到大腦指揮部，讓大腦趕緊調來救兵救命。

養命的靈丹——人中穴、膻中穴

人中穴、膻中穴能直接喚醒大腦，如果你平時不使用，就是極大的浪費。實際上，我們的命是一條大命，我們還有無數小命——身體裡的細胞、神經……如果能把救大命的穴用來維護小命，那我們的小命就得到了充分的滋養。大穴護小命，這些小命就能茁壯生長。

既然有兩個養命的大穴，那平時我們沒有昏過去，難道還要掐人中穴嗎？還做心肺復甦

嗎？實際上沒必要。

平時你可以多點點人中穴（見下頁圖），多敲敲膻中穴，一分鐘就能解決問題：**閉上眼睛，用食指按住鼻脣溝，點一點、揉一揉，呼吸要深一點，吸到鼻根處，順便嚥嚥唾液**——「瓊漿玉液」，也就是身體的營養物質，這種營養是老天賜給我們的免費午餐，雖然是免費的，但它的能量非常巨大。你只要每天點揉人中穴一分鐘，敲打或按壓膻中穴一分鐘，就能養護無數小命，讓這些小命健康快樂的成長。

大穴在大用時，有時可能會力不從心，但用在小生命上，就有股巨大的能量。因此，我們一定要善用身體裡這種天然的能量，好讓生命不會走向衰老。人中穴、膻中穴（見第六十七頁圖）就是一張大的防護網，能防止我們的氣血流失、心神耗散。

有人說自己一摁[2]人中穴，精神就來，眼睛就亮了。因為**人中穴是人體最重要、最有能量的兩條經脈——任督二脈的交匯點，所以才有這麼好的效果**。如果一個人魂不守舍，表示他的陰陽分開了，也就是氣血分開了。這時就要把陰陽聚在一起，把精神聚在一起，才能把魂找回來，神才能調回來。

一按人中穴，陰陽就能重新結合在一起，人體的能量就能重新匯聚在一起，瞬間就可以恢復活力。如果你**腰疼，點按幾下人中穴，腰馬上就覺得輕鬆了**，因為腰正好在督脈上，點

2 以手按壓。

按人中穴可以給腰注入能量。有時你覺得**肚子不舒服，有點腹脹或腹痛，點按人中穴，肚子馬上就會感到輕鬆**，因為肚子就在任脈這條線上。由此可見，任督二脈的病，人中穴這一個穴位都管了。

膻中穴也不是等閒之輩，道家叫中丹田，丹田都是能量聚集之所，你要想調能量用，就得從丹田調出來。調之前，要意守丹田，先把能量聚集過來，能量有餘，才能往外調；如果能量不足，你還往外調，就叫耗。能量有餘，調出來就能使用，對身體沒有損耗。因此，一定要先守再調，不要一開始就企圖調。

膻中穴又叫上氣海，是人體能量聚集在這裡的意思。還有一個叫關元穴（見左頁圖），肚臍下三寸，也叫下氣海，同樣是一個能量聚集的地方。上氣海是心肺能量聚集的地方，下氣海是肝腎能量聚集的

↓ 呼吸要深一點，吸到鼻根處，順便嚥嚥唾液。

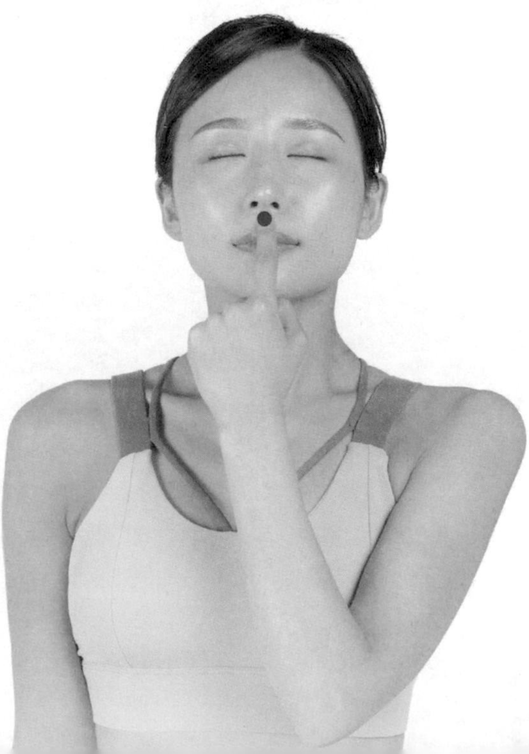

↓ 平時多點點人中穴，能防止心神耗散。

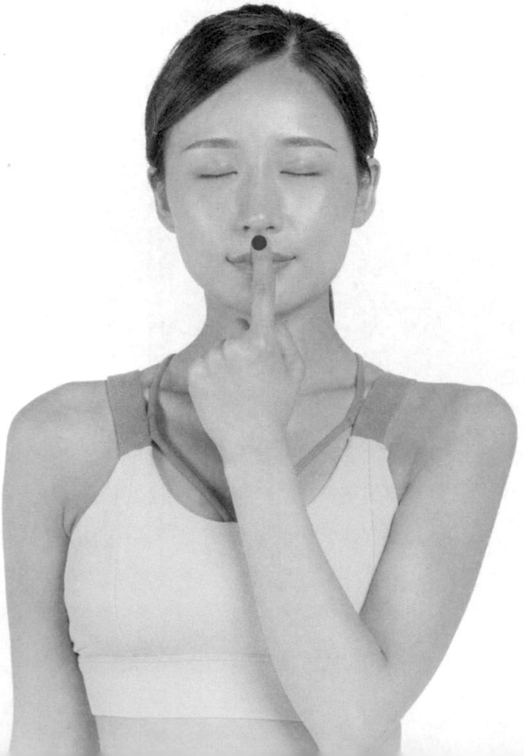

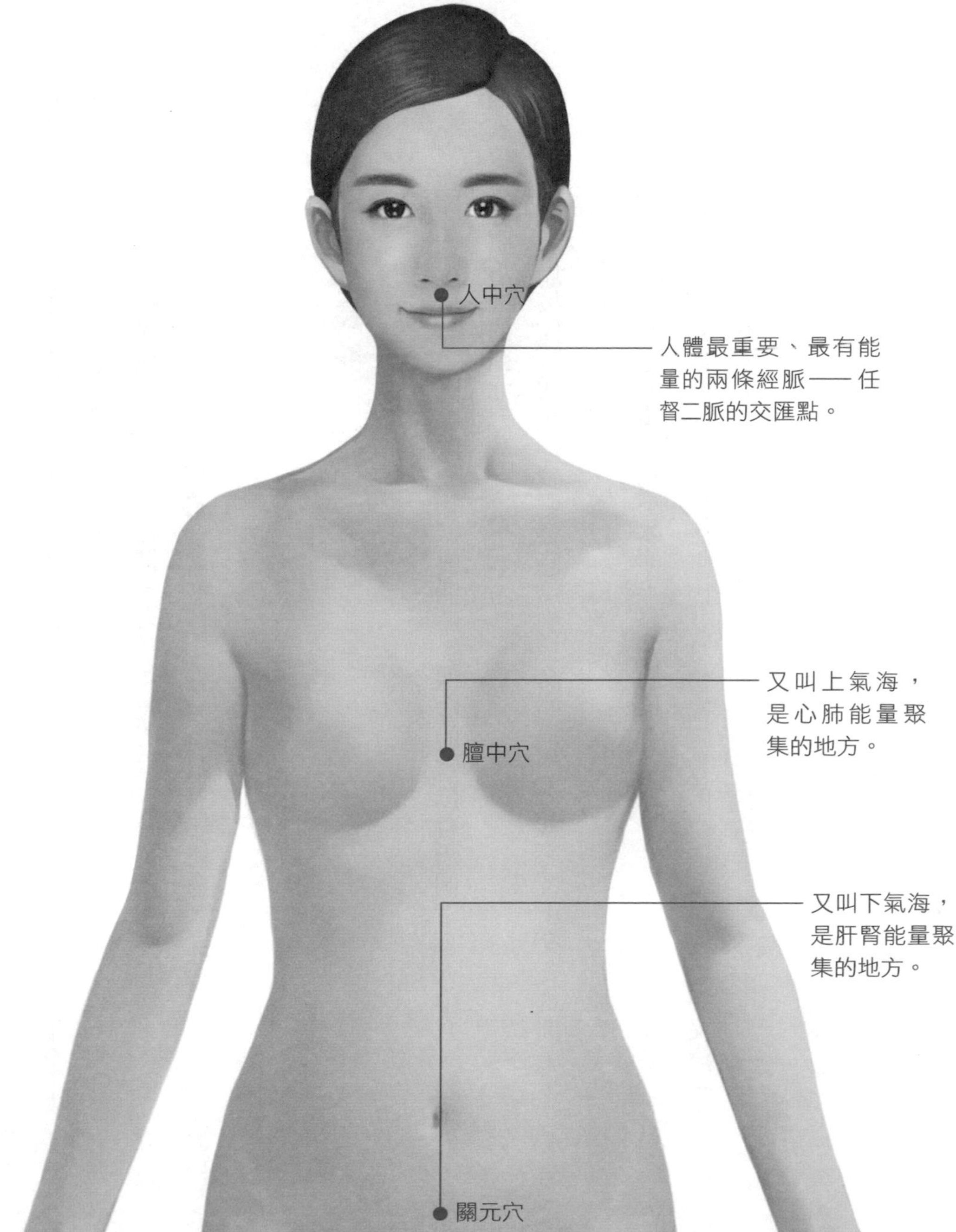
人中穴
人體最重要、最有能量的兩條經脈——任督二脈的交匯點。
又叫上氣海，是心肺能量聚集的地方。
膻中穴
又叫下氣海，是肝腎能量聚集的地方。
關元穴

地方。如果這兩個氣海上下貫通，人體的能量就更加充沛。《道德經》中有句話：「天地之間，其猶橐龠[3]乎？」橐龠就是大風箱。這句話的意思是，上面的氣海和下面的氣海連接在一起，會鼓動一股大風，就是大的能量。人體運轉起來，能量就非常充沛了。

其實，身體上的穴位背後都暗含著玄機，你只有具體的體會、實踐、感悟，才能慢慢領會其神奇之處。

關元穴，讓你長命

實際上，人活著，既要保命，還要活命。**保命的穴位有兩個——人中穴、膻中穴，長命的穴位是肚臍下面的關元穴**。

關元穴可以按揉、拔罐。我們要想達到長命的目的，就需要用艾灸長期溫暖它。有人怕艾灸的味道，那就退而求其次，**可以「蹲著走」**（見第一二七頁圖），**或者拿熱敷袋溫暖關元穴**，溫暖肚臍眼附近。**關元穴不冰涼，命就能長**。

我們每天都在走向衰老，為什麼？因為身體裡無數的小生命在消亡，又沒有重生出新的東西。要防止這些小生命消亡，就需要用身體裡的大穴去養護它們。

04 夏季護血管，養好心包經

天冷了，心血管患者的數量變多了。經常看見有老人因為心肌梗塞、心絞痛上醫院，還有人年紀輕輕就突然得心肌梗塞去世……為什麼到了冬天會出現這種情況？因為氣溫下降，寒氣衝撞，心包經受寒就會收引，一收引心臟就疼了，心血管就難受了，所以就得去醫院。

保護好膻中穴，就能預防心肌梗塞

我們經常在生活和電視劇中看到，有人一生氣、一吵架，馬上就會捂著胸口趴著，什麼原因？因為怒氣也會衝撞到膻中穴。有人過度悲傷會昏厥，因為悲傷的氣也會衝撞膻中穴……由此看來，膻中穴很容易受到傷害。

現在，心肌梗塞成了人們很恐懼、擔心的一件事。該怎麼防治它？

3 音同駝月。

在中醫養生裡，尤其是在經絡養生裡，心血管歸心包經負責。除了心、肝、脾、肺、腎以外，膻中穴也是一個臟器——心包經的募穴。為了防治心腦血管疾病，我們平時就要多保養心包經。膻中穴在兩乳中間，胸口這一片巴掌小的地方，一般心絞痛、心肌梗塞的反應點就在這裡。

最簡單的保養心包經的方法就是慢跑。可是現在，很多人即便天天慢跑，也不一定能達到保養心包經的目的。其實，你要想保養心包經，關鍵是在保養時得想著心包經，才能保養好它。比如在慢跑時，如果你沒想到它能保養心包經，那麼氣血就不見得會集中到心包經。

在經絡養生過程中，我們所做的這些保健方法，都是圍繞著臟腑進行的。也就是說，保健的力量是往裡走，不是往四肢分散著走。我們的目的不是讓外表多麼強大，讓肌肉多麼強壯，而是讓五臟保持一種健康、平和的狀態。

心包經在身體裡的作用是什麼？首先，身體裡有一個主體——心臟，就跟汽車的引擎一樣，引擎帶動四個輪子——肝、脾、肺、腎一起前進，也就是說，心臟供應血液是給這四個臟器。

但引擎不能直接供應能量給四個輪子，它需要一個傳動系統，把能量傳導給四個輪子，身體的「傳動系統」就是心包經。我們怎麼讓「傳動系統」把心臟的能量傳遞給肝、脾、肺、腎呢？傳動系統——心包經不能堵塞，必須保持通暢。**如果心包經堵塞，人就可能會得心肌梗塞**；如果心包經不堵，心臟的血液就能均勻的疏散給其他臟腑，讓它們得到充分的營養。因此，心包經的負重最大，也最容易受到傷害，它最怕堵塞。但只要讓它暢通，身體就能保持健康的狀態。

為了讓心包經保持暢通，就不能讓它有瘀血，要讓它總是處於血流順暢的狀態。

我在前面說了，透過慢跑就能達到讓心包經順暢的目的。因為跑步是一個震動五臟的過程，五臟在肚子裡，一般情況下是觸及不到五臟的，所以不方便鍛鍊五臟；而四肢在肚子外，你可以鍛鍊四肢，把肌肉鍛鍊強壯。因此，**跑步能讓心包經通暢的原因是，透過慢跑——腳掌在地面的震動來震動五臟，把這個震動的能量傳導到心臟的「傳送帶」上去。**

膻中穴相當於車輪裡的軸，軸必須得運轉順暢。在《道德經》裡有這麼一句話，叫「三十輻共一轂」，「輻」是車條，「轂」是車軸。這三十根輻條都得插在車軸上，車輪才能運轉起來。

五臟是靠心包經運轉起來的，如果這裡堵塞了，五臟的功能就會變得衰弱。**膻中穴又叫「氣之會穴」，所有的氣都在這裡匯聚**，足見它的作用十分重要。

為什麼慢跑對心包經有很好的調節作用，而快跑就不行呢？因為快跑時心臟會從平穩的勻速狀態，變成加速度的狀態，對心包經是有損傷的。你可以從現在開始，每天抽點時間慢跑。慢跑時一定要記住，著力點不在四肢，而是用腳掌對地面的震動來衝擊我們的五臟。五臟受到了衝擊，就會傳導到心包經，最終心包經就得到了鍛鍊。

前面提到，秋冬季節的當務之急是要保養我們的心血管。如果心血管強壯、健康，你就沒有後顧之憂，也不用擔心某天會有什麼無妄之災，因此我們一定要提早預防。

其實，防不勝防的東西都是因為你沒早防，到最後沒法防時再防，就防不了了。在身體稍微有點端倪時，最好就把它解決了，這叫「為之於未有，治之於未亂」。

鍛鍊的主要目的是什麼？是鍛鍊五臟。中醫經絡裡很少提到鍛鍊五臟，《黃帝內經》中說的是「疏滌五臟」（「疏」是疏理、調和，「滌」是洗滌、清潔），就是說要調和、理順五臟六腑，然後把髒東西清除掉，這樣五臟就健康了。疏滌完五臟有什麼好處？「疏滌五臟，故精自生，形自盛」。「精自生」，就是體能會自然增長；「形自盛」，就是形體自然會變得強大。

有人問「疏滌五臟」，肌肉能強大嗎？當然，「形自盛」就是說肌肉自然就長大了，是自然而然出來的，不是為了練肌肉而長肌肉，而是「練」好了五臟，肌肉自然便會長大，是這麼一個狀態。

你在練的時候要想著目的是鍛鍊五臟，不管是慢跑、練八段錦[4]，還是練五禽戲[5]——雖然有的方法看似動作多，但實際上所有的動作都不是鍛鍊肢體，而是透過肢體這個槓桿，調節我們內部的五臟六腑，讓它們達到疏滌、調理的目的。

太衝穴，疏肝解鬱效果好

前面談到保養心包經就能養護心血管的話題，這裡我再給大家介紹一個肝經的大穴——太衝穴，位置非常好找，順著大腳趾和二腳趾之間，向上大概四公分的位置就是。

太衝穴是身體的寶貝，跟心臟連著，可以保養我們的心血管。《奇經八脈考》中說：

「腎脈與衝脈並下行，循足合而盛大，故曰太衝。」腎脈（見下頁圖）本來就是先天之本，很厲害。衝脈（見第七十五頁圖）比腎脈還厲害，**衝脈叫十二經之海，通俗的名字是血海**。**可這條經脈並不在穴位圖上**，因為**沒有具體的穴**，但人體十二經都在其中，它是一條隱藏的經脈，能量特別強。

其實衝脈也不是虛無縹緲的，它有起始點，就在肚臍眼下五寸旁開兩寸，有一個穴位叫氣衝穴，是胃經上的一個穴位。衝脈從氣衝穴起，順著腎經往上到頭部，往下則是順著腿上的肝、脾、腎三條經脈，奔向腳上的太衝穴。太衝穴是腎脈和衝脈的交匯點。十二經之海就更了不得了，它叫血海，海是什麼意思？海就是氣血在這兒匯聚的最充盛的地方。

人的身體裡有四「海」——衝脈是血海（十二經之海）；**膻中穴是氣海；胃是水穀之海；腦是髓之海**（精髓的部分都在腦袋匯聚，因此你要是想提高智慧，髓海就不能空）。《黃帝內經．靈樞》第三十三篇叫《海論》，專門說人體之海。裡面說，人體的海特別重要，因為人體的能量都儲存在海裡，你要想健康就得找到能量的源頭。但這些海分散在身體裡，你必須找到一個交匯點，而**太衝穴就是衝脈和腎脈的交匯點**。

太衝穴本身是肝經的原穴，肝經的原穴都屬脾，因此它又跟脾相通，你可以想像它的空

4　一種在中國古代發明的健身方法，由八種肢體動作組成，內容包括肢體運動和氣息調理。
5　透過模仿虎、鹿、熊、猿、鳥（鶴）五種動物的動作，以保健強身的一種氣功功法。

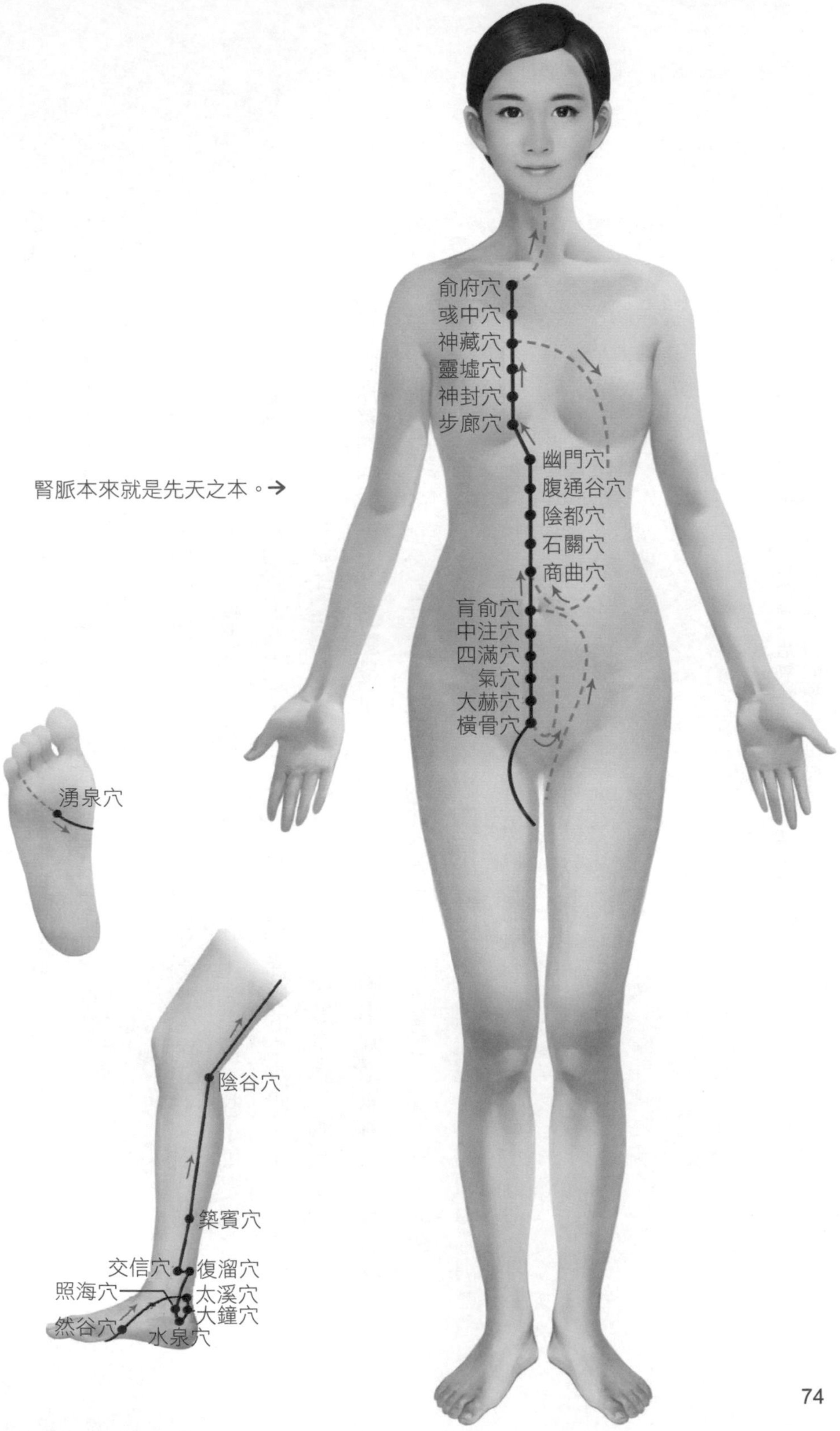
腎脈本來就是先天之本。→
俞府穴
彧中穴
神藏穴
靈墟穴
神封穴
步廊穴
幽門穴
腹通谷穴
陰都穴
石關穴
商曲穴
肓俞穴
中注穴
四滿穴
氣穴
大赫穴
橫骨穴
湧泉穴
陰谷穴
築賓穴
交信穴
復溜穴
照海穴
太溪穴
大鐘穴
然谷穴
水泉穴

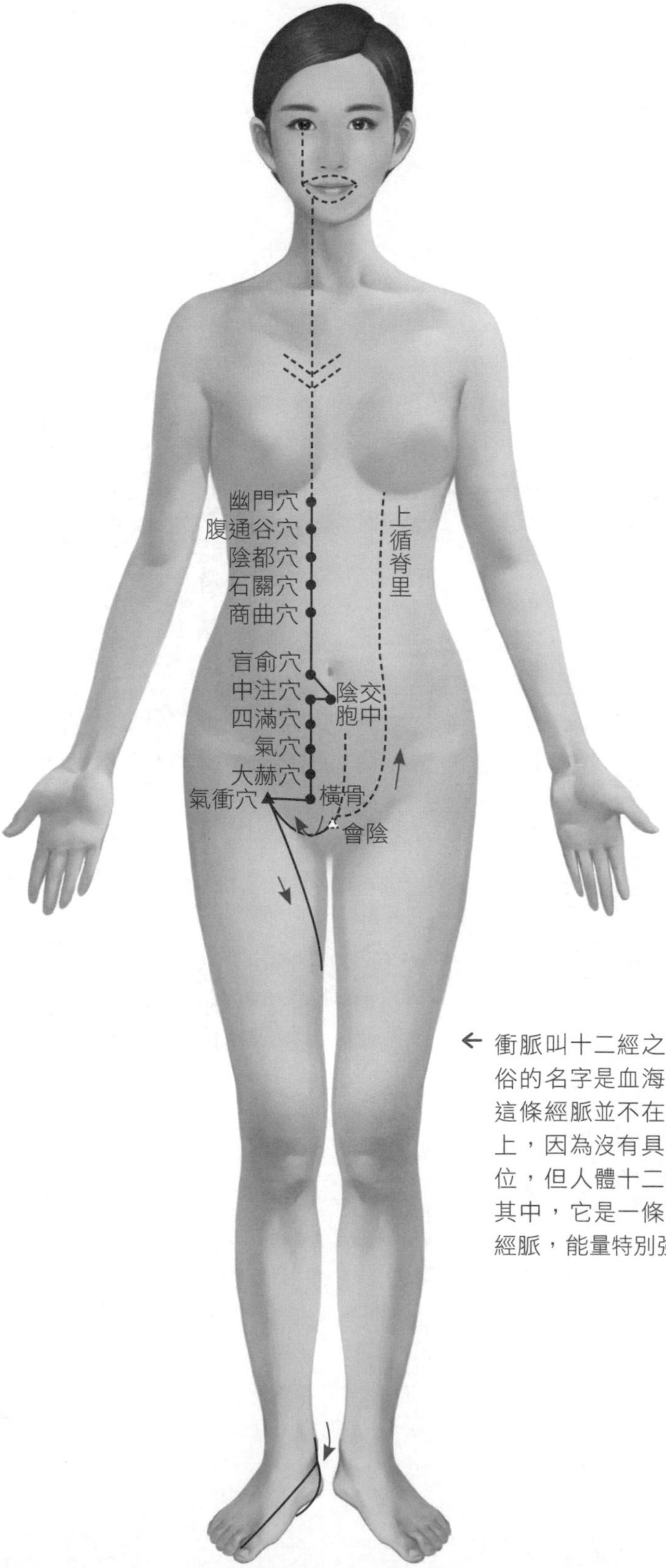

← 衝脈叫十二經之海，通俗的名字是血海。可是這條經脈並不在穴位圖上，因為沒有具體的穴位，但人體十二經都在其中，它是一條隱藏的經脈，能量特別強。

間有多大。而且，肝是身體的藏血之官，把人的血都藏在肝裡，你要是晚上睡不好，就是因為肝不藏血。

肝不藏血時，就會導致魂不守舍（因為「肝藏魂」），魂就跑出來了，你夜裡就別想睡覺。而且睡覺的時候會因為魂在外面而一驚一乍，有點動靜就會醒。因此，你知道了肝經所處的位置還有它包含的內容，就知道了太衝穴的重要性——它是給你空間，給你能量的。

前面說到，衝脈往上直接奔向頭部，往下則奔向腳。由此可見，它能調節人體氣血的分布。意思是說如果你的能量有餘，它可以把有餘的能量儲存在衝脈裡；如果你的能量不足，它可以調動十二經脈的血給你補充能量。一如《道德經》所說：「高者抑之，下者舉之；有餘者損之，不足者補之。天之道，損有餘而補不足。」

學習經絡養生的總源頭，都在《道德經》上。如果你想把與經絡相關的知識融會貫通，就不能只考慮有形的層面，還要考慮隱藏的、沒說出來的層面。因此，沒在圖上標明的經絡，其實更重要。

前面提過，太衝穴是一個空間很大的穴位。實際上，人體只要空間夠大，就能有騰挪、扭轉的能量。比如有些人氣鬱，為什麼會氣鬱？就是因為體內沒空間，氣沒處走才鬱結在一起的。凡事只要能拓展空間，就會對身體有很好的幫助。而太衝穴就能拓展身體各處的空間，還能把身體的能量互相調配。

雖然太衝穴是肝經上的穴位，但它既通著脾經，又通著腎經，它可以從腎經那裡獲得能量，也可以把它的能量輸送給脾，進行轉化。因此，你只要知道這一個穴位，就好比知道了你擁有一個總開關。

太衝穴應該怎麼按揉呢？揉太衝穴前，你最好把指甲剪平，然後往裡掐著揉，因為太衝穴稍微有點深，要揉得深一點才會有效果。你可以從腳縫揉到腳背，也可以從腳背揉到腳縫（見下頁上圖），怎麼揉都行。

既然我們知道太衝穴這裡有能量可用，而且知道心血管最需要補養，那就可以從太衝穴給心血管供應能量。怎麼供應呢？

挨著太衝穴，靠近腳趾縫的地方有一個穴位叫行間穴（見下頁下圖），腳趾縫旁邊的穴位叫大敦穴。從大敦穴到行間穴，這一段是肝臟專門給心血管供血的，是養護心血管的重要區域。

沒事時，你可以推揉大敦穴到行間穴這段。從上往下揉還是從下往上揉，都可以。請記住，人體內有一股自然的氣在推動著身體該怎麼做。也就是說，你怎樣揉覺得舒服，就順著身體的感覺去做，這樣就能達到補養心血管的目的。

透過一個穴位，你就能了解身體裡有某個神奇的空間，了解體內的氣血如何分配。

也許我會反覆說太衝穴、膻中穴等穴位，這是因為它們有不同的層面、不同的空間，這些空間其實都是太衝穴、膻中穴……但它們有不同的含義，所以需要反覆說，你才能真正看清它們的真實面貌，這就叫「溫故而知新」。

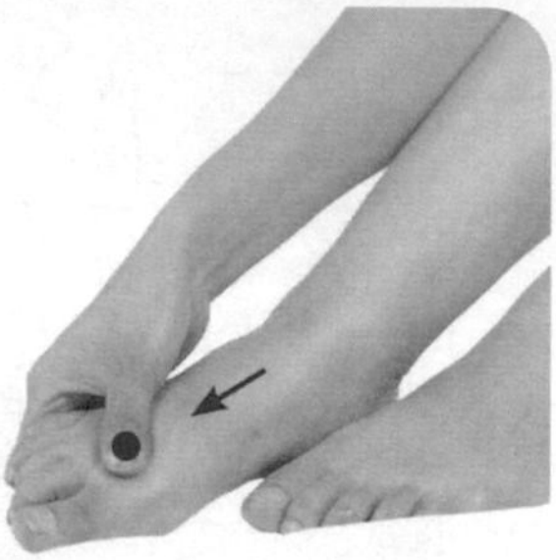

← 如果你火氣特別大，最好從腳背往腳趾的方向揉，能起到瀉火的作用。

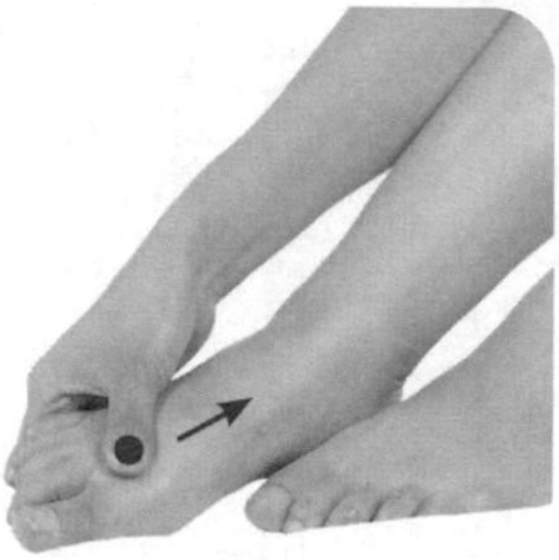

↗ 如果你沒什麼脾氣，可以從腳趾往腳背的方向揉，就可以增長脾氣。

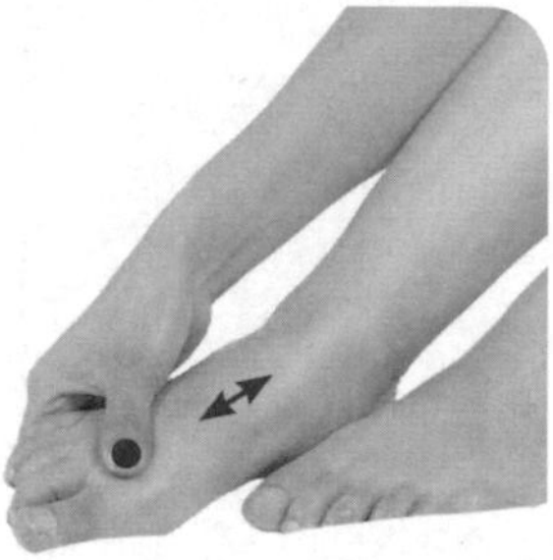

↗ 如果你覺得自己脾氣正常，那就來回揉，怎麼揉都沒問題，只要揉舒服了就好。

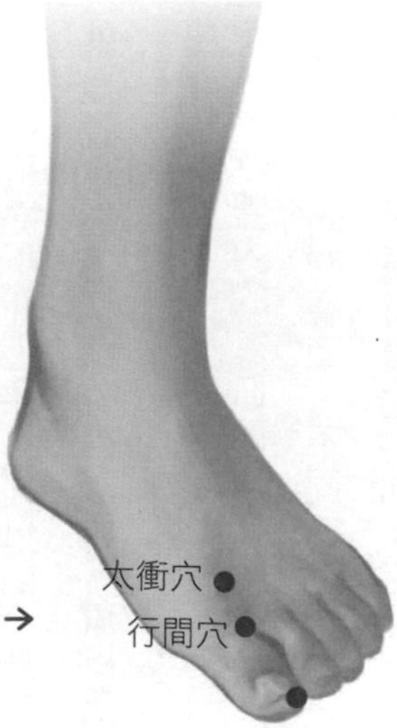

推揉大敦穴到行間穴這段，→ 可以補養心血管。

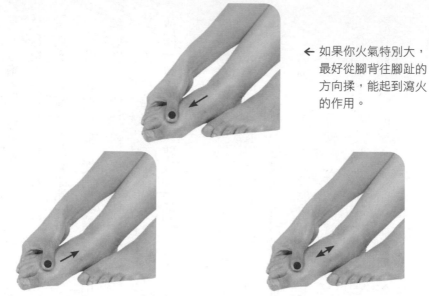

05 一穴通全身，醒腦開竅保健康

頭上有哪些大穴呢？

頭部本身就是人體能量最聚集的地方，道家講究「三花聚頂」、「五氣朝元」等，就是說精氣神最終都要匯聚到頭上。雖然是道家的一些玄妙語言，實際上也沒有什麼離奇的東西。

開竅——啟動身體的潛能

頭頂的百會穴，是一個調動身體能量的大穴。肝的能量在這裡聚集，因此人覺**得自己沒勁了，提不起精神時，就揉揉百會穴**。

揉百會穴，
最能提氣。→

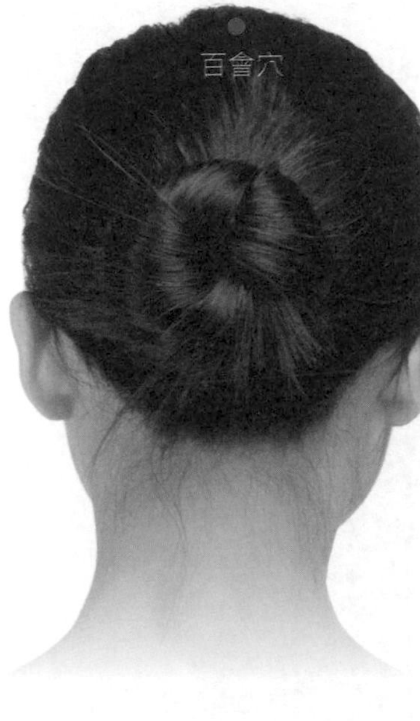

- **頭頂常揉，強肝提神**

如果你的頭髮是散著的，可以用手把頭頂上的頭髮攥一攥，然後輕輕往上帶一帶，最能提氣——提肝的能量，一提氣人馬上就有精神了。故**頭頂常揉，可強肝提神**。

有時感覺百會穴裡面好像發鈍，有東西堵住了，就握住上空拳，敲一敲、打一打。有時人會不自覺的有這種下意識行為——拍拍頭頂、額頭，好像沒開竅，拍一拍就開竅了。人的頭部確實是個寶，揉哪個位置都能開竅醒神。

- **「反骨」有大用，常按增智慧**

腦後枕骨這一塊（骨相學和面相學中有一術語叫反骨）——枕骨穴，按揉後補腎，平時可以用手揉一揉，能夠增加智慧。

很多人有問題想不清楚時，趕緊撓撓後腦勺，撓的就是腎的位置。「腎主智」，因此**揉後腦勺能增加智慧**。

- **空拳輕敲「頭上犄角」壯脾胃**

還有一個位置是我們平時開玩笑時說的「頭上長了犄

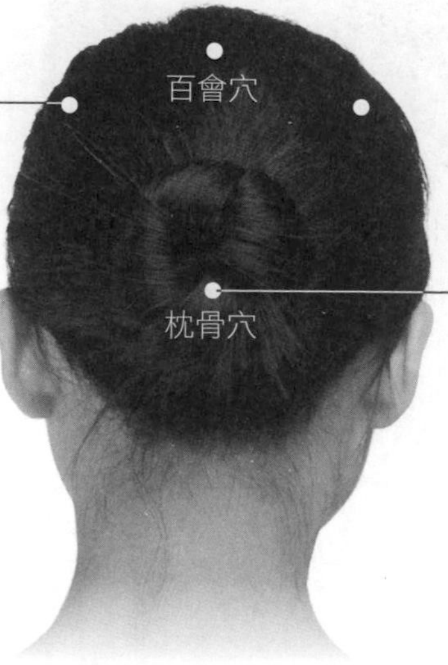

用空拳捶捶百會穴的兩邊，可以增強脾的功能，開脾竅。

揉後腦勺能增加智慧。

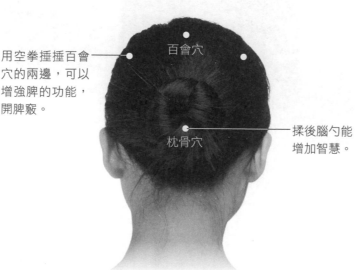

角」[6]，長了兩個犄角的位置就在百會穴的兩邊，這兩個位置管脾臟。沒事時用空拳捶捶這裡，可以增強脾的功能，開脾竅。

- **梳頭閉眼，關外竅才能開內竅**

沒事時你也可以用手梳梳頭，每次梳頭的時間稍微長一點，梳到手上好像有點頭皮油，這時效果最好。因為把裡面的風邪都梳出去，頭腦也開竅了。但是記住，**梳頭時一定要把眼睛閉上**，因為只有把眼睛這個竅閉上，頭腦裡的竅才能真正打開——**關外竅才能開內竅**。

- **神庭穴、上星穴能開心包經的竅**

頭上這些穴位以百會穴為首，順著百會穴往前到頭頂髮際線這裡，是神庭穴、上星穴，都是開心包經的竅的穴位。

也許有人會問：「開心包經的竅對身體有什麼好處？」現在，犯心包經病也就是心肌梗塞、心腦血管疾病的人太多了，這些病必須早期預防，不然就會防不勝防，有時候突然犯病了，甚至都來不及搶救。早預防就不會有什麼危險，這就是「為之於未有，治之於未亂」——還沒出現什麼端倪，趕緊去治療，趕緊去防治。

6 比喻運氣好。

● 揉印堂，再揉膻中穴，能防心腦血管疾病

我們平時可以揉印堂穴（兩眉之間的祖竅穴[7]，可以用大拇指揉，也可以用中指揉），一直往上推，推到髮際線附近，有上星穴、神庭穴，再往上推是百會穴。最後再通心包經的膻中穴，就和印堂穴（祖竅）合起來了。

心和腦是相通的，預防了心血管疾病，就預防了腦血管疾病；預防了腦血管疾病，也就預防了心血管疾病。所以這兩個穴位可以交替按揉、使用，心腦血管疾病就都可以防治了。

道家的養生方法是「守竅」——守上丹田，守的就是祖竅穴。它是所有穴位的總開關，叫「祖竅」。平時，你沒事時就很放鬆的躺在床上，然後閉上眼睛，想像一下祖竅（印堂）的位置，有

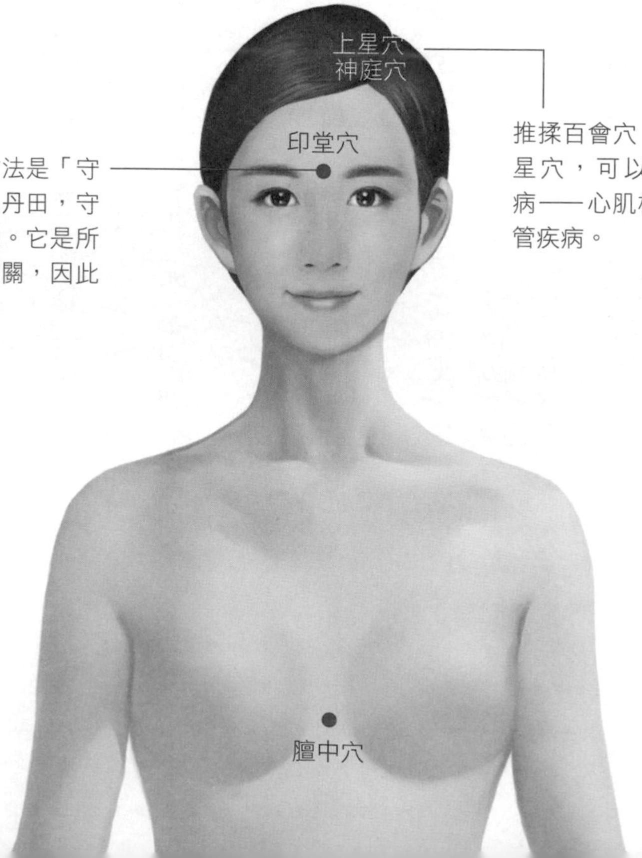
上星穴
神庭穴
推揉百會穴、神庭穴、上星穴，可以防治心包經病——心肌梗塞、心腦血管疾病。
印堂穴
道家的養生方法是「守竅」——守上丹田，守的就是祖竅穴。它是所有穴位的總開關，因此叫「祖竅」。
膻中穴

時會有很多意外的收穫。

比如，可以達到行氣的目的——如果晚上你躺在床上睡不著覺，感到肚子有點鼓脹，可以想像一下祖竅位置，肚子就開始「咕嚕咕嚕」響了，這就是祖竅給人的能量。肚子如果有感覺，就證明整個經絡都會運轉起來，相當於揉了好多穴位。

實際上，我們揉穴位有一個顯著的功用——讓肚子動起來，也就是達到行氣的目的。經絡是氣的通道，我們按穴的目的就是讓氣道暢通。如果你沒按穴位，只是觀想了一下祖竅，氣就都運轉起來了，這就是太極拳書和《道德經》上講的一種養生方法——用意不用力，也叫「心使氣曰強」。

有時候我們想不通一件事，其實是因為總朝一個方向上去想事，比如你開一輛小麵包車，進入了一條窄胡同，結果發現沒辦法掉頭，因為兩邊沒有空間。人的思維也是一樣，如果你只能前進或者只能後退，沒有更多的空間迴轉，就容易鑽牛角尖，而且也容易讓心智進入一種固化狀態——學什麼東西都比較吃力，不能觸類旁通、舉一反三。

因此，我們要學會讓思維的空間更大一點。知道了實的東西，可以再看看虛的東西，虛的東西太多了又得落到實處。頭在虛空，就要腳踏實地，虛實相間，空間才能廣闊。

7 中醫沒有祖竅穴這個穴位，祖竅穴是道教的說法。

06 為孩子健康保駕護航的大穴

有些媽媽留言給我，說孩子身體一有點不尋常，就會擔心，想為孩子做點什麼，但又不知道該怎麼做。想揉揉穴位，也不敢隨便揉，不知道揉哪些穴位對孩子的健康有好處，而且怕揉錯了對孩子的身體產生副作用。

現在就跟你說說幾個能為孩子的健康保駕護航的大穴，父母揉著這些穴位，心裡也踏實，充滿自信。其實孩子身體上到處都有這樣的大穴。我們不用找太多，因為「少則得，多則惑」，知道的穴位太多，反而容易迷惑。

揉足三里穴，強健脾胃，改善消化不良

第一個是足三里穴，它是調理孩子脾胃最好的一個穴位（孩子脾胃出毛病了，按這個穴位會更敏感）。孩子經常出現食積[8]的毛病，一旦吃多了消化不良，肚子就會經常堵脹，還容易生痰，再受點風寒，就容易感冒、咳嗽。因此，你經常揉孩子的足三里穴（見第八十六頁上圖）就能幫孩子調理脾胃。

「壁虎爬行」法（見下頁下圖）對孩子的脾胃也能起到很好的調理作用。如果你有興趣，孩子也覺得好玩，不如經常在家裡的地板或床上一起做「壁虎爬行」，這對孩子的脾胃來說，可以起到長久有效的養護作用。

按揉足三里穴有一個特點，就是「引血下行」的功能很強。什麼樣的人需要「引血下行」？**年紀大的人需要引血下行——把氣血引到腳上去，這樣才能健康**，因此可以長期按揉足三里穴。

還有，成人有時在按揉足三里穴的過程中不敏感，這時可以艾灸足三里穴，長久的刺激它，達到中醫說的「若要安，三里常不乾」的效果（「不乾」就是經常艾灸，讓它常處於溼潤的狀態。這樣長期刺激足三里穴，才有養老、強壯身體的效用）。

小孩子不適合長期艾灸足三里穴，因為孩子在生長時期，氣血是往上走的，可以用，但每次時間不要長。那什麼時候用呢？現在的孩子吃多，少運動，容易食積，而足三里穴對消食積的效果很好。本來孩子的氣血都很旺盛，經絡也很暢通，陽氣也足，父母平時只要用大拇指點揉一下這個穴位，就能幫孩子消食積。

脾是生痰之源，肺是儲痰之器。孩子有食積就容易生痰，如果這時再遭受風寒，就容易咳嗽、感冒。

8 指飲食時無節制，引起消化不良，東西停積腸胃的病。

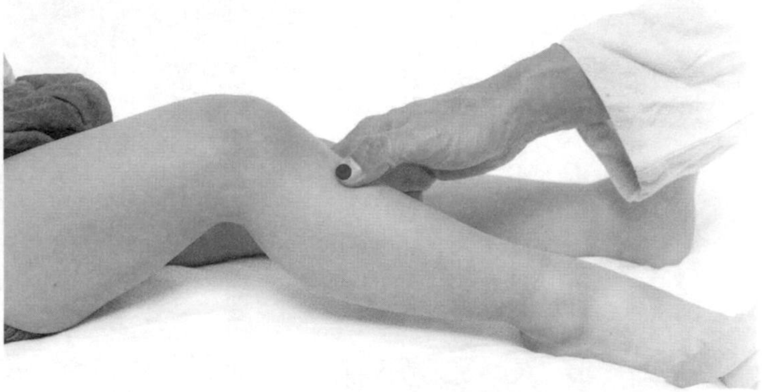

← 按揉足三里穴，
可以調理脾胃。

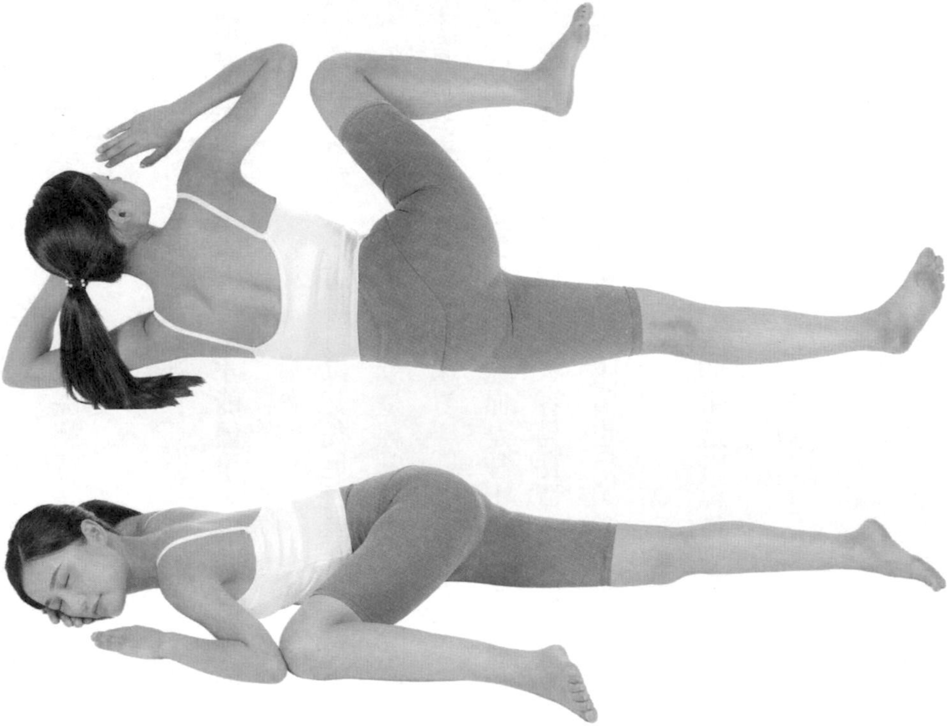

↑ 「壁虎爬行」法，對孩子的脾胃也能起到很好的調理作用。

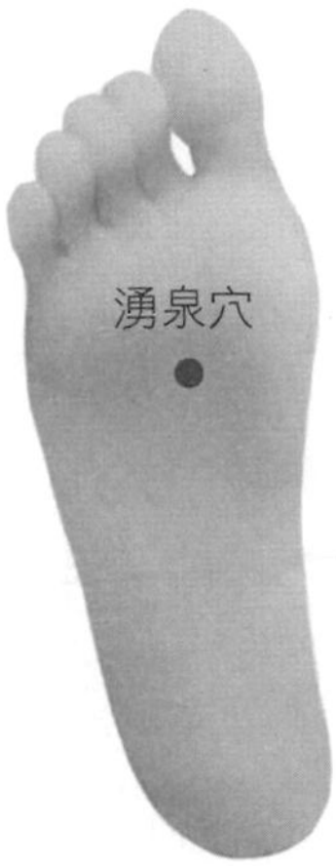
湧泉穴

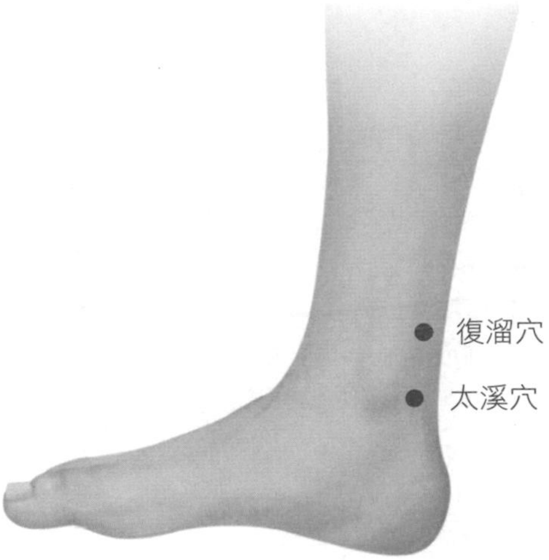
復溜穴
太溪穴

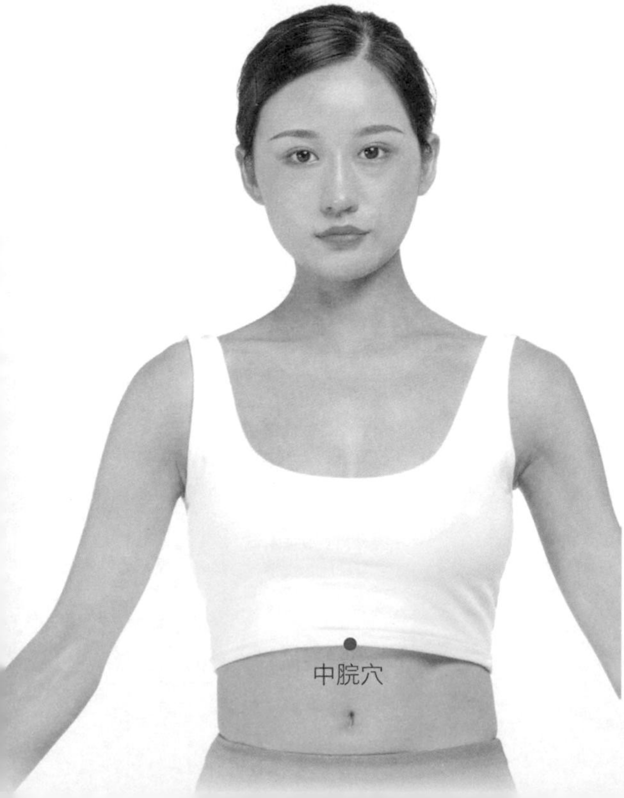
中脘穴

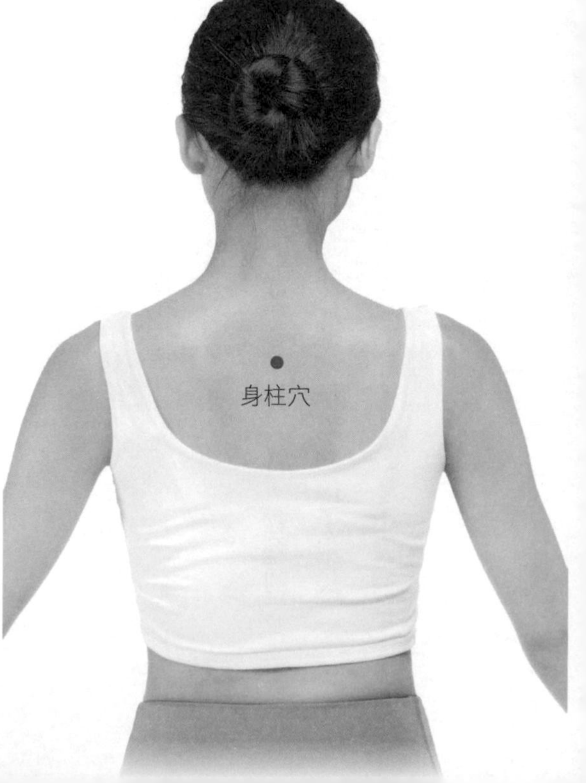
身柱穴

實際上，孩子感冒、發熱、咳嗽大都有一個內因——食積。因此，一定要先消除食積。如果孩子沒有食積，抵抗力強，即使受點風寒，身體也沒什麼問題。

知道了足三里穴的用途後，一旦你看孩子的臉色通紅，可能是有實火[9]上來了，就趕緊點揉幾下足三里穴，實際上揉那麼一、兩分鐘就會有效果。

按揉這些穴位，先天、後天一起補

說完足三里穴，實際上還有一些穴位——**太溪穴**、**復溜穴**（就在孩子腳踝附近，見上頁上圖）**及腳底的湧泉穴**，可以對孩子的先天之本進行保護，讓孩子的生長更旺盛，平時可經常給孩子揉一揉。

孩子喜歡讓你揉哪個穴位，你就揉哪個，不要強迫他。跟孩子互動要讓他感到舒服，你幫他揉穴就像在愛撫他一樣，抱著這樣的心態，你在給孩子按揉時，孩子甚至會主動提出讓你多揉幾下。總之，讓孩子感覺舒服的穴位，你一定要多揉；孩子覺得不舒服的穴位，就不要揉了。

孩子肚子上的**中脘穴**（**見上頁下圖**），沒事時可以**把手搓熱，多給孩子揉一揉，輕輕的撫摸，可以達到調節脾胃的作用**。還有孩子後背的**身柱穴，它管整條脊椎，是幫助孩子生長的大穴，你也可以經常用掌根給孩子揉一揉，這樣孩子的脊椎就會筆直的往上生長，不會發生側彎、也不容易駝背、不容易變成水蛇腰**。

如果揉完後孩子說：「很舒服，媽媽再幫我揉一揉。」妳就幫他把後背的整條脊椎都輕輕的揉一揉，不用使勁。給孩子按摩穴位並不是越用力越好。事實上，人歲數越大，按穴才越需要強刺激。幫孩子按摩，只要輕柔的愛撫，經絡就能暢通。甚至給他撓癢癢，經絡都能被打通。

其實，你知道這些穴位就夠用了。一些是保孩子先天之本的，比如腎經上的穴位——太溪穴、復溜穴；另一些是保後天之本的——足三里穴、中脘穴。有這些「法寶」為孩子保駕護航，孩子的身體就能長期保持強壯。

還有更細心的媽媽，知道孩子怕風寒，**每晚睡覺前都會幫孩子捏捏後背——捏脊，在脊椎和脊椎兩旁，上下揉一揉、捏一捏，就能幫孩子把體表遭受的風寒給及時去掉**，這也能促進孩子健康成長。

知道了這些方法，你就可以靈活掌握，隨機挑選，還可以自由發揮。只要你心裡有調養的方向了，就有主心骨兒[10]了，而且知道一些調養的方法，就會充滿自信。只要你一充滿自信，這種自信的感覺就會傳遞給孩子，孩子從小也會有自信。

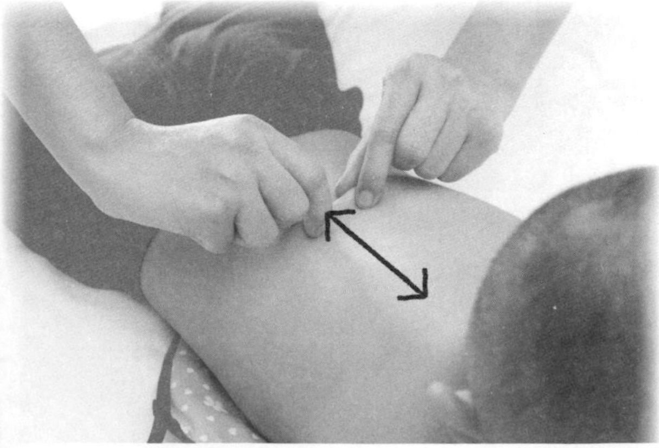

← 每晚睡覺前幫孩子捏脊，能幫孩子把體表遭受的風寒及時去掉，也能促進孩子健康成長。

9 中醫上指邪熱盛引起肝、膽、胃腸的實證或熱證。
10 心所憑恃。

07 排毒第一要穴，長期服藥的人要按

說到經絡養生，就離不開經絡穴位，尤其大家都非常關注穴位。關注什麼呢？關注這個穴位能治什麼病。大家都希望能找到一個特效穴位，一揉這個穴位病全好了。

要想找萬能穴位，實際上得知道穴位背後的深意，但這萬能的東西都不在表面上，而在穴位裡藏著。穴就像洞穴一樣，它是一個很深的東西。古人取穴位名字都有它深刻的含義。

穴位裡都是什麼？穴位像一個山洞。山洞裡會不會曲徑通幽？會不會洞與洞之間貫穿著？然後走著走著，會不會突然眼前一亮，別有洞天了，或者是發現什麼寶藏，就跟阿里巴巴發現的山洞一樣，是不是藏了很多寶藏？

持「杵」守護，把腎「築」牢固

古人用什麼方法告訴我們呢？就是把這些穴位都標出不同的名稱，每個名稱都代表要告訴你的這個穴裡邊的深刻含義。

舉一個我自己喜歡按摩的穴位吧。比方說閒暇時，晚上看電視、玩電腦時，我會把腳擱

在沙發上，盤起來，也不用雙盤，就隨便的將腳和腳搭起來。這時候手不知不覺的就握住腳踝，在腳踝這塊揉，有時候就揉到一個酸痛點，一直揉就會很舒服，心裡很放鬆，好像一下就鬆弛下來了。低頭一看，還真是揉在穴位上。揉到什麼穴上了呢？築賓穴！

築賓穴在哪呢？就在腳內踝後邊這個窩——太溪穴向上十公分左右。其實特別好找，我們穿襪子，有短筒的、中筒的、長筒的，中筒的也就在踝骨上邊，約略十公分左右的位置。

築賓穴在哪條經上？在腎經上。為什麼叫築賓穴？築到底什麼意思？賓怎麼解釋？原來，築在古代是一種琴，演奏時得拿一個竹尺敲琴弦，邊敲邊唱歌，叫擊築而歌。誰曾經擊築而歌？漢高祖劉邦，不但擊築而歌還寫出一首〈大風歌〉，流傳

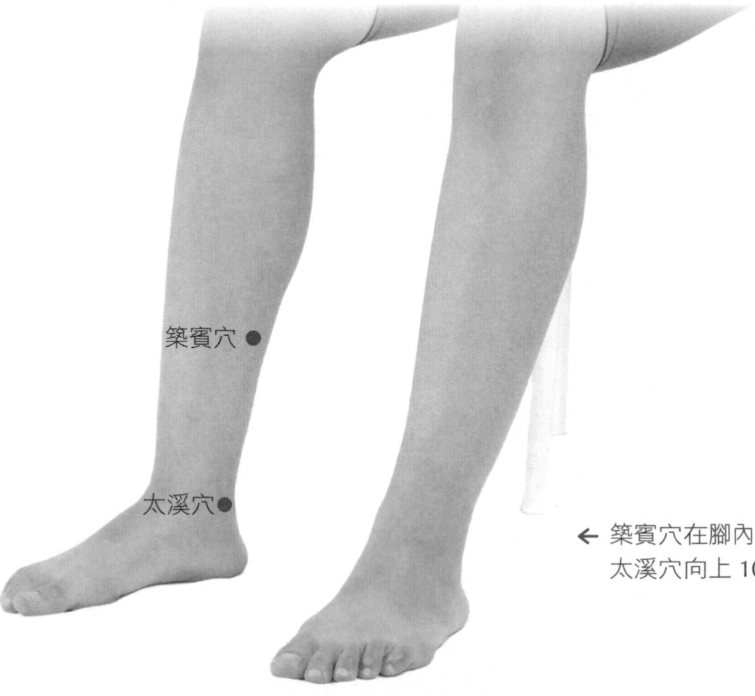

← 築賓穴在腳內踝後這個窩——太溪穴向上 10 公分左右。

千古。

築的字面意思就是擣土使之堅實。腎是人的根，先天之本，築就是把腎這個地基打牢固、鞏固住的意思。賓是什麼意思？就是幫你打地基的這麼一個人，也就是幫著你打地基的這麼一個賓客。

現在我們總把賓和客當成同義字，實際上古代的賓、客是不同意思。重要的客人叫賓，客是普通的客人。賓還有一層意思，就是這個賓雖然不是自家人，但它是跟你很親近的一個人，是一個偏愛你、向著你的人。古語當中有一詞叫「賓服」，他服你、器重你，這叫賓。為什麼有一成語叫「相敬如賓」呢？就是互相很器重、很信賴、很偏愛，叫賓。

築還有杵的意思。什麼叫杵？說白了就是過去一個搗藥的木棒子。現在家裡搗蒜那個微型杵就叫杵。「築」有杵的意思，就是把東西給搗碎了。

在中國神話裡，月亮上有一隻玉兔，玉兔用的是玉杵，也搗藥，搗什麼藥？長生不老藥。因此，凡是有杵的，都有陪伴守護的意思。我們有時到廟裡去，推開廟門往裡一看，門口站著哼哈二將[11]，一個拿著降魔杵，一個拿著蕩魔杵。還有，天王殿是供奉彌勒佛的，彌勒佛背後老站著一個武士，手裡拿著一個金剛杵，杵的含義就是守護、保護。

築賓穴，專門除身體裡的細小毒素

說了半天，**築賓穴**的作用是什麼？就是**用來排出身體裡的細小毒素**。身體的毒用什麼來

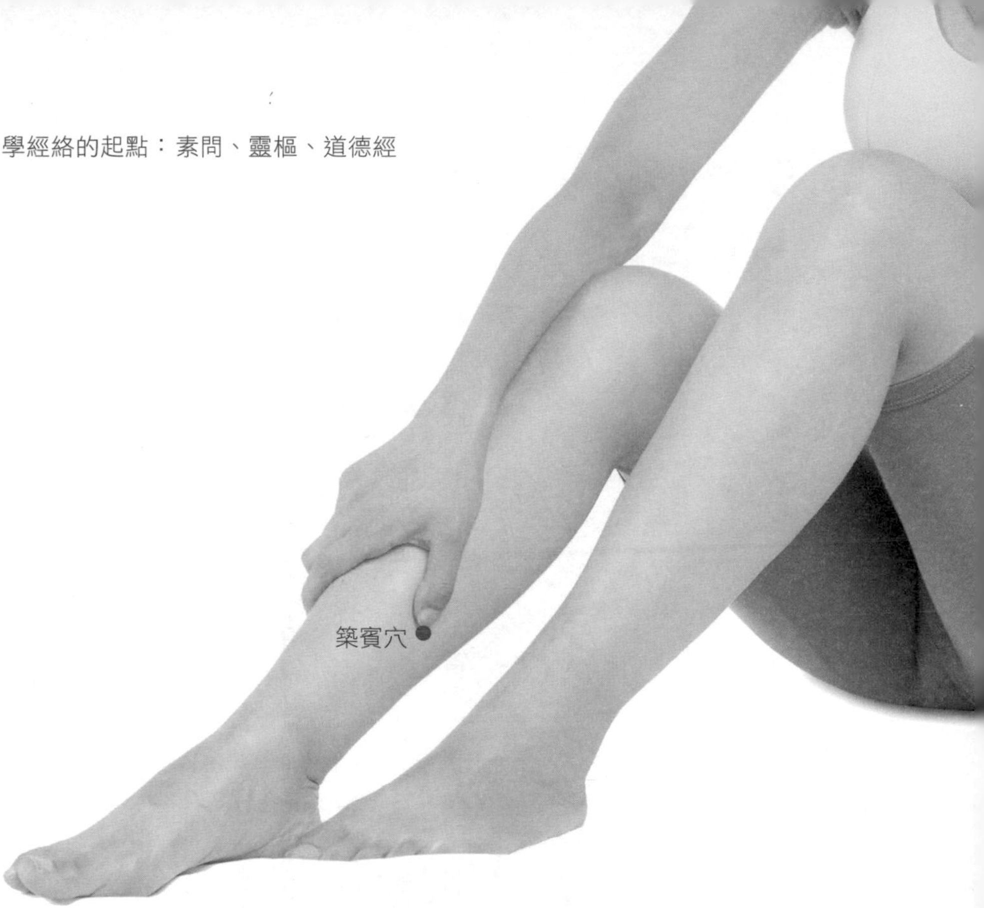

↑ 揉築賓穴，能幫你把藥毒分解一些出去，對你的身體是一個很大的保護，尤其保護你的肝腎。

排？用肝臟。肝是解毒工廠，把身體血液裡大塊的毒，弄細碎往下排到腎，就像一個過濾網，再過濾一下，過濾完以後，好東西變成血液，不好的東西變成尿排出去。

築賓穴就相當於一張過濾網，專門把肝臟沒排乾淨的，比較大的毒再過濾一次。**築賓穴**還有一個作用，就是**能解藥毒**。我們吃的藥有些容易傷肝、腎，所以吃藥時很擔心，一邊吃著一邊又怕中藥毒，這時候為了緩解身體的藥毒和心理的壓力，你就揉揉築賓穴，它**能夠幫你把藥毒分解一些出去**，這對你的身體是一個很大的保護，尤其保護你的肝腎。

11 兩位佛教神明的俗稱，是執金剛神的一種。經常畫在佛寺的門上，作為護法，又尊稱為金剛力士、仁王。

築賓穴在現實生活中的用處很廣泛。舉個例子，你今天出去碰見霧霾天氣，覺得胸口裡不舒服，嗆得慌，整個人都昏沉沉的，趕緊揉築賓穴，它能幫身體排出空氣中這些粉塵。還有，你待在一個裝修的房子裡，沒多久頭發暈了，回去趕緊揉揉築賓穴，及時排解。

築賓的含義是什麼？就是一個偏愛你的人，跟你親近的人，跟玉兔似的，在那不停的搗，幫你砸碎身體裡那些毒素，然後排出去，讓你身體不受、少受毒害。築賓穴有一個美好的寓意：你身體裡住著一個保護神——築賓。你沒事就用手揉揉它，等於在偏愛它，它也敬重你，這就叫相敬如賓，你對它好，它就對你好。

身體也是這樣。你重視身體裡的這些小精靈，這些穴位，它就偏愛你，就相得益彰。在身體裡總有一個保護神，有一個偏愛你的人在時時刻刻的幫助你，這就是上天賜予你的福氣。我們身體裡有三百六十五個護身符，如果你沒事多跟它們交流，就能理解穴位真實的含義。跟我們推開窗，可以看窗外的世界一樣，我們揉穴就等於打開了身體內部的一扇窗，來看身體內部的世界。

08 拒絕霾害，按摩三大穴

有人覺得，築賓穴作為腎經上的穴位，怎麼能防禦霧霾呢？

實際上，肺和腎都是呼吸器官，**肺管吸氣，腎管納氣**——肺把氣吸進來後，要想吸得深，並把氣輸送到全身各處，就得靠腎的力量。你一吸進霧霾，首先會汙染肺，隨著血液循環，還會汙染血液。而腎經上的**築賓穴**，就是**專門清潔血液的穴位**。

按築賓穴，能排霧霾

血尿同源——乾淨的東西隨著新鮮的血液輸送到全身各處，髒的東西就透過尿液排泄出去。腎有過濾血液的功效，其中專門管過濾的一個大穴就是築賓穴。

當我們吸入霧霾後，除了嗓子痛、咳嗽外，有時還會頭昏腦脹，這是大腦受到霧霾損害的訊號。如果長期吸入霧霾，就會造成巨大的傷害。所以，我們在大腦這一塊也給它豎立一塊屏障，以防毒素進入。

腎經連通大腦，也連通喉嚨，所以腎經上的築賓穴就能把喉嚨吸進的霧霾先過濾掉，給大腦豎立了牢固的屏障。

為什麼說它是牢固的屏障？古人取名可不是隨便取的，「築」的意思是築牢基礎，什麼是人的基礎呢？腎為先天之本，築基就是要讓先天之本更結實、牢固，這樣做我們就有根了，就能活得更長。

前面提過，築賓就是賓客拿棒子幫你搗碎身體裡的一些有毒物質，身體排不出去的毒素，被搗碎之後就能排出去。而腎就像一張過濾網，你必須把毒素搗碎，才能經過濾網排出去。如果是大塊的毒，就會在體內堆積。比如尿酸過多會形成結石，就是由於毒素沒有被徹底搗碎。

霧霾天，多揉肺經上的天府穴、俠白穴

前面，我曾給大家提到過按築賓穴可以防禦霧霾。有的朋友說，揉完以後頭腦清晰了，心裡也不悶了，覺得效果還不錯。也有一些朋友提出

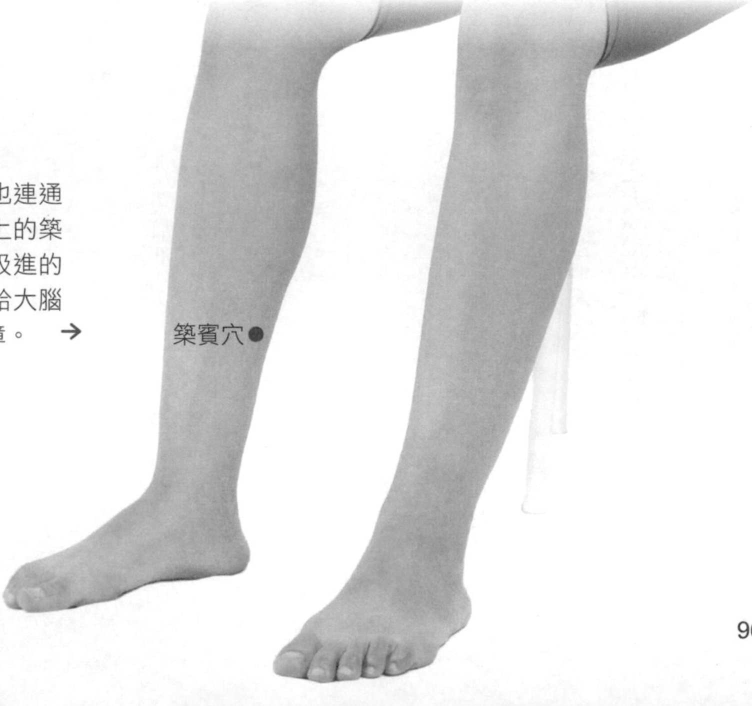

腎經連通大腦，也連通喉嚨，因此腎經上的築賓穴就能把喉嚨吸進的霧霾先過濾掉，給大腦豎立了牢固的屏障。 →

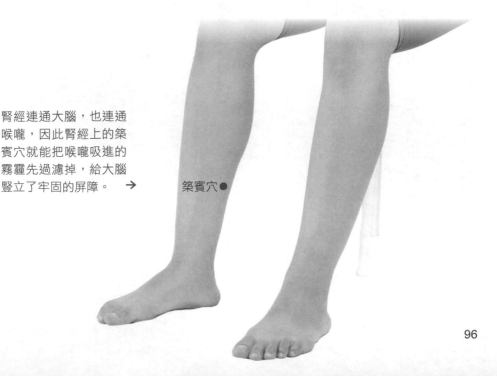

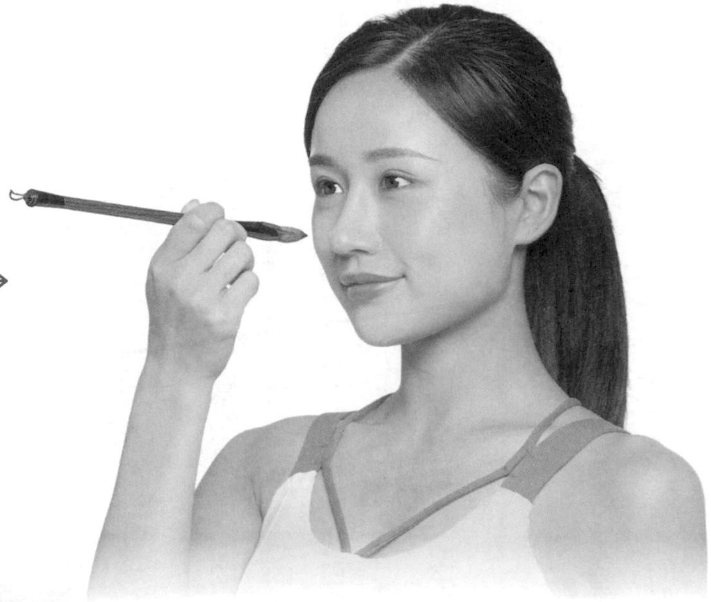
拿毛筆在鼻尖→
點一個墨點。

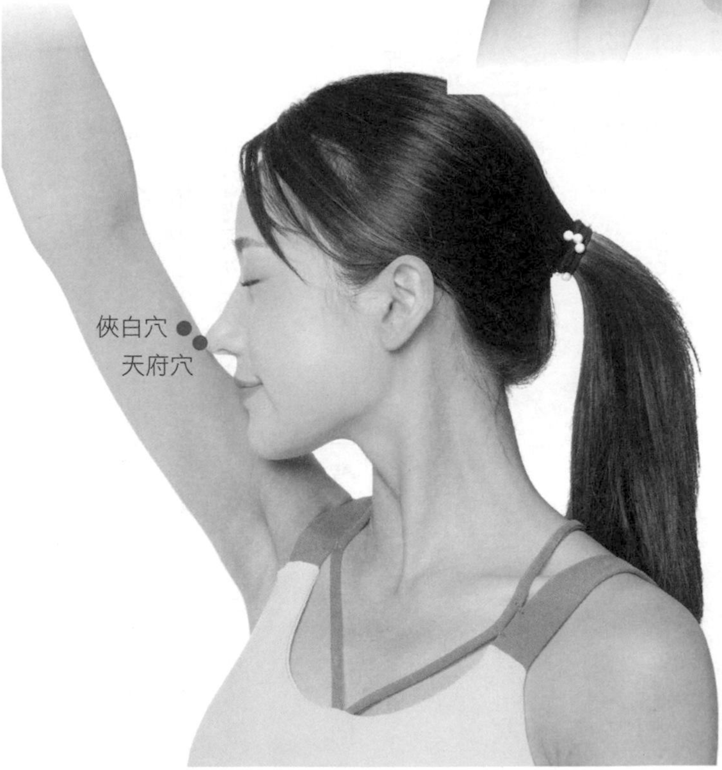
俠白穴
天府穴
← 用鼻尖對著胳膊點一下，
點到上臂上的位置，就是
天府穴。

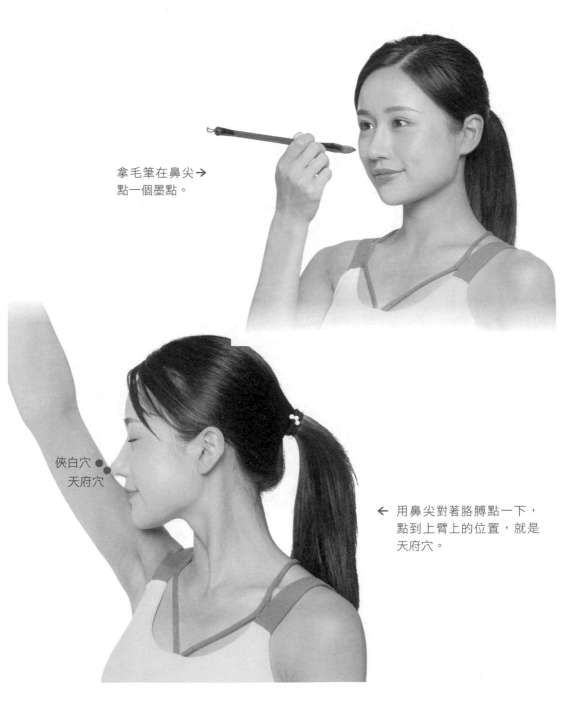

疑問：「生活的地方霧霾特別嚴重，只靠這一個築賓穴，是不是有點兒『身單力薄』？」

下面，我再給你多介紹幾個穴位，以便你隨時選用，這樣你對經絡養生就更有信心了。

有一個朋友說，築賓穴是腎經上的穴位，而霧霾是從鼻子吸入的，首先損害的應該是肺，那有沒有調理肺的穴位？

正好，肺經上就有。這個穴位叫天府穴，「天」指的是鼻子，「鼻氣通於天，和肺相連」。「天府」指的是專管肺的穴位，也是保護肺的一道屏障。

怎麼找？你可以用鼻子找——古人找這個穴位時，通常拿一支毛筆在鼻尖點一個墨點，然後把兩隻胳膊一伸，用鼻尖對著胳膊點一下，點到上臂上的位置，就是天府穴，而且每次都找得特別準（見上頁圖）。

如果遇到霧霾天，你感覺有點兒胸悶，揉揉天府穴，很快就會覺得心裡開闊、舒服了。

再告訴你一個穴位，讓你對防霧霾的信心更足一點兒。古人已經給我們指明了——在天府穴下方一寸的位置，有一個穴位叫俠白穴。

「俠」是大俠的俠，俠客的俠。指這裡有一位「俠客」，它是肺的保護神。「白」代表肺，肺在五色中屬白。因此，單看名字就知道，俠白穴是保護肺的一個大俠客。遇到霧霾天，俠白穴大俠會幫你把霧霾抵禦在外，即使霧霾已經入侵到身體裡，也能幫你把這些有害物質清除出去。

有這麼兩個大穴作為抵禦霧霾的兩道屏障（霧霾天時揉這兩個穴位，會更敏感），再加上你出門之前，可能戴上口罩作為外在的保護，這樣你的心裡是不是就踏實多了。

多喝魚腥草水或白蘿蔔湯，防霾又補肺

有人說，揉穴位是一種，但還想了解更全面的防禦霧霾方法，比如想吃點或喝點什麼來防禦霧霾侵入身體。

有一個藥食同源的植物叫魚腥草，也叫折耳根，既能消炎，又能利溼、止咳，還能幫你清除堆積在肺裡的髒東西。你平時就可以煮點魚腥草水喝，乾魚腥草行，新鮮的也行。

有人不喜歡魚腥草的味道，那就改喝白蘿蔔湯。**白蘿蔔湯是專門補肺的，能化痰理氣。**做法很簡單：把白蘿蔔切成片，煮一煮，然後喝湯。喝完以後，你會覺得痰化開了，氣也順了。如果你胃寒，也能喝白蘿蔔湯——在白蘿蔔湯裡加兩片生薑，既暖胃又散寒。尤其在冬天，你喝完以後會感覺渾身舒服，氣也順了，不但能防禦霧霾，還能預防感冒。

其實，對所有東西來說，都要做到自然而然，不用勉強，喜歡就接受它，不喜歡還有另外的選擇。雖然現在霧霾很嚴重，但上天有好生之德，同時也賜予了我們很多預防霧霾的「寶貝」——顯而易見的在我們的胳膊上、腿上擺著呢，只要我們心存感恩之心，就能發現它們。

人必須有感，感很重要。感動、感恩，「感而遂通」，只要你心裡有感覺，就能真正了解古人的良苦用心，才能跨過時空，與古人在心靈上息息相通，獲得古人給我們存留的能量。因此，我們對自己、對老天都要充滿信心，如是，我們對任何事就心無畏懼，可以坦然面對了。

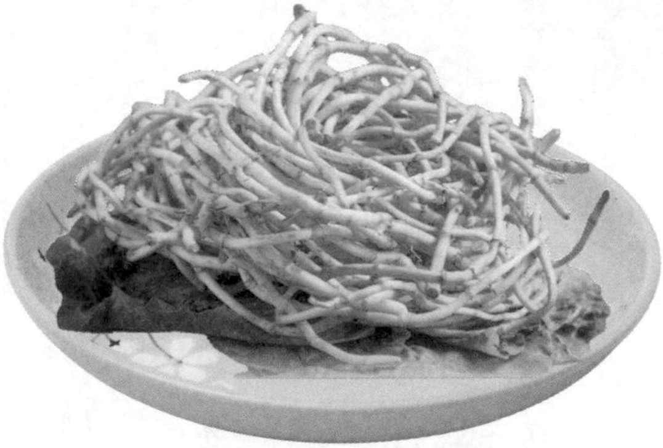

↑ 魚腥草。

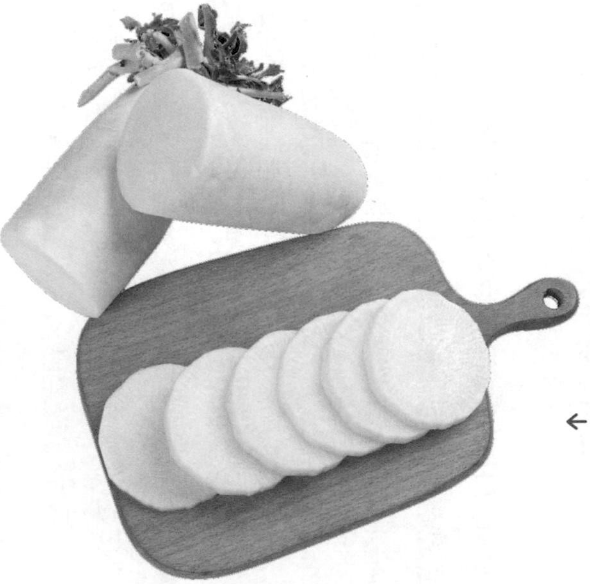

← 白蘿蔔。

09 帶「風」的都是治病奇穴

隨著天氣逐漸轉涼，風也逐漸吹起來了，有人特別怕風，想知道有沒有防風的穴位。有的，你可以在頭上找風府穴、風池穴。

以前上學時，經常做護眼保健操[12]，護眼保健操中就有按揉風池穴，一揉，你就會覺得眼睛發亮。

風池穴、風門穴，人體祛風散寒的開關

其實，風池穴是一個防風的要穴。「池」的意思是清淺的風，也就是說，風剛來的時候比較小，這時趕緊揉風池穴，連帶著用手搓到後脖子上的風府穴，風就進不來了。

12 是一套根據中醫學推拿、經絡理論編製，透過按摩、活動人體眼部穴位達到保護視力、預防近視的保健體操，為中國各中小學的必備公共保健項目。

風池穴除了能防身體外面的風，還可預防從身體裡產生的風。身體裡會起什麼風呢？身體的氣血本來是平衡、均勻運行的，氣不正常運行了，有時血少了，氣就會顯得相對旺一些，這時會有什麼症狀呢？顫動、抽搐。我們經常聽到有人說「抽風」[13]，其實就是身體有抽動、顫動的感覺。

之前有位朋友說：「我的右眼皮跳了好幾天了，心裡挺煩的。」我說：「你就揉風池穴，這個穴位很好找。」

當他揉了風池穴兩分鐘後，眼皮就不跳了，因為眼皮跳屬於小風，揉風池穴就夠了。比較大的寒風起來時，我們後背的風門穴可以阻擋，尤其對那些吹點風就咳嗽、感冒的人來說，可以在風門穴按摩、拔罐、艾灸。艾灸的效果最好，把熱氣灌進去，熱氣足了，寒氣就被趕跑了。

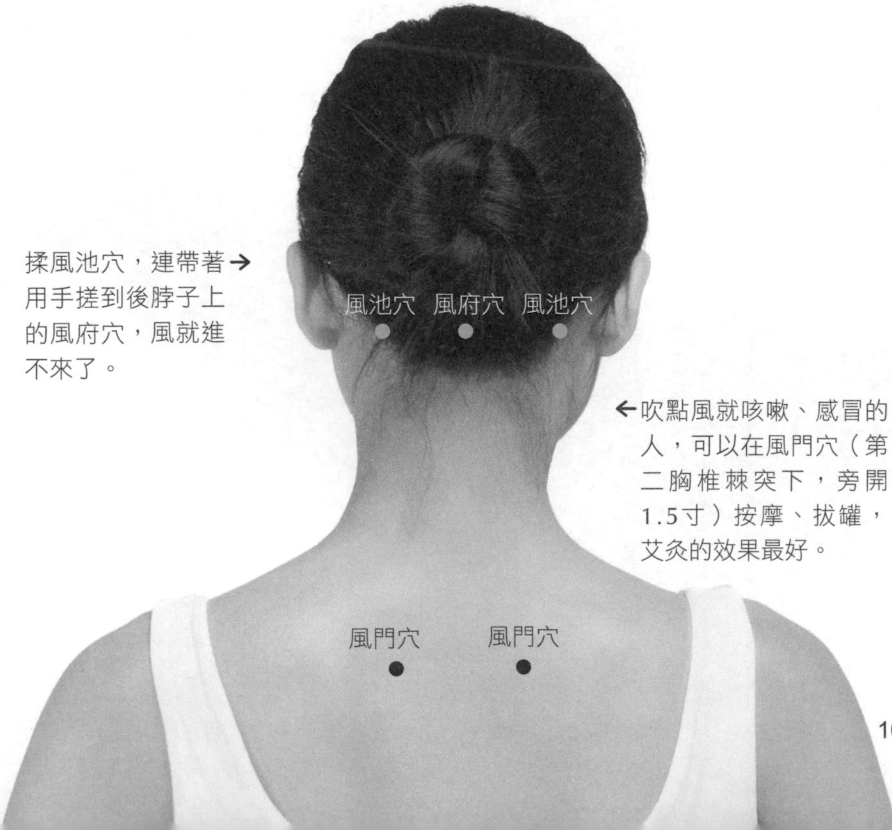

揉風池穴，連帶著→用手搓到後脖子上的風府穴，風就進不來了。

←吹點風就咳嗽、感冒的人，可以在風門穴（第二胸椎棘突下，旁開1.5寸）按摩、拔罐，艾灸的效果最好。

小腿抽搐，按揉腿上的風市穴就能減輕

腿上也有風的穴位——風市穴（見下頁圖），「市」是集市，也就是風聚集的地方。在這裡，「風」主要指內風——身體裡起的風。血虛會起內風，氣血不調也會起內風。痠、麻、脹、木都算內風導致的症狀，如果風量大，就會產生抽搐，最後可能導致腦中風。

實際上，身體氣旺血虛、血少就容易起內風。

在中醫裡，肝主生氣。假如你有時候突然一下暴怒，肝就生了很多氣，這時身體的氣就顯得足了，相對來說血就少了，就會產生內風。人就會抽搐，甚至有時昏過去，就抽風了。這些情況屬於肝風內動。

上面的例子比較極端，實際上肝風內動後還有一些比較淺的症狀，比如痠、麻、脹、木。痠是氣血要過去，但還沒過去的狀態，也就是說，氣血處於一個飢餓的狀態；麻是氣少，血也少；脹是氣有餘，血不足；木是氣沒了，血也沒了，氣血都過不去了。

總而言之，內風可以說是人體氣血的不平衡——氣過於旺、血略虛造成的一種氣血不調和、氣亂的感覺。

中醫裡還有一句話叫「血行風自滅」，就是說血一旦運行起來，血多了，風就止住了。

13 也稱驚厥，是小兒疾病中常見的症狀之一。表現為全身或局部肌肉抽動，並伴有不同程度的意識障礙。

因此，揉腿上的風市穴，可以調節內風（運行不正常的氣）導致的症狀，比如風疹、蕁麻疹、抽搐、中風、震顫等。風市穴是膽經的要穴，很好找，你立正站直，雙手就會自然併攏在大腿外側的褲線上，終止點的位置正好就是風市穴。

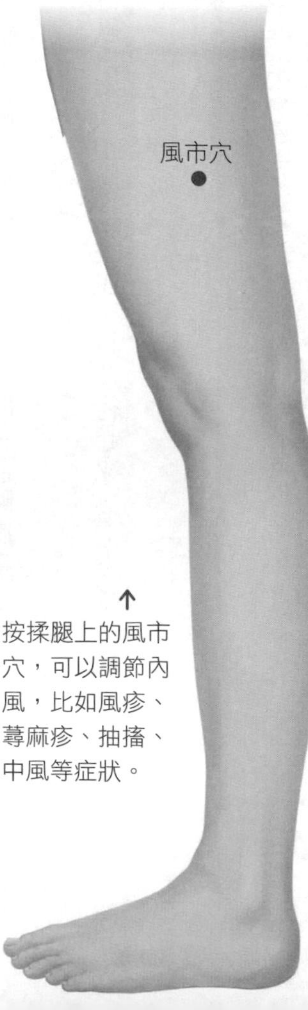

↑按揉腿上的風市穴，可以調節內風，比如風疹、蕁麻疹、抽搐、中風等症狀。

脾胃不好的人，吃完飯趕緊揉箕門穴

再說一個更大的與風有關的穴——箕門穴，但它的名字跟「風」無關。「箕」有簸箕的意思，可以幫助你清運身體的垃圾，就是一個清理垃圾的穴位，這是表面意思。實際上，箕可是一位大神——神話中的風神，天上二十八星宿之一，也被稱為風伯。為什麼叫風伯？因為這是一個白鬍子老頭，平時的姿勢是左手拿著風車，右手拿著蒲扇，要颳風的時候就拿蒲扇扇風車，風車一轉，風就颳起來了。

箕門穴很好找，你可以站立把雙手放在大腿正面上方，然後把五指分開，指尖往下推向膝蓋（大拇指從上推到下面的一條線，就是脾經的循經線路，見左頁上圖），這時大拇指指尖

↓ 把雙手放在大腿正面上方。

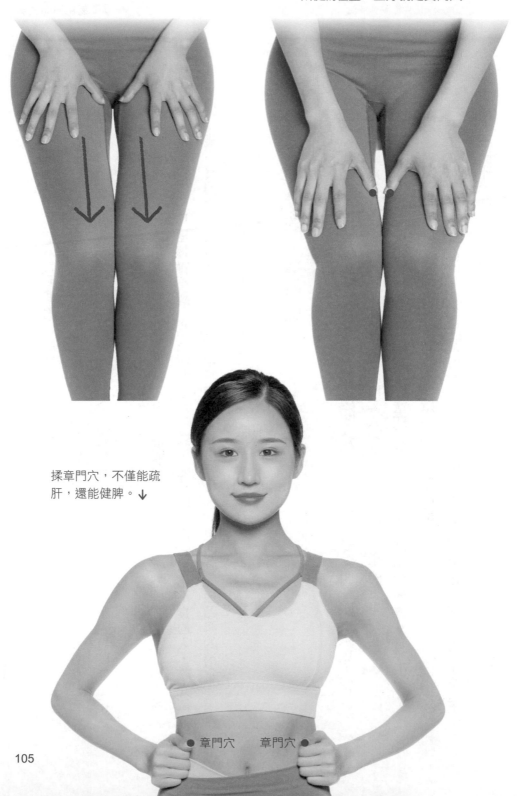

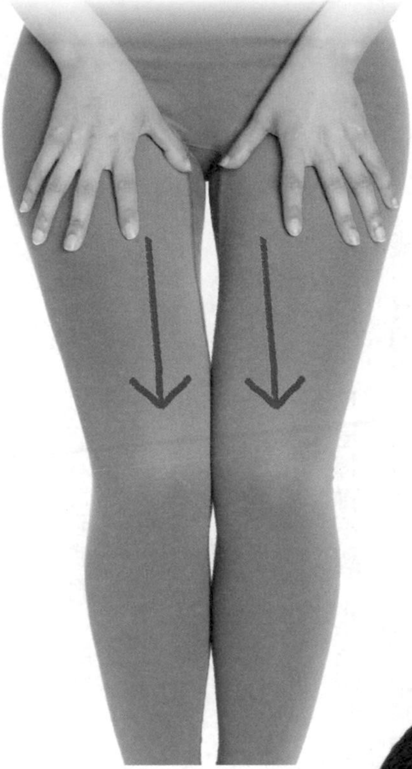

↓ 指尖往下推到膝蓋，這時大拇指所處的位置，正好就是箕門穴。

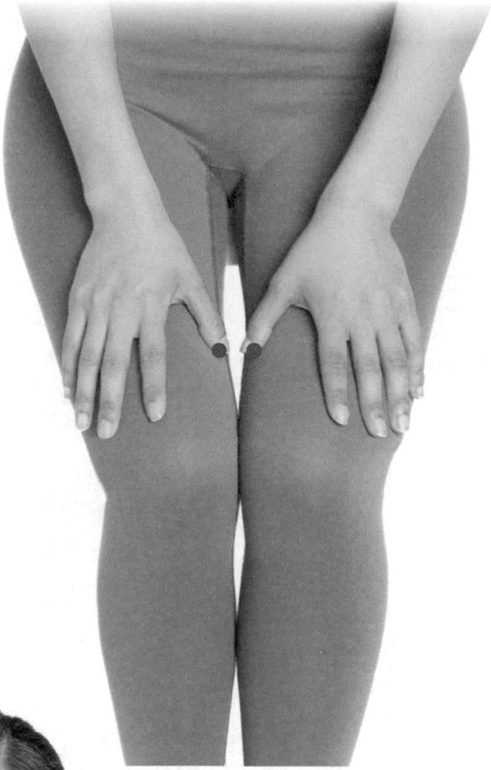

揉章門穴，不僅能疏肝，還能健脾。↓

所處的位置，正好就是箕門穴。

說了這麼多，這個穴位到底有什麼作用？怎麼用一個神的名字來命名呢？風在五行裡屬肝木，隱含著肝的能量，但它為什麼在脾經上？這就是說，脾在這個地方要借助肝的能量運行。「肝為將軍之官，脾為倉廩之官」，脾作為「運糧官」，有時能量不足，就需要向肝借。

從哪借？從箕門穴借。一摁一揉箕門穴，肝的能量就移到脾上，就把脾裡的溼濁給消滅了。一定要記住，**凡是脾胃不調，吃完飯肚子經常脹，尤其吃點肉就消化不良的人，吃完飯趕緊揉幾下箕門穴**，沒多久肚子就會開始咕嚕了，然後肚子裡的東西就能很順暢的消化。因為，箕門穴是一個專門清理臟腑裡髒東西的大穴。

章門穴，不僅疏肝，還能健脾

有一個跟箕門穴對應的，也是起調和作用的穴位，在兩肋邊緣，叫章門穴（見上頁下圖）。它雖然是肝經上的穴位，卻也是脾經的募穴（「募」是能量聚集的意思）。

前面說過，脾需要能量時會向肝要，正好章門穴是肝、脾能量轉化的地方（有些中藥，比如逍遙丸，就是把肝多餘的能量轉到脾上，這叫「損有餘而補不足」）。

身體的能量在身體之間可以自行調和，然後達到一個平衡狀態。因此，你以後要多揉章門穴，不僅能疏肝，還能健脾。

10 腳上的穴位最接地氣

說到經絡養生，什麼東西最接地氣呢？腳上的穴位最接地氣，比如腳上有一個大穴叫崑崙穴（見下頁圖），一聽就有點高山巍峨的感覺。

頭病治腳

崑崙穴包含著一個道理——**頭病治腳**。崑崙穴治頭上什麼病？頭腦發熱、頭重腳輕、頭暈目眩……反正只要是頭上有火的病，它都能調理。

晚上你如果頭腦發熱，想得過多，氣血都湧到頭上了，肯定睡不好，所以要把這個氣降下來。崑崙穴，就是可以把氣降下來的這麼一個大穴。

莊子說過一句話，「真人之息以踵，眾人之息以喉」。什麼意思？真人就是懂得養生之道的人，他深吸一口氣能吸到崑崙穴那裡。而一般人吸氣都特別淺，就到喉嚨這一塊。當然這種說法有點誇張。

為什麼要講究氣沉丹田，腹式呼吸？就是為了能把氣多吸收點。聖人說，真人能把氣吸到腳後跟[14]，很多人覺得不可思議，說腳後跟那也沒什麼呼吸器官，怎麼吸的？實際上，聖人說的是把氣吸得很深，氣引著血液就能夠衝到腳那。如果我們的氣血總是從頭到腳灌溉全身，人就長壽。

但很多人歲數一大，會發現這氣吸不到下面去，甚至有的人連吸到肚子也沒辦法，總覺得氣不夠使，上氣不接下氣（上氣就是肺氣，肺吸進來的氣；下氣就是腎氣）。**肺主吸氣，腎主納氣**。納是什麼意思？就是收納藏起來，把好東西收藏起來，變成營養物質儲藏起來。崑崙穴就是專門管收納的。

想得多，睡不好，用崑崙穴、尺澤穴來解決

崑崙穴怎樣才能發揮比較好的作用呢？比如你拿大拇指摁腳後跟窩這塊，鬆鬆垮垮的沒什麼感覺，這時候找一個小的真空罐去拔，如果一拔就掉，可以在拔罐的地方抹點潤滑油，每天拔一拔，氣就能引下來。如果拔了五天，還是一拔罐就掉，證明氣離崑崙穴還是比較

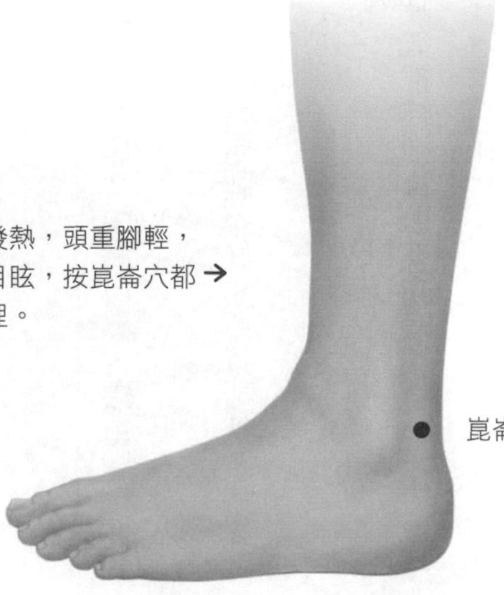

頭腦發熱，頭重腳輕，頭暈目眩，按崑崙穴都能調理。→

遠，得一點一點往下降，得先沉到肚子裡來，然後引到膝蓋上，最後才能引到腳上。

崑崙穴雖然是一個好穴位，但最關鍵的是你能不能把氣引下來。如果氣能夠引下來，這個穴位就能產生非常強大的作用。因此，我們更應該關心的是穴位背後的能量，只有把能量激發出來，引到下面來，穴位才能真正起作用。

有人說，崑崙穴好，但有時候用不上，不好用。別人用的時候都挺好，一揉崑崙穴，血壓很快降下來，我用了半天也不敏感，沒什麼感覺。

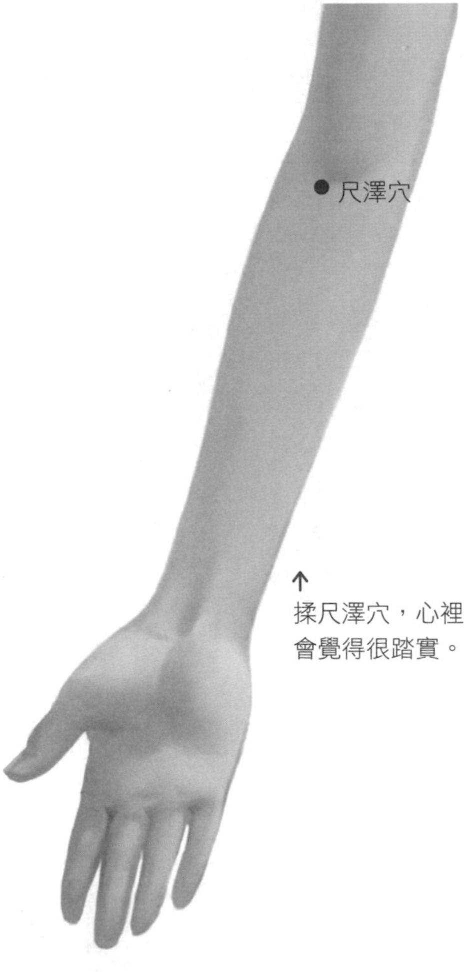

↑揉尺澤穴，心裡會覺得很踏實。

14　《莊子．大宗師》：聖人呼吸以踵。

這就證明你身體的氣血沒有引下來，需要其他穴位來幫一下。氣血為什麼沒按你希望的引下來？因為很多時候半路上被截住了，需要有一些額外的推動力量。

實際上，在手肘有一個穴位，跟崑崙穴互相協助，這個穴位平時我們只要多揉揉，就可以讓氣降下來。這是一個非常寶貝的穴，能讓我們的心情隨時保持平和。比如心裡有點憤憤不平、頭腦發熱、著急，只要揉它，心裡馬上就覺得平和許多。

什麼穴呢？尺澤穴（見上頁圖）。尺澤穴怎麼找呢？當我們量血壓，胳膊伸開屈肘時，肘窩大拇哥這側就是尺澤穴。

為什麼我說量血壓時找這個穴位呢？因為**尺澤穴本身就是降血壓的**，而且效果還很明顯。血壓高，就是上實下虛，虛火上頭了，我們要把火降下去，尺澤穴正好就**是一個降火的穴位**。

你每天走路時，或站著等人、或者在地鐵上，隨時都可以揉揉尺澤穴，揉這個穴位，心裡會覺得很踏實。回家時，再揉一揉崑崙穴，你會發現崑崙穴是一天比一天揉得敏感，一天比一天揉得有勁。揉了幾天以後你會發現，走路時腳比原來有力……。

什麼原因呢？氣血被引到腳上去了。只有源源不斷的把氣血引到腳上去，腳才不會衰老，人才有根，人有根就能活得長壽。

11 水分穴、璇璣穴，排毒、順氣兩不誤

這節給大家講一講水分穴和璇璣穴。這兩個穴都是任脈上的兩個大穴。

身體新陳代謝的「中轉站」——水分穴

水分穴在肚臍眼上面一寸。水分是什麼意思？水就是水穀、精微[15]，就是人體的養料[16]，合叫水穀精微[17]。水分，就是養料在這裡分清泌濁[18]，也就是說，營養物質在這裡分道揚鑣了。

怎麼解釋分道揚鑣呢？就是好的東西、營養物質、精華部分歸小腸，剩下的糟粕部分，

15 水穀，泛指飲食。精微，是指食物精純微小的部分，也可指精氣。
16 能供給有機體營養的物質。
17 構成人體，維持機體健康和勞動力所需的營養物。
18 即泌別清濁。指小腸在承受胃中飲食以後，進行消化和分清別濁的過程。

一個走膀胱，一個走大腸，也就是水歸膀胱，食歸大腸，濁氣下降，清氣上升，就是這麼一個過程。

水分就是一個中轉站，一個分清泌濁的中轉站。

為什麼要強調這個穴位？因為前面我們說了，肚臍下六個穴都是大補的，補我們先天之本——腎。可是補之前一定要記住一個原則：**不通不補，先通後補**。什麼意思？就是你要想把乾淨的東西引進來，得先把髒的東西清出去。比如你想往池塘裡引入清水，得先把淤泥清一清，不然清水引進池塘後，仍然是汙水。

再舉個例子，別人送你明前龍井，好茶葉，你說幫我倒杯子裡吧，可是杯子裡還有半碗剩茶沒倒掉，新茶倒進去，兩個混在一起，這新茶就

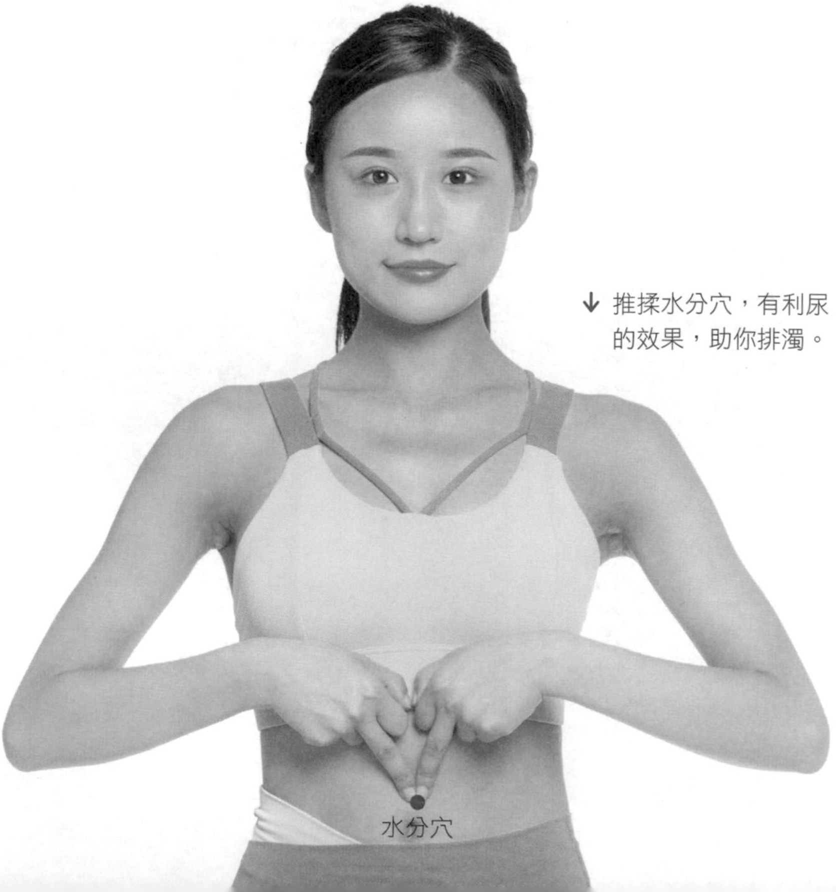

↓ 推揉水分穴，有利尿的效果，助你排濁。

不新了，也就不是什麼明前的了。這是一個原則——補之前需要清。

為什麼《黃帝內經》總強調疏滌五臟？就是疏導五臟，滌是洗滌的意思，就是得先把五臟的髒東西洗出去，好東西才能真正的引進來。這叫濁血不去，新血不生。比方說身體傷口為什麼總不癒合？因為新鮮血液沒有過來，好肉不能生長。你得先清創，髒的東西得先去除掉，然後好血才能引過來。

怎麼揉這個穴位呢？你就將兩個中指合併在一起，就像那鋼筆尖一樣，變成一個點，一起往下推揉這個水分穴——肚臍眼上面一寸的地方，往下一推一點的揉，也叫戳按（見右頁圖）。為什麼叫戳按呢？就是一點一鬆，再一點，有點震動、衝擊的意思。衝擊這個穴位後，通常很多人一會兒就想去小便，有一個利尿的效果，也就是幫助你排濁了。

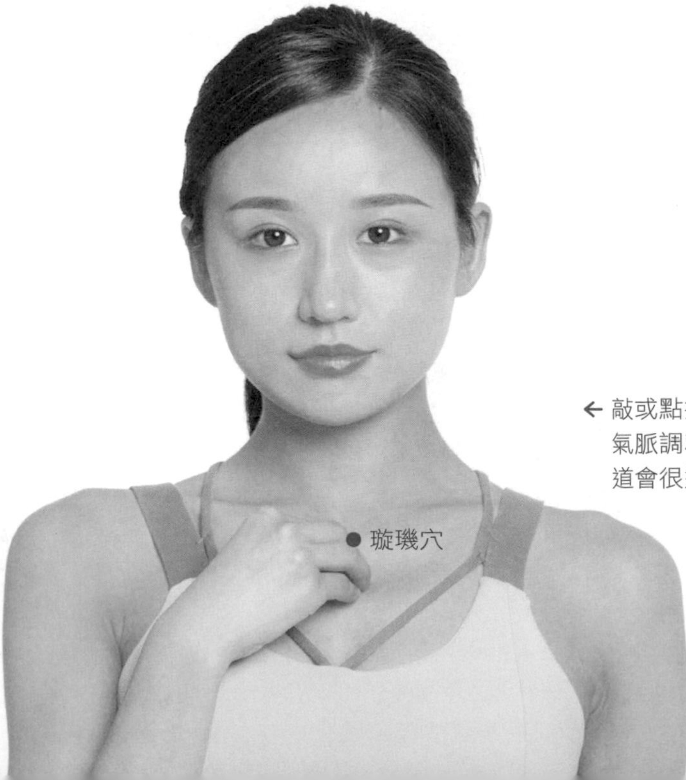

← 敲或點揉璇璣穴，讓氣脈調和，食道、氣道會很通暢。

璇璣穴——調和氣道、食道

在身體的任脈上，有一個寶藏穴位叫璇璣穴。璇璣本是天上的兩顆星星，一個叫璇，一個叫璣。

璇璣穴本身沒有什麼解釋，但是我在實踐過程中，體會到它有一種天助之力。我認為，這個穴位是幫助我們調和氣道、食道的。氣道在中醫裡叫天道，食道叫地道，璇璣穴就是調和人體天道、地道的。

人體天地兩道不調和會有什麼問題？最明顯的就是你吃飯經常會噎到、嗆到，這是最明顯的一個不調和狀態。因此我們經常揉一揉，點按一下璇璣穴，就能讓氣道通、食道順，就天地相合了。

璇璣穴在哪裡呢？在喉嚨下面一寸的地方。這個位置正好是女士戴項鍊、吊墜的位置，也是男性扣襯衫第二個扣子的位置（見上頁圖）。

為什麼給穴位取這麼一個名字？這個名字不是隨便取的，就像中醫最崇尚的藥王爺孫思邈說的那樣，「名不徒設」，名不是亂取的，皆有深意，你要從表面的意思找到它裡面深刻的含義。

為什麼叫璇璣？裡面有另一層深意，《康熙字典》裡解釋，璇璣是天上的兩顆星星。璇是北斗七星的第二顆，第三顆星星叫璣。

天上的兩顆星星跟任脈上的這個穴位有什麼關係？是因為璇璣穴在咽喉下面占據了重要

的位置。咽喉是兩個要道，一個是咽，一個是喉。咽是胃的通道，食道的出口；喉是肺的通道，是肺氣的出口。璇璣穴管控這兩個要道，就相當於有兩顆星星在這裡把守，而且這兩顆星星在天上都叫魁星。魁，就是很有能量的星星。而且璇璣本身有調和、周旋的意思，在咽喉這裡周旋什麼？讓你氣順，讓你的食道通暢。

大家通常會有這種經驗，比如吃飯時又說又笑，嗆到了，或者吃飯急，沒喘氣，結果噎住了。這是什麼原因？氣道和食道不調和。

什麼叫調和？吃飯時是食道張開，氣道閉上；呼吸時是氣道張開，食道閉上。這兩個不能同時張開，同時閉上，同時張開就嗆到了，同時閉上就噎住了，因此這裡需要調和。

另外，咽喉這個地方經常會有一些症狀，比如嗓子啞了或疼痛了，有時候你也分不清到底是食道還是氣道出問題，沒關係，我們就揉璇璣穴。怎麼揉？怎麼揉都行。跟你分享一個比較簡單的方法，就是你把五個手指頭握在一起，相當於一個鷹嘴狀，然後你就敲或者點揉璇璣穴。一敲，很痛，就證明這裡有不調和的地方，經常揉一揉、敲一敲，讓這個氣脈調和，食道、氣道會很通暢。

講到任脈上的璇璣穴，想說明什麼呢？就想說明身體上隨處都有寶貝存在，而且是百藥俱全、與生俱足的。你知道這個就有信心了。別管什麼問題，相信自己身體都有像璇璣這樣的守護神，這樣的寶貝，這樣的「玉石」來給我們提供解決之道。知道了這個心裡就知足了，也就真正理解老子在《道德經》中說的那句話——「知足之足，常足矣」。

12 舌強不語找廉泉穴，口角流涎找承漿穴

什麼是我們身上的寶貝呢？通常我們覺得對身體有補益的東西就是我們的寶貝。因此日常生活中，我們總願意進補，哪個名貴、稀缺，就認為是好東西。

實際上補的東西有一大問題，就是越補的、營養價值越高的東西，也就越難吸收。補不是一下就補進去了，而是你得先用自己的氣血把它消化掉，然後才能進補，才能變成你自己的。如果你的消化能力弱，不能消化，就叫虛不受補。因此你一勁往裡補，補的東西反而變成毒素，在身體裡消化不了，堆積起來了。

什麼叫「瓊漿玉液」？

有沒有一種不經過消化，能直接吸收的養料？如果有，我們就直接補這個原汁原味的東西，不用吸收就能變成自己的氣血。

世上有這樣的東西嗎？實際上，凡是原汁原味的東西，都是身體裡固有的，你把身體裡固有的東西給自身，就最容易消化，最容易吸收。那什麼是身體裡原汁原味的東西？什麼是身體

自然產生的養料？身體都產生什麼養料？比如我們要喝瓊漿玉液[19]，身體有沒有瓊漿玉液？其實，身體的瓊漿玉液，古人早就幫我們找出來了。

瓊漿叫唾，是由腎精產生的養料；玉液叫涎，由脾產生。它們能促進消化吸收，合起來就叫瓊漿玉液。

這兩種養料你只要能隨時產生，然後隨時供應身體，就叫自給自足。什麼叫求人不如求己？就是孔子說的「躬自厚而薄責於人，則遠怨矣」。「躬自厚」，什麼事自己能做就自己做；「薄責於人」，不求別人幫自己做這件事；「則遠怨矣」，只有這樣做，別人才不會埋怨你，你也不會抱怨別人做得不好，大家都調和，心情都愉悅，這樣才能真正健康。

但這個前提是什麼？我們能夠自給自足。要想

19 比喻香醇的美酒。

當你揉承漿穴、廉泉穴這兩個穴位時，心裡會不知不覺產生非常安定的感覺。➔

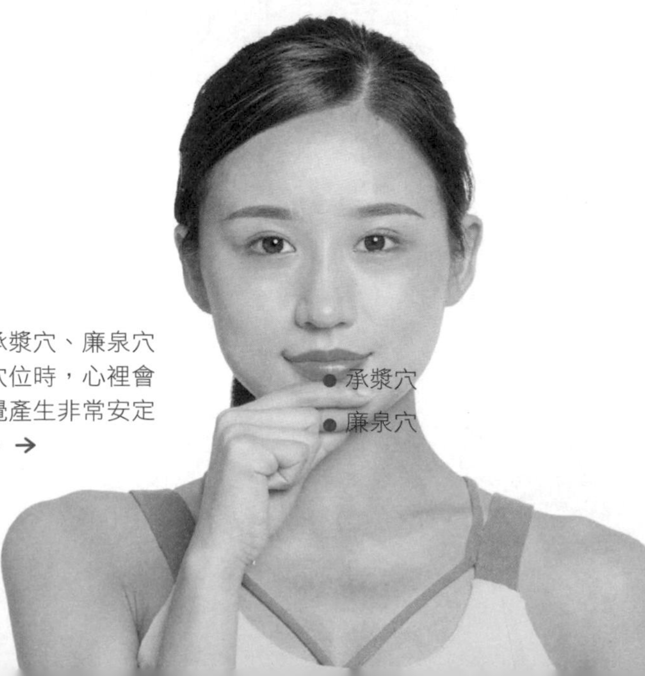

自給自足，就得找到身體裡固有的寶貝，也就是能夠讓我們隨時自助的東西，自助而後天助，我們就有福氣了。

什麼是自助的東西？瓊漿和玉液，一個是唾，一個是涎。

身體如何自產「瓊漿玉液」？

我們的身體怎麼產生瓊漿和玉液？這時就需要找到兩個能啟動「瓊漿玉液」的神穴。第一個在脖子下巴頦[20]，還有一個在嘴唇下面，它們在一條線上（見上頁圖）。

什麼時候會不知不覺的啟動這兩個穴位？當你思考問題、沉思時、看書看得津津有味、廢寢忘食時，我們經常會有一個下意識的動作，就是用食指和拇指去揪下巴頦，好像在思考，實際上就是在揪。如果是年長者，就會邊看書邊揪這裡的鬍鬚。

實際上，食指的位置就叫承漿穴，拇指這個位置就叫廉泉穴。廉泉是生脾之液——涎的，承漿是生腎之液——唾的。一個下意識的動作——用大拇指捏脖子下坡下邊，用食指捏嘴唇下面，同時一捏，瓊漿玉液就都產生了。

瓊漿玉液產生以後，你就用舌尖抵住上膛[21]，然後把瓊漿玉液一點一點的嚥下去，就當一種名貴的天然養料喝下去。如果每天能喝這些瓊漿玉液，那你的身體就會越來越好。

據現代科學研究，這些瓊漿玉液裡含有提高免疫力的法寶。你每天按摩這兩個穴位，然後把產生的瓊漿玉液嚥下去，就達到了補養的作用。

為什麼叫廉泉？廉是清廉的廉，把不清的東西變清叫廉，廉泉就是清泉的意思。另外，脾之液叫涎，但它不是什麼時候都是養料。只有當你按揉廉泉穴這個穴位產生涎時，它才是一種營養。當你睡覺時不自覺流下的口水就不是養料，而是溼濁，成分不一樣。

透過揉廉泉穴，不但能產生有營養的清澈之泉，還能把原來汙濁的東西化解，這樣你睡覺時就不再流口水了。

為什麼叫承漿？漿是唾液，唾是腎之液。為什麼叫承？站在底下，接到上面的東西，才叫承。腎之液的這種能量是從哪來的？它不是從任脈底下來的，而是從後背督脈經過頭上來的，它是往下灌注的，它是督脈的能量。督脈的能量是天之能量，陽氣的能量。

廉泉的能量是從任脈上來的能量，這兩個能量一合，人就氣定神安。為什麼？陰陽相合，人就定住了。

當你揉承漿、廉泉這兩個穴位時，心裡會不知不覺產生非常安定的感覺。現代醫學也研究了，用針刺和按摩廉泉穴、承漿穴，會使人產生很強的鎮定效果。甚至對很多疼痛的人，揉這兩個穴都有鎮痛的效果。為什麼？一方面是陰陽相合了，陰陽相合，心就定；另一方面，給人體補助了營養物質，能量就增加了。

20 臉的最下部，在嘴和兩腮的下面。

21 口腔內的上顎部分。

因此，人的能量是可以自給自足的。為什麼《易經》要寫這麼一句話——「天行健，君子以自強不息」？因為人是可以自強不息的，自強不息的能量，就來自我們自身。求人不如求己，我們每個人都可以靠自身的能量，打造一片天地。

第三章

五臟應四時，各有收應

01 順應時節做養生

什麼是生？春天是生。對人來講，就像小孩，能量是往上長的，但對中老年朋友來說，身體的能量不是往上長，而是往裡收的。如果弄反了，就是在損耗身體。

春生、夏長、秋收、冬藏

一年分為四季，其實，人的生命也分為四季，年輕的時候是春季。春季時，你不要採用「引血下行三部曲」（推腹、跪膝、金雞獨立，見第一三四頁）來保健身體；歲數大了才用這個方法，才養生。

養生是什麼？春生、夏長、秋收、冬藏。「引血下行三部曲」是為秋收、冬藏用的。為什麼說小孩不灸足三里穴呢？因為足三里穴是往下降氣的，小孩正在生長，你給他灸足三里穴就長不高了。

圓滿的人生是什麼樣的？該生時生、該長時長、該收時收、該藏時藏。

四季對應著人的年輕到衰老。年輕時，我們就用年輕的生長之法；衰老時，就用衰老的生長之法——收斂、收藏。大自然告訴你秋冬是讓你收的，可是你不聽，秋冬時還在使勁鍛鍊，往外散，不往裡收，那必然衰老得很快。

年輕要學「生長之法」；中年後離不開「收藏之道」

什麼是年輕人的生長之法？年輕人長枝葉，就是練四肢，得跑步，做一些比較強烈的運動。什麼是中老年人的生長之法？中老年人應該長樹根，就得練五臟，練骨髓，要「弱其志，強其骨」（其實，《道德經》裡的「弱其志，強其骨」不是給年輕人說的，而是講給歲數大的人聽的）。

所謂自求多福、養生，其實就是順應天地人，依歲而養。比如春天了，春天是肝氣旺，要生發[1]的季節，但春天還有肅降[2]的一面。又比如夏天，夏天有驕陽似火時，還有陰雨連綿時，因此人在夏天，既要適應夏天的驕陽似火，還得適應夏天的陰雨連綿。

另外，雖然夏天是「長」的季節，但我們也不能一味的「長」，也得「收」和「養」，得根據你自己身體處在什麼狀態而定，假如你都六十多歲了，你還「長」——往上升陽，行

1 孳生、興起。
2 向下收斂。

嗎？得往裡守陰了。

在大自然，小樹往上長，老樹往下長，即使是春天，小樹往上躥，老樹也是長樹根。我們仔細觀察，真正特別大的老樹，不是一下子就長得看不到頂，而是長到一定高度後往寬的長，這是老樹的養生之道。而小樹得先長高了，到一定程度再長樹根。

對中老年人來說，即使在春天，也不能往外面生發，也得養樹根——五臟，而不是養樹葉跟枝杈——四肢。

總之，我們要記住，**中老年朋友**，請不要按照「春生、夏長、秋收、冬藏」的規律來養生，一**定要以「收」**、**「藏」為主**。

其實，「長」不是只往上長，也可以往下長；「發」不是只往外發，也可以往內發，往外發就是往筋、骨上發，往內發就是往五臟上發。這樣，我們才可以達到長養久安的目的。

02 衰老是慢性疾病發病的元凶

前面說過經絡養生的三大好處——「決死生、處百病、調虛實」，其實，大家最關心的是防衰老這個話題。而經絡養生的一個總方向，就是防衰老，減緩衰老，這是我們最終想要達到的目的。

為什麼這麼說？因為衰老是大部分慢性病的一個根源，也就是說，**很多慢性病都是因衰老產生的**。有了這個認知，知道了疾病的源頭，那我們就可以逆向思維——如果能夠防止衰老，那些因衰老而導致的很多慢性病也就不治而癒了。

人老是腳和頭先老

要防衰老，我們得知道衰老從哪兒衰，從哪兒老。通常，大家都說人總是先老腳、先老腿，這是一方面。還有人說人老了，腦子不好使了，一件事剛說完，轉頭就忘了。人總是又老腳又老腦。

要防止衰老，我們是先調腳還是先調腦？這其實因人而異。因為有的人是頭重腳輕，為什麼腳輕呢？腳上氣血不足。為什麼頭重呢？濁氣在衝撞頭，氣血不往下走，反而都衝到頭上來了。

如果你平時頭重腳輕，就得先讓腳的氣血充盈，得先養腳。還有的人走路或一站起來腳發沉、頭暈，覺得腦袋空空的，這樣的人得把血液引到頭上去，首先要防止腦部的衰老。

知道了防衰老要從腳和頭兩個點開始，那麼，接著我們就要把氣血引到腳上、腿上、頭上去。

常做「小孩蹲」，腳、腿氣血足

有一個防衰老的好方法，非常簡便，就是蹲著。如果能蹲著走更好（見左頁圖）。什麼叫蹲著走，誰愛蹲著走？你看三、四歲的小孩，就愛蹲著，蹲著看螞蟻打架、看螞蟻搬家，蹲著玩沙子……小孩都愛做，一蹲蹲半天，什麼事都沒有。

我們要想防止衰老，就要在行動上、舉止上有類似小孩的狀態。

為什麼說人老了叫老態龍鍾呢？因為所有的動作都跟小孩不一樣了。如果小孩愛做的動作你也能做，那你就可以在肢體上防止衰老了，這是一種本能。

現在我們就來學學小孩蹲，想像一個場景：下雪了，我們正蹲在雪地裡拿一根樹枝在地上寫字，寫完後想把這字給擦掉，那就得腳不離地往前錯著走，把剛寫的字給擦掉，然後再寫新的字，再擦。這就叫蹲著走。

蹲著和蹲著走，方法很簡單，但為什麼這樣做能防衰老呢？因為你會發現，只要這麼一蹲，氣血就很容易流到腿上，流到腳上去了。

蹲不下？那就散步，用肚子走

有人說小孩蹲著走這個動作我做不了，膝蓋不行，蹲不下去，但還是想把這氣血往腳上去引一引，還有其他的方法嗎？有。就是**散步**。

又有人說，散步誰不會，不就是慢慢走嗎？對，慢慢走是第一個要點。第二個要點叫**全腳掌著地**，體會腳掌和地面接觸的感覺。很多人平時散步時是用腿和腰使力，我們現在換一個方式，走路時腿和腰不要太用力，改成肚子用力，或者說是用五臟六腑出力。說一句通俗點的話，就是用肚子走。

蹲著走，可以在肢體上，防止衰老。→

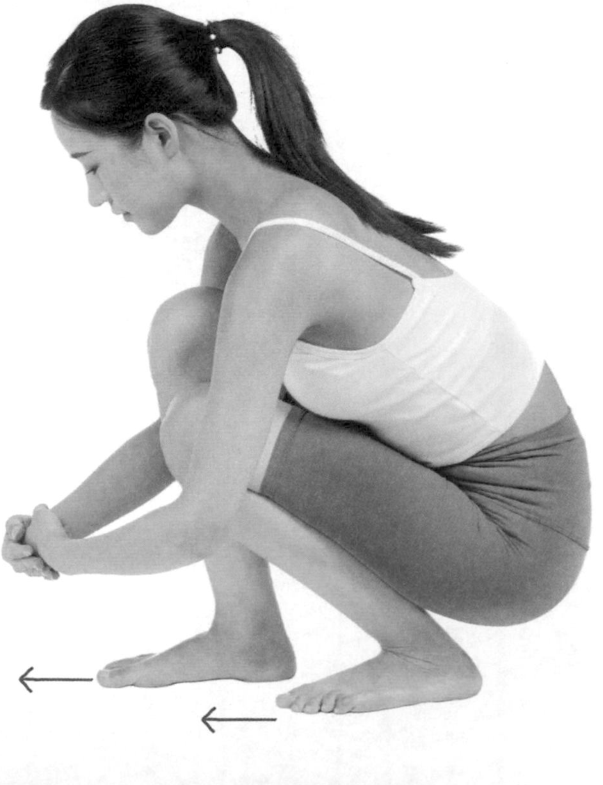

雖然是腳在接觸地面，但腳只是著力點而不是發力[3]點，真正發力點在哪呢？在肚子裡面，你走路時用肚子出力，然後腳不用力，腳是放鬆狀態。你找找這種感覺。

我們不管是鍛鍊也好，養生也好，養的是哪兒？練的是哪兒？主要是五臟。透過這麼一走就震動到了五臟。

墜足法，更是防止腳衰老的好方法

所有墜落的東西都是自由落體，因此當你的腳抬起時，不是腳使勁往下墜，而是想像腳自然的墜落到地上。

怎麼做？你找一個小臺階，不是馬路牙子[4]，約略十多公分高，你往上一站先邁左腳，踢躂一下就墜到地上了。然後再換右腳，踢躂又下來了，這就是墜足法（見左頁圖）。

你可以找一個矮點的臺階練幾次，然後散步時腳不用抬很高，就用墜足的方法來散步，很容易就把氣血引到腳上了。只要氣血引到腳上，腳上的氣血足了，腳就不會衰老了。

讓你美麗的最快方法——好好「磕頭」

有人說墜足法這個動作我做不了，我一走路，走多、走快點，頭就暈，或者一蹲下後再站起來，頭也暈，腦供血不足了，怎麼辦？還有一個方法，更簡單、更舒適，而且不管是把氣血往腳上引還是往頭上引，都兼顧了。

這個方法就叫「叩首法」，說白了就是磕頭。怎麼磕？跪著，趴在床上很柔軟的地方，或者地板上墊個厚墊子也行，然後把兩個手背重疊在一起，用頭在手背上輕輕一撞（見下頁圖），頭下落時，也是一種半自然落體的狀態。有人問，幹麼不全自由落體？全自由落體太快了。半自由落體會讓你放鬆，不須用力磕，就輕輕的撞一撞手背，達到目的就行了。

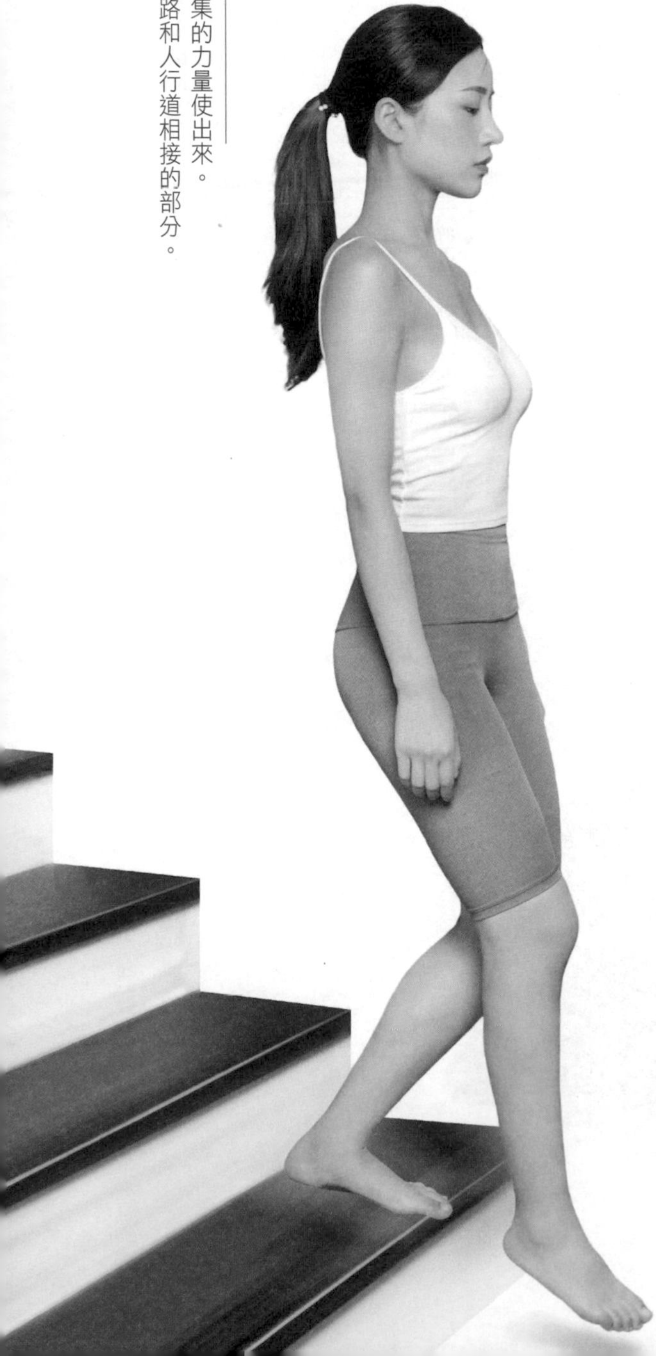

← 墜足法，只要將氣血引到腳上，腳上的氣血足了，腳就不會衰老了。

3 將聚集的力量使出來。

4 指馬路和人行道相接的部分。

抬起頭時怎麼抬呢？頭別往後仰，往後仰就費力了，用後腰使勁。這一使勁頭很輕鬆就抬起來了，之後很自然的就垂下了（見左頁圖）。

叩首法還有什麼好處？這是讓你美麗的最快方法。過去有一個網友回饋，說自己臉上有過好多斑，她練過瑜伽，也抹過各種乳霜、保養品、化妝品，效果都不明顯。但她叩首兩個月後，臉上的斑基本上看不清楚了，還有美白的效果。

這是什麼原理呢？因為練叩首，氣血會順著脊椎源源不斷的把身體儲備的一些能量給灌注到頭上去。叩首一段時間以後你會發現，眼睛亮了，視力也提高了，原來容易掉頭髮現在不掉了。而且原本臉上氣色不好，有斑，透過一段時間的叩首，斑祛掉了，氣色也好了。

另外，叩首本身是一個非常好的靜心方

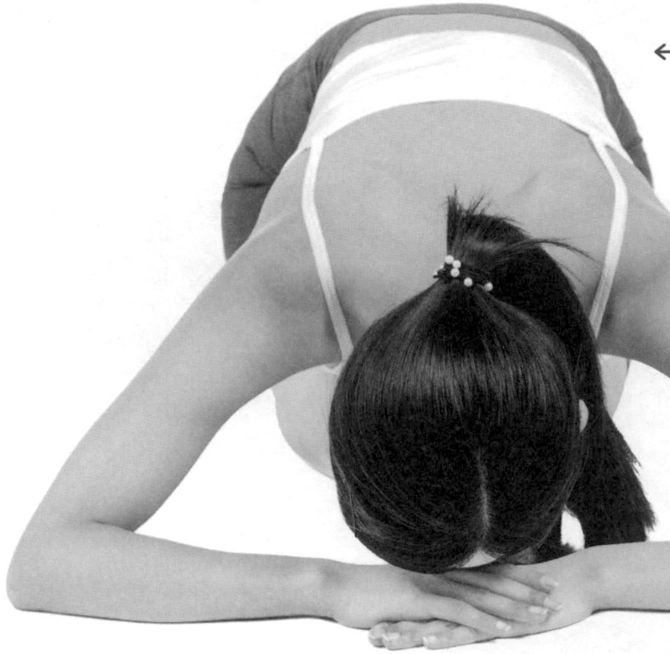

← 叩首法——跪著，趴在床上，然後把兩個手背重疊在一起，用頭在手背上輕輕一撞。

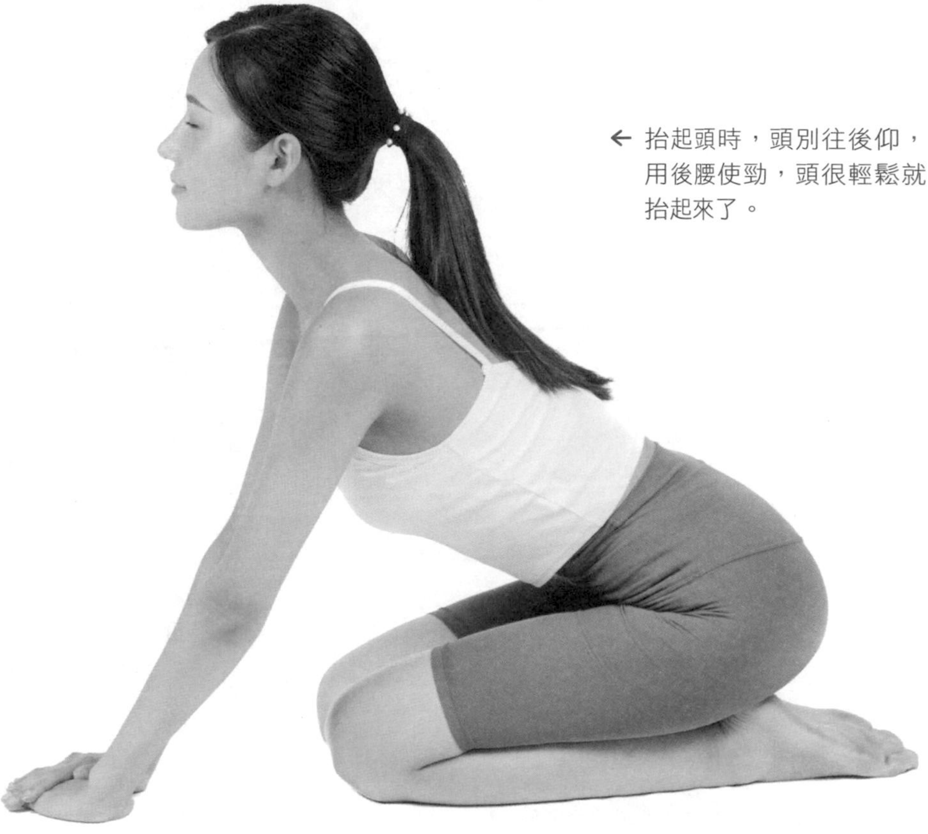

← 抬起頭時，頭別往後仰，用後腰使勁，頭很輕鬆就抬起來了。

不用使勁磕，就輕輕的撞一撞手背。↓

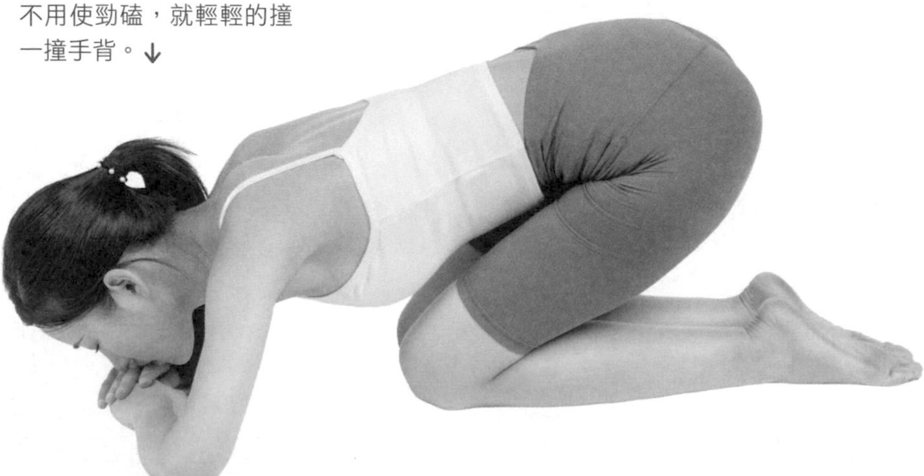

法。一叩首，心自然而然的就靜下來了，你想不靜心都不能。叩首後，心裡還會油然生出來一種感動。有的人磕著磕著會不由自主的流淚，把心中的一些憂鬱給消散掉了。

總結來說，叩首法主要不是為了治療某方面的病，而是讓你能預防衰老。你記住了，叩首法的功效，一個是引血下行，讓腿腳血液充沛；還有一個是引血上行，讓頭腦血液充沛。一個是養腳上的血，一個是養腦裡的腦髓。腦為髓之海，腦髓充盈，人到老了以後仍然會耳聰目明，神志清楚。

03 多餘的鍛鍊會變老

生命的趨勢就是朝奔老的方向走。我們要怎麼保持年輕體態呢？得往回走，也就是老子說的「反者道之動，弱者道之用」，反就是反回來。什麼叫弱？就是「柔」，嬰兒最柔和，因此練習使自己柔和的一些方法，你就能防止朝衰老的方向走。

什麼是健康？健就是身體結實，康就是心理平和。身體結實和心理平和兼有了，就叫健康。那什麼叫健美？就是形體方面比別人顯得更有力一些，表面上看更美一些。但是，按照老子防止衰老的這種思路，健康可能是我們首要的東西，其他的你可以根據自己的心情適當鍛鍊就行了，因為**多餘的鍛鍊反而會加速衰老**。

防止衰老，從腳開始

五臟六腑怎麼才能健康？

首先你要做的，就是把氣血引到腳上去。腳是人的第一個樹根。當然還有一個隱形的樹根在大腦上，那是之後要說的。如果腳上的血液少了，靜脈曲張的徵狀就出現了、頭重腳輕也來了、高血壓也來了，這都是腳上血液少了的原因。

故防止衰老的第一要點，就是先讓我們的腳保持年輕，就可以防止衰老。怎麼做？**第一步是推腹**，把肚子裡的髒東西排除掉，新鮮的血液才能過來。**第二步要把新鮮的血液引到膝蓋上去**，可以採用「跪膝法」、「壁虎爬行法」。**第三步要把新鮮的血液引到腳上去**，可以做「金雞獨立」。

實際上，要防衰老，尋求的關鍵不是具體的方法，而是一種思考的方向。方向對了，你的舉止都是按照這個方向做，才能防止衰老。方向如果不對，走的就是下坡路，下坡路即使走得再慢，還是往下走，你要防止衰老，就要扭轉，要從下坡往上走。即使慣性是往下走的，起碼你能夠往下溜一步後還能往上走兩步，這樣才能延緩衰老。

面對衰老時，我們一定要知道延緩衰老的方向在哪。「反者道之動」，要向相反的方向走，也就是要培植我們的樹根，而不是壯大我們的樹枝和樹葉。

● 推腹是為了排毒——推走肚子裡的濁氣、濁水、濁便

推腹法實際上非常簡單，在推腹前，我們先把手想像成兩個小鏟子，推腹就是連推再挖、由輕到重的動作。五指併攏，從心窩到肚臍眼這條線，先推到肚臍眼以下；然後從上到下推左邊——順著肋骨邊緣往下推，推到大腿根這個位置，推完左邊再推右邊。推的時候，一定要記住不是在皮上推，而是要推到肚子裡。

有的時候你推，會感覺手下是一個氣團，一推，這個氣團在動，把它推散了，你可能就

會打嗝、放屁。有的一推咕嚕直響，好像是一個水槽，這就是肚子裡的溼濁，也要把它推散，推散後，肚子會咕嚕咕嚕響，然後尿就增多了，肚子裡的溼濁就隨著尿排泄出去了。

還有一推推不動，好像是一個硬結，如果硬結在左小腹下，你可能有便祕等情況，好好推一推，能促進大便通暢。還有一種情況，有硬結表示此處氣滯血瘀，好好推一推，硬結就慢慢化解掉了，就會覺得肚子寬鬆了，原來肚脹、吃不下飯的感覺都沒有了，而且肚子一寬，心也就寬，睡覺也踏實，心情也愉快。

推腹法不難做，只要我們每天推個五分鐘，就足夠了。有人連五分鐘都推不了，那可以推個三十下、五十下。另外，推的時候最好把指甲剪

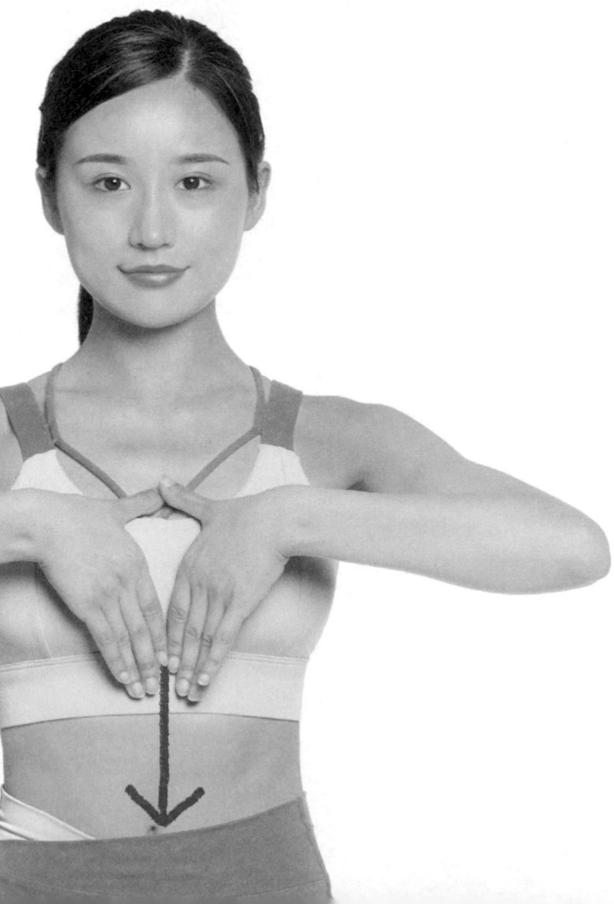

像這樣好好推腹，就能感覺肚子寬鬆了，原來肚脹，吃不下飯的感覺都沒有了，而且肚子一寬，心也就寬，睡覺也踏實，心情也愉快。↘

平，這樣才不至於損傷肚皮。有人說自己推腹沒勁，那你可以把手掌心搓熱，然後繞著圈揉肚子，同樣會有很好的效果。

其實推腹是一個概念，握拳推、用掌推或者借助一些小工具來推，都沒問題，怎麼推都可以。關鍵是要想著推腹是為了什麼目的。

● 跪膝是為養護膝蓋、減肥、減少脫髮、改善視力……

跪膝主要是把氣血引到膝蓋上去，對膝蓋進行養護，同時加強身體的氣血循環，把身體裡的一些廢物帶走。

跪膝的好處有很多，有的人跪膝後視力得到了改善；有的人原本掉髮，跪膝後頭髮重新長出來了；還有一些人透過跪膝把肚子上的贅肉減下去了（要想減肥減得快，跪膝時就不能光

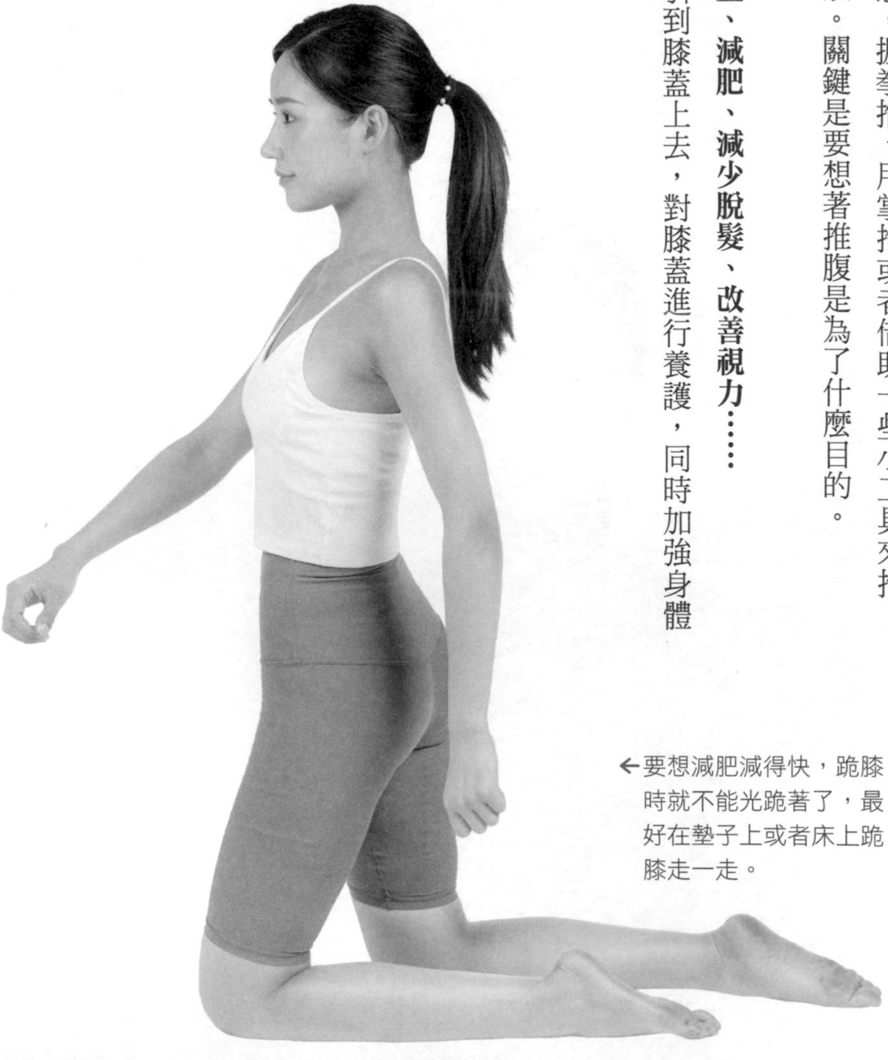

←要想減肥減得快，跪膝時就不能光跪著了，最好在墊子上或者床上跪膝走一走。

跪著，最好在墊子上或者床上跪膝走一走，這樣減肥的速度比較快，你不妨試一試）。當然，最普遍的回饋就是跪膝後把血壓降下來了。

要怎麼跪呢？最簡單的方法就是跪著，也就是靜跪。古代叫席地而坐。有兩種跪的方法，一種是直跪——直挺挺的跪著，然後把眼睛閉起來，跪的地方最好鋪個軟墊子，或在床上、沙發上跪；還有一種是坐下跪——用臀部坐到後腳跟上。

兩種跪膝法，你喜歡哪個，覺得哪個舒服就用

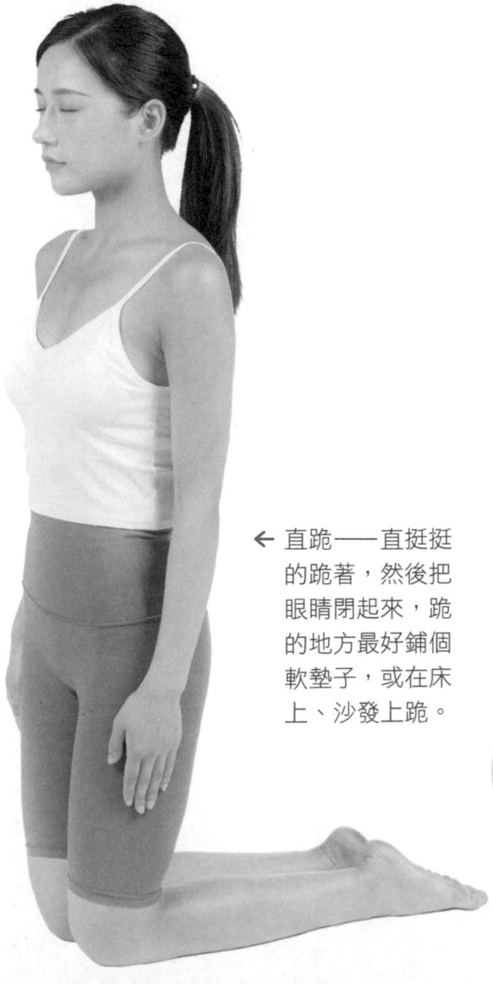

← 直跪——直挺挺的跪著，然後把眼睛閉起來，跪的地方最好鋪個軟墊子，或在床上、沙發上跪。

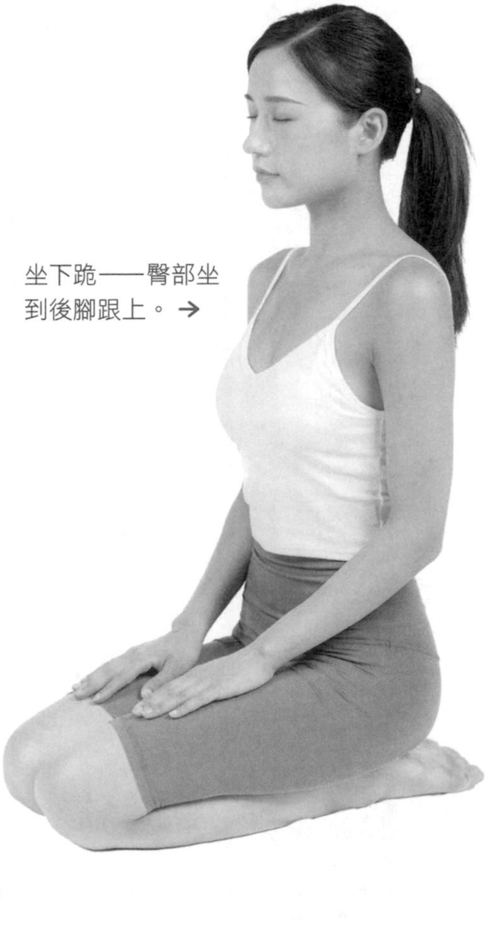

坐下跪——臀部坐到後腳跟上。→

哪種方法。

● **常做「金雞獨立」，保腎補腎，讓內心寧靜、強大**

「金雞獨立」，也就是一隻腳抬起來，另一隻腳站著，但要把眼睛閉著（見左頁圖）。通常開始做時，很多人站不到十秒鐘，就東倒西歪了。每次站的時間盡量長一點，天天站，站個一、兩週，就能站到半分鐘左右了。

當你站到兩分鐘時，你會覺得心裡非常平和。也知道腳怎麼用力了——一方面，所有的力量都集中到單隻腳的腳掌底。腳掌底有六條經絡，直接通著腿，你一做「金雞獨立」，這六條經絡就同時鍛鍊了。

另一方面，常做「金雞獨立」，還能讓你的精神入靜。通常我們心裡都有很多事，比較亂，有人打坐時，心裡也亂七八糟的，靜不下來，但是常做金雞獨立，你想不靜下來都不行。它會強迫你靜下來。

因為當你一隻腳站立時，所有的精神都會集中到這隻腳上去，稍一分心馬上就站不住，你必須全神貫注到腳上去，這樣心馬上就靜下來，想不靜都不行。

透過一個簡單的「金雞獨立」，就能讓你全神貫注，把心靜下來。心一靜下來，頭腦也清晰了、經絡也通暢了，實際上對身體就能有一個全面的調節——引血下行，引氣歸元，把所有的氣血引到腳心上去了（腳心是腎的井穴，叫湧泉穴），也就是說，把氣血儲藏到腎上去了，這對腎是一種很好的保養。

腎是生命的先天之本，保養了腎，就保養了我們身體的根基。因此透過「金雞獨立」這個簡單的動作，就能達到保腎、養腎的目的。

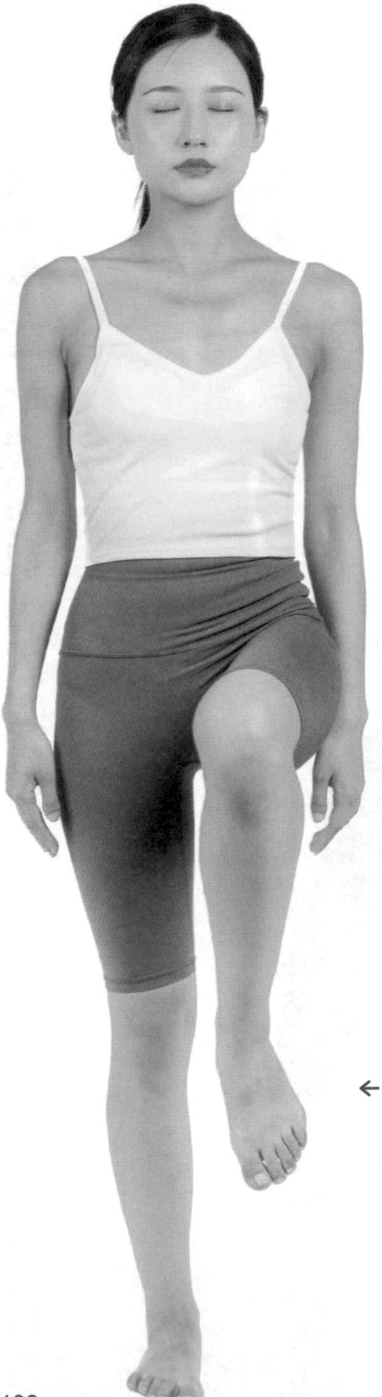

← 常做「金雞獨立」，一方面，所有的力量都集中到單隻腳的腳掌底。腳掌底有六條經絡，直接通著腿，你一做「金雞獨立」，就同時鍛鍊了這六條經絡；另一方面，還能讓你的精神入靜。

04 徒手就能祛魚尾紋、大眼袋

衰老這個話題，年輕人和老年人關注的不一樣。老年人想能夠多活幾年，長壽一點；年輕人想外貌更美麗一點，顯得更年輕一點。他們的訴求不一樣，根據訴求不同，經絡養生其實有不同的側重點。

上眼皮腫，用「取嚏法」來消除

有人說我早上起來，眼皮腫了不太好看，顯得有點老。眼皮腫了，怎麼回事？有溼氣和寒氣就容易腫。有一個簡單的方法——早上起來取取嚏。

有人不知道怎麼取嚏，其實很容易。拿

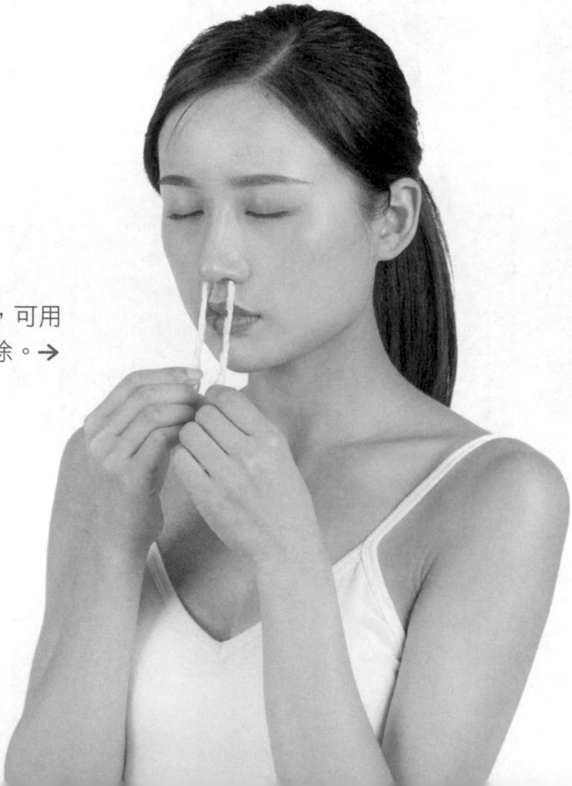

早上起來眼皮腫，可用「取嚏法」來消除。→

餐巾紙，搓成一個小紙撚兒[5]，或者拿嬰兒用的棉花棒捅一捅鼻子（見右頁圖），鼻子癢癢了，就打噴嚏了，流出好多清鼻涕。

你別小看清鼻涕，它把你眼裡的溼濁帶走了，再照一眼鏡子，上眼皮的腫就消了。其實就是一點溼氣和寒氣堆積在眼睛上，睡一宿覺後水液代謝得不好造成的，透過取嚏法把寒溼帶走就好了，就這麼簡單。

有魚尾紋，用手指肚梳耳後側面

很多人都怕眼角的魚尾紋太多，難看。不過你要是仔細觀察，會發現有魚尾紋的地方，正好是膽經經過之處。「經之所過，病之所治」，調節膽經能減輕你的魚尾紋。

5 以紙搓成繩索狀的東西，用來引火或蘸物。

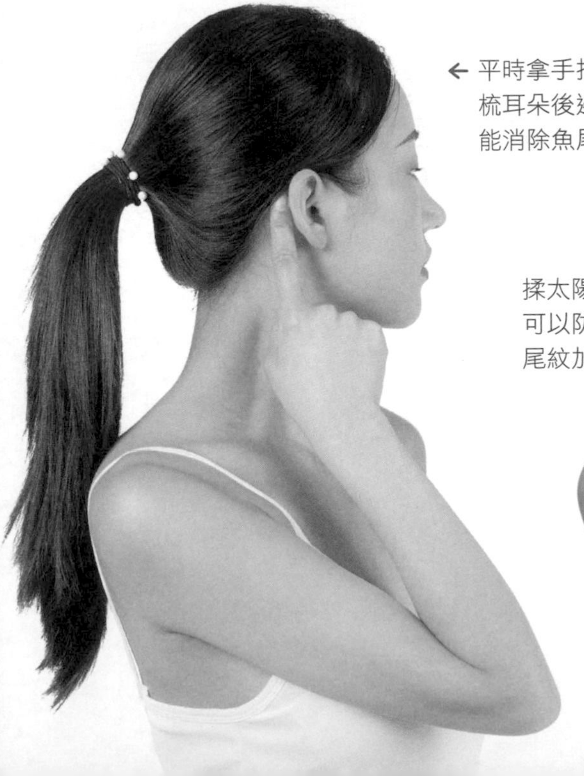

← 平時拿手指肚多梳梳耳朵後邊側面，能消除魚尾紋。

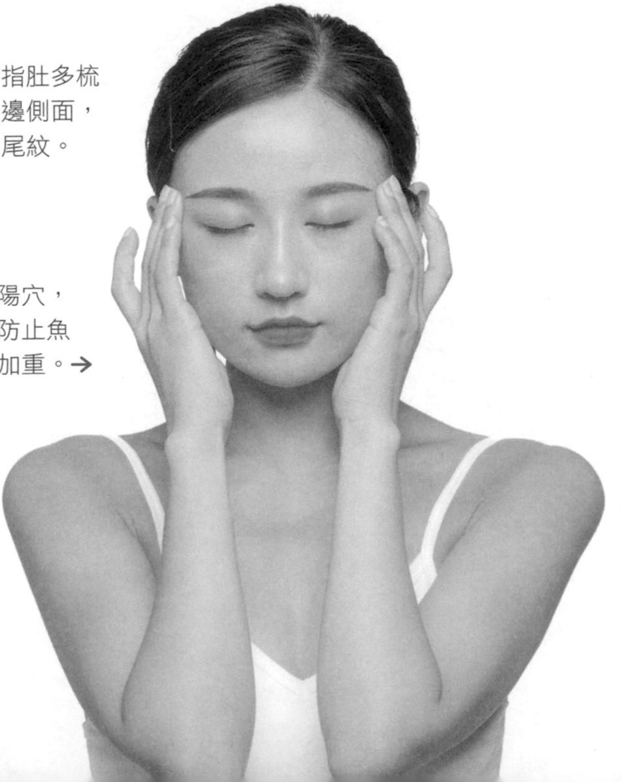

揉太陽穴，可以防止魚尾紋加重。→

平時拿手指肚多梳梳耳朵後面側面，就是調節膽經的。然後揉揉太陽穴，完全可以防止魚尾紋加重（見上頁圖）。

眼袋重，還有胸部、肚子肉鬆弛怎麼辦？

有人眼袋挺重，很難看，也顯得老。眼袋的位置通著哪條經絡呢？通著胃經。胃經比較長，從臉上一直到脖子，脖子上的肉鬆弛了，也跟胃經有關係。再看胸部、肚子也鬆弛了，大腿上的肉也都鬆弛了，這全是因為胃經氣血衰弱了。此時你要多揉揉、多敲打胃經。

胃經就在身體的正面（見左頁圖）。你每天用手捋捋脖子，敲敲胸部，推腹，敲打、用手掌根推兩邊大腿的正面，都是在疏理胃經。另外，也要經常敲打胃經上的大穴足三里。

但最能讓人感覺持久有效的做法是什麼呢？就是天天在大腿正面（胃經經過之處）敲打，用手掌根推一推。

把臀部放在腳跟上，就這一個姿勢，也是在抻[6]拉胃經（見第一四四頁圖）。還有深蹲，也是在調節胃經。每天堅持這樣做一遍，就可以防止眼袋、脖子上贅肉的產生和胸部、肚子、大腿肉的鬆弛。

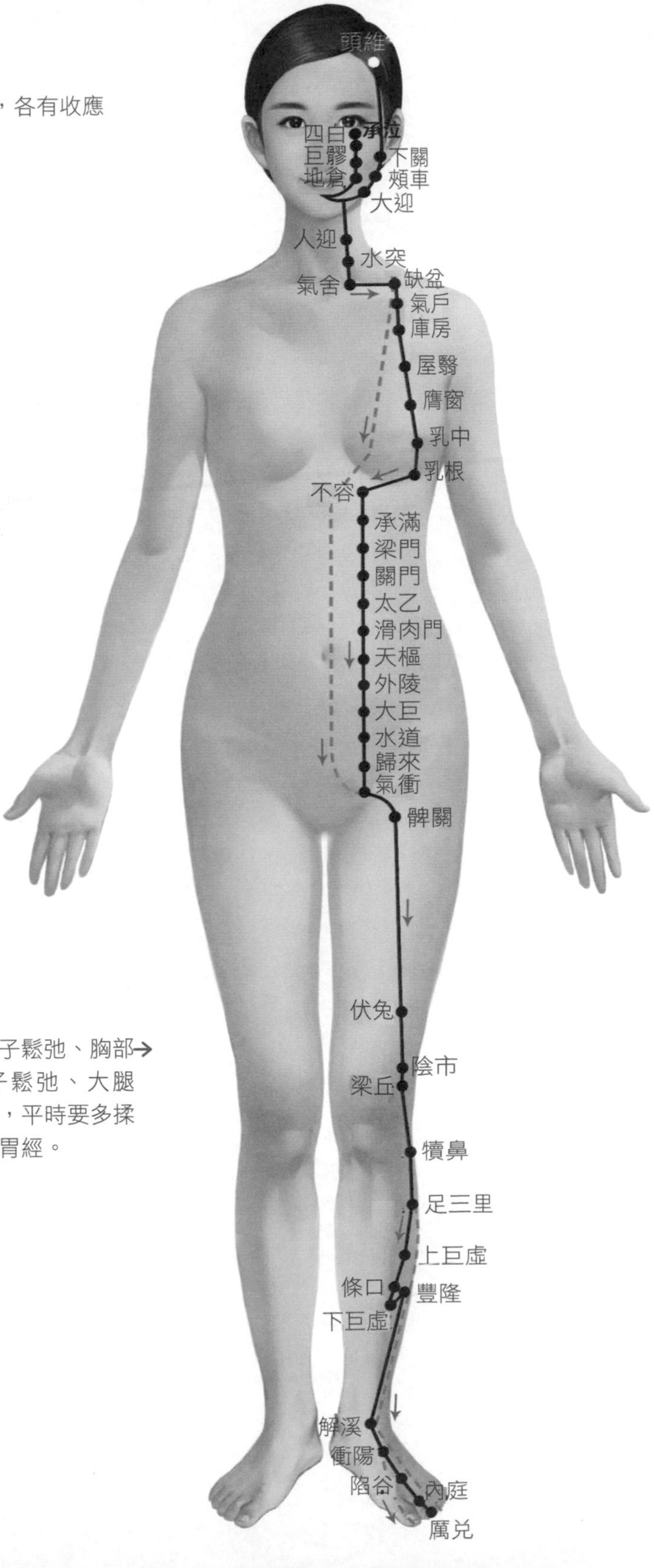

眼袋重、脖子鬆弛、胸部→鬆弛、肚子鬆弛、大腿上的肉鬆弛，平時要多揉揉、多敲打胃經。

6 拉、扯的意思。

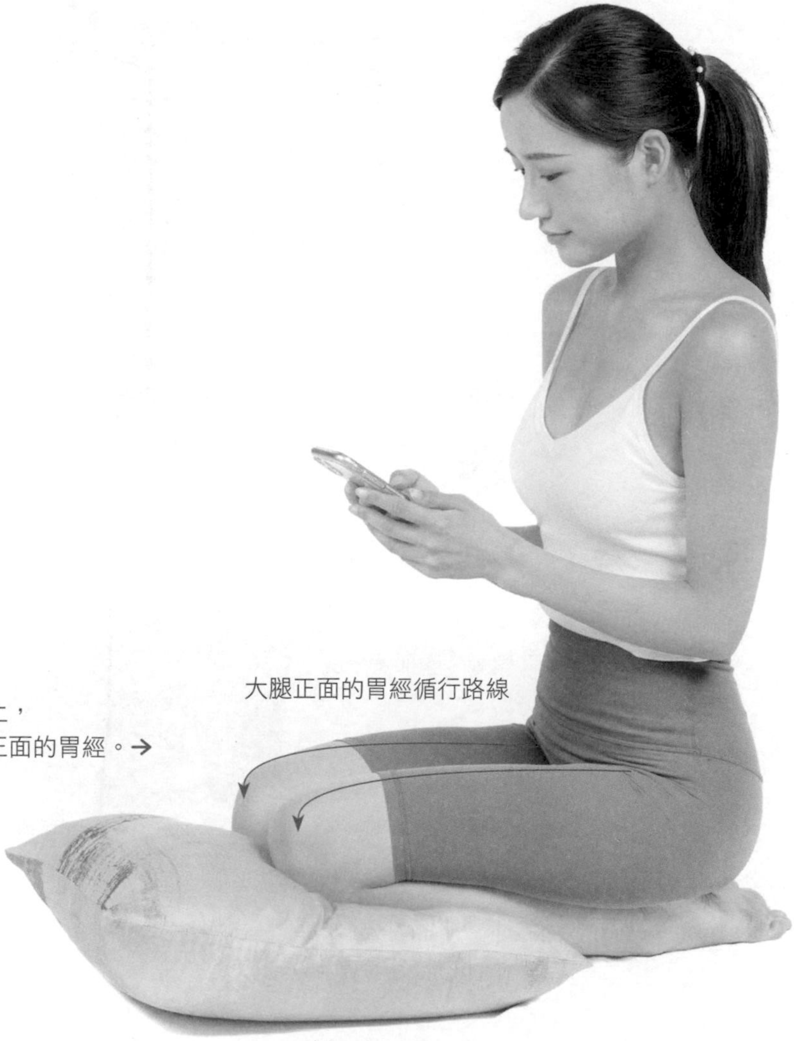

把臀部放在腳跟上，
就是在抻拉大腿正面的胃經。→

第四章

每天氣聲八字訣，五臟強壯

01 想改善面子問題，肺要養好

肺在預防衰老方面有什麼重要作用呢？其實，觀察一個人是否衰老，首先看他的皮膚是否緊緻、有彈性……這也是大家關心的「面子」問題。

皮膚是否潤澤、有彈性，都是肺在管

肺的第一個作用：讓皮膚緊緻、潤澤。

肺的第二個作用：理氣。比如，毛孔粗大就是肺氣不清、肺氣濁的緣故。毛孔就相當於屋裡的窗戶，屋裡空氣不好，你就得開著窗戶讓空氣流通，排除髒空氣，把新鮮的空氣吸收進來。

毛孔為什麼粗大？因為血管裡的血液缺氧，毛孔就得張開；如果血管裡的血液不缺氧，毛孔就收縮了——把「窗戶」關上了。古代形容一個人容貌好，叫「貌白神清」、面如冠玉」，說明這人肺氣調和，看上去很清爽。這是肺的一個主要功能——美容。

肺的第三個作用：平心靜氣。只要揉手心的勞宮穴（見左頁圖），心就平和了。

靜氣怎麼靜？**揉肺經的尺澤穴，氣就靜了**。尺澤穴是專門讓人靜氣、降氣的穴位，一揉尺澤穴，氣就歸丹田了。

肺的第四個作用：「肺主皮毛」。皮膚鬆弛，就容易起褶皺，臉上、脖子上的皺紋就會明顯。不管你用什麼化妝品，也無法消除、遮蓋脖子上的皺紋。因此，真想**消除皺紋，就得把肺好好調一調**。

有人毛孔粗大，是因為肺氣濁。你不僅要調肺的氣，讓它足，還得讓它清。不然即使你皮膚緊緻，但毛孔粗大，也不美觀。

要想眼白不混濁，好好調肺就行

人的眼白渾濁，有血絲了，給人的感覺就不在年輕狀態，而且體內有濁氣。因此，想變好看，眼睛就得清亮——眼白不能混濁，最好有點發藍，像小孩一樣，那才顯得目光清澈。

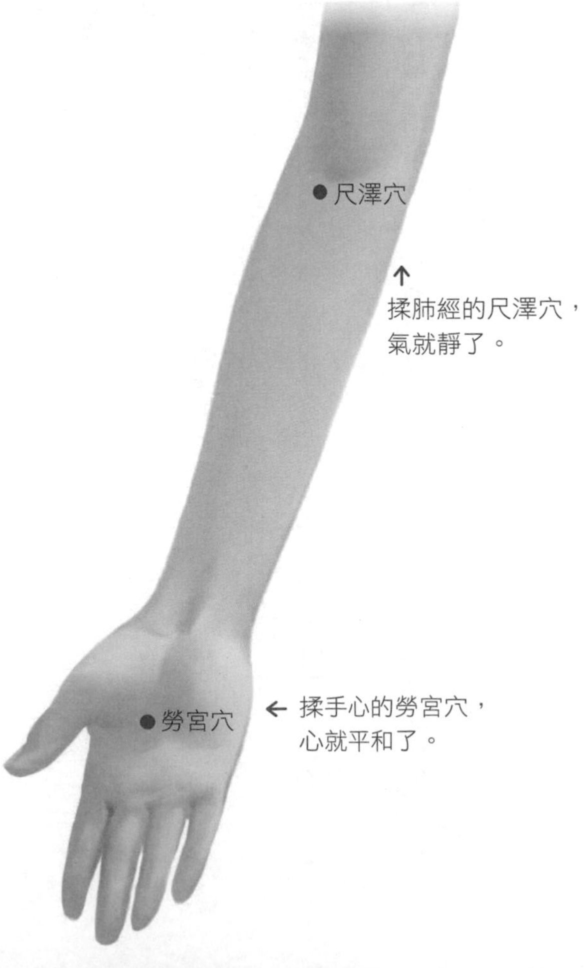
尺澤穴
揉肺經的尺澤穴，氣就靜了。
勞宮穴
揉手心的勞宮穴，心就平和了。

肺就專管眼白的事。

眼睛是身體的整體代表，它代表著五臟六腑的不同位置。其中，**眼白由肺管，瞳孔由腎管**，腎氣足，瞳孔就亮，就能發光。**褐色的眼球是肝所主**，比如眼睛渾濁，就是肝血不足造成的。

有人說有臥蠶（下眼瞼）的人顯得漂亮，**臥蠶是心所主**，心氣足，下眼瞼才好看。當然心氣不足，下眼瞼一大，就變成眼袋了。

要想自律性強，就把肺氣調理好

性格是由什麼決定的？由五臟本身的特性決定。

肺屬金，金的特性是直來直去、乾脆，但又比較收斂。收斂是什麼？就是自律，表現在大自然中，就是肺和秋天相應。秋氣是肅殺的，說一個人肺氣旺，就是殺伐的那部分氣比較強；但秋天也對應著秋悲，如果一個人表現得很委屈，就是悲的那部分特性強。

肺氣弱時人就會悲；強時，就會表現出殺伐之氣。因此，把肺氣練旺了，就不至於委屈、傷悲了。

《黃帝內經・素問・陰陽應象大論》中說，「天氣通於肺」。什麼叫「天氣」？就是先天之氣——老天給的能量，非常巨大，是取之不盡，用之不竭的。如果你善於運用老天給的能量，對身體的幫助就特別大。

如何吸收使用？就要「居善地」，找好的環境。《黃帝內經・素問・五臟生成》中說，**「諸氣者，皆屬於肺」。如果你的肺氣足，其他臟腑就會嚴格按照肺制定的章程走，因為肺是「治節之官」，在人體內負責治理、調節，其本身也是自律的臟腑**。

在日常生活中，肺氣旺的人自律性很強，比如他會早起，甚至三、五點多就起來跑步。肺氣旺的人願意早起，願意跑步。這是肺本身的能量使然——臟腑的能量足，身體自然就會去做；臟腑的能量不足，人往往就會用大腦、意志強迫身體去做。

但是靠意志決定的事都堅持不久，而且可能會對身體產生傷害。而讓其自然變強的東西，不但沒傷害，還會有促進的作用。比如你肺氣強，雖然早起，且跑步了，但跑完之後更有精神、更有精力，因為這是你自然而生的能量，但如果這是人為的強迫，就會受傷。

養肺養什麼呢？養浩然之氣，養你的正能量。肺氣就是正能量，因為肺本身就是自律的器官。「律」是什麼意思？律是筆直、公正。所以，肺氣旺時，人就自律，就會公正。

養肺有什麼好方法？有節奏。做事有節奏的人，就很容易成功。《曹劌論戰》[1]中，曹劌用「一鼓作氣，再而衰，三而竭」的原理擊退強大的齊軍，這就是節奏的力量。同樣的兵、同樣的戰場、同樣的兵器，很有節奏和一盤散沙，最後結果就會完全不同。這其實離不開振奮肺氣的作用。

1 劌音同貴。

肺是非常敏感、嬌嫩的器官，必須得養

肺是嫩髒，很嬌嫩的器官。比如受涼了，肺就寒，痰飲就會多（清的叫飲，稠的叫痰）；受熱了，肺就濁，就會生濃痰，臉上就會長包（包是痰的一種變異形態）；飲食或者天氣一燥，肺就燥，皮膚就乾，大便就不通；溼氣一重，就會產生溼濁，溼氣上頭，頭就會暈；吃的東西太辣，一會兒流清鼻涕、一會兒流眼淚、一會兒出汗，會耗氣；吃的東西太鹹，吃完總會咳嗽……。

總之，肺是一個非常敏感的器官，必須得養。孟子說：「我善養吾浩然之氣。」怎麼養浩然之氣？先從肺氣開始養，把肺氣養足了，就有了養浩然之氣的基礎。

其實，人生的道理並不是在年輕時就能明白的。子曰：「朝聞道，夕死可矣。」、「五十而知天命……」如果你一開始不明白這些大道理，那就先把氣理順，先讓自己自律，在心沒明的時候，先

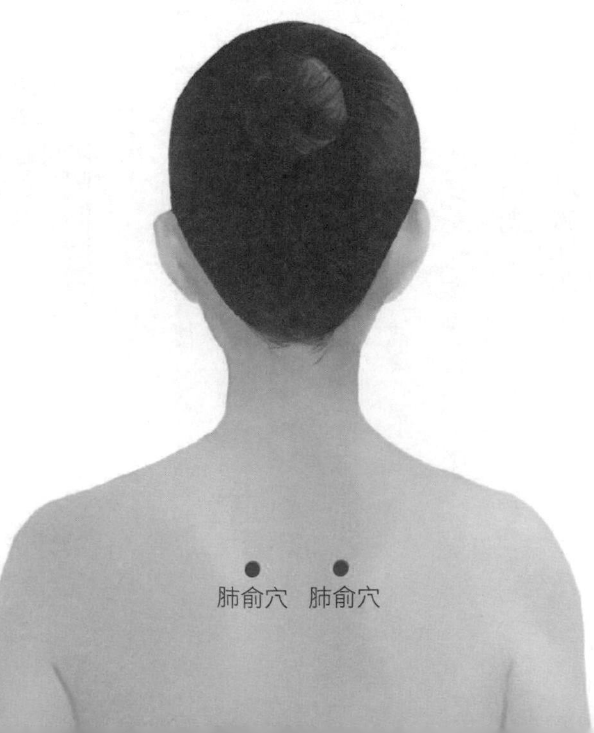

把氣養正，別走邪路，這就是養肺的重要性。

還有，肺最怕寒氣，重寒傷肺，老有寒氣，肺就養不起來了。一定要注意保暖，別讓肺受寒。**肺容易從兩個地方受寒，一個是胸口，另一個是脖子。**脖子進風是經過後背的肺俞穴（第三胸椎棘突下，旁開一．五寸，見右頁圖）進到肺的。肺有寒氣，寒性收引，人就不能很順暢的呼吸，就會導致血流緩慢，肺的供氧就不夠了。

02 肺經養好消百病

有的朋友說了，既然肺的功能這麼強大，養肺這麼重要，我們從哪入手？就從經絡、穴位入手養肺。實際上，你只要知道大的養生方向，具體的方法可以信手拈來。相當於你知道武功的心法了，從旁邊的武器架子上拿把刀、拿把劍、拿支槍，就能施展出高水準的武藝。其實那些外在的東西不過是工具而已，真正的功夫全在身體的能量上。

帶「天」字的穴位通常跟大腦有關

「肺氣通於天」，我們可以找與「天」字有關的穴位。比如，為了減少脖子的皺紋，可以揉咽喉要道（喉嚨）——天突穴。這個穴位跟肺有關，通著肺、通著上面的氣。而且帶「天」字的穴位通常跟大腦有關，都能調理大腦方面的問題。

為什麼叫天突呢？與天氣相通、與肺相通、與頭相通就叫天；突也很好理解，有人說喉結是突起來的，天突穴跟喉結的位置很近，因此叫天突。這麼解釋也未嘗不可，起碼方便記住。其實天突有更深層的含義，「突」是突然的意思，什麼是突然？凡是有能量的，有爆發力的東西都是突發的。「天突」這個名字是告訴你，這個地方有突發的能量。

什麼能讓我們產生突發的能量呢？一股氣噴湧而出。比如你有時一陣劇咳，這能量是不是比平時大呢？有時你碰見了讓自己委屈的事，不知不覺就會咳嗽。你可能會想，明明沒有感冒，怎麼就突然咳起來了？這是因為心中有不平之氣。

這種情況很多，比如你正跟人吃著飯、聊著天，氛圍很輕鬆，突然某個人指出了你的一個弱點，或者一個要害的問題、或者你不願意讓他說的什麼事，你可能就會嗆咳，連飯都要噴出來。為什麼？身體裡的氣不順了、氣逆了，就會噴出來。

產生巨大能量的地方，就有大的穴位。天突穴就是一個大穴位，它總括咽喉要道，能調理咳嗽，是一個止咳的重要穴位。你只要用大拇指輕輕的點揉它，都不用使勁，就會自然的

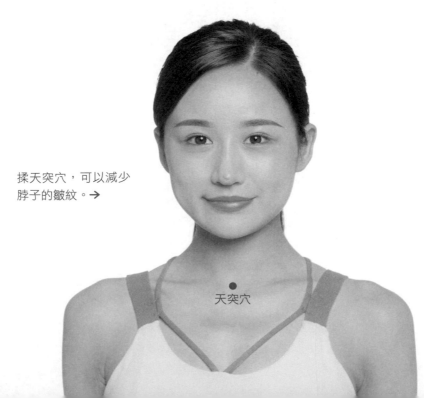

揉天突穴，可以減少脖子的皺紋。→

產生想要咳嗽的感覺。如果特別使勁的點揉，就會刺激到後面的食道，這時容易噁心。我們只需要輕輕的揉，就能把氣調順。

肺是最嬌嫩的器官，不需要對它進行攻伐，只需調養就行。天突穴是調養肺的一個特別方便有效的穴位，用大拇指輕輕的點揉它效果最好。

喉嚨癢、有痰，咳不出來？試試取咳法

如果你覺得嗓子好像有痰，想咳咳不出來，可以用「取咳法」把嗓子裡的痰吐出來。就好像感冒初期，可以用「取嚏法」把寒氣噴出去，把病邪趕到鼻孔之外。

「取咳法」怎麼做呢？用大拇指按住天突穴，然後把下巴往下一壓，就像要壓在手指上那樣，這時你就會想咳嗽了。如果還沒咳，但感覺嗓子癢，還有痰，那就再用兩個穴位加一把助力——在胳肢窩旁邊，胸部上面，正好挨著腋窩，一個叫中府穴，一個叫雲門穴，這兩個穴位緊挨著，都是肺經上的大穴。

你用左手的大拇指點住喉嚨的天突穴，然後把右手的大拇指放在左手臂的腋下和胸脯交界的縫隙，也就是鎖骨下面一點的位置，先用大拇指點在中府穴上，然後往上一推，馬上就推進一個窩，這個窩正好就是雲門穴。這時兩邊合力，左手大拇指揉天突穴，右手大拇指推中府穴和雲門穴（見左頁圖），同時進行，你馬上就會咳嗽了，就能把鬱結的氣、堵塞的氣、逆著的氣調順，一旦調順，肺氣自然就養成了。肺氣的功能是自律，能指導你把不正常

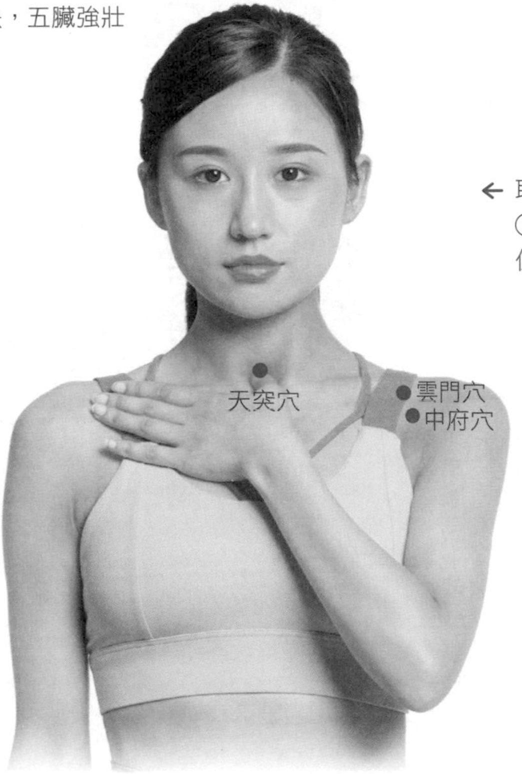

← 取咳法：
①用大拇指按住天突穴。

↓ ②把下巴往下一壓。

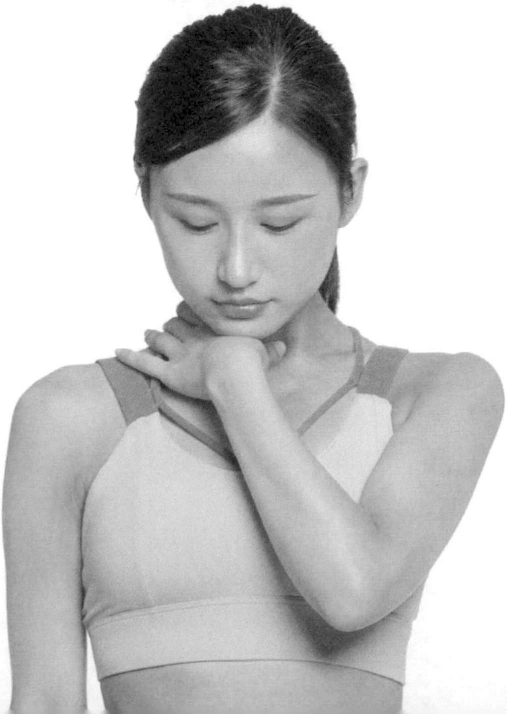

↓ ③右手大拇指推中府穴和雲門穴。

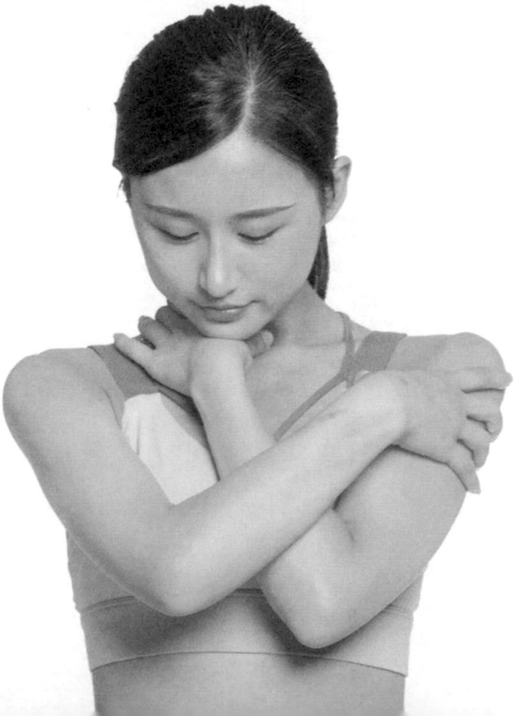

的生活調順。

這個動作，只要你稍微練一練，馬上就會做。但做的時候一定要記住，不要把脖子揚起來，得往下靠近推的手指那個位置，把氣往裡一收，產生合力，就很容易咳嗽。

關於「取咳法」，有人可能覺得這個方法沒什麼意思，也不認可；也有人可能覺得有趣、有用。各自的想法不一樣，效果也就不同，這個我們沒必要強迫自己去做。我只是給你一個備選的方法，當你束手無策時，想起這個方法可以試試。就相當於服一味叫痰咳淨的中藥，把它吃掉，痰就吐出來了。這個「取咳法」，就是天然的「痰咳淨」。

肺氣足，皮膚就緊緻

有人問，把肺調好了，皮膚鬆弛的狀態是不是也能解決了呢？實際上，皮膚鬆弛是因為你的氣鬆散了，氣不聚，缺少能量。把氣集中起來，一氣貫之，氣緊了，血液流通就會順暢，皮膚也會緊緻。

只要肺氣一旺，皮膚馬上就會緊緻。因為內外是相通的，裡面治好了，外面才能真正強大；裡面鬆散，外面就會跟著鬆弛。我用氣球形容臉部皮膚的鬆緊度，大家就比較容易理解了。氣足時，氣球就圓，表面就緊繃；氣不足時，氣球就癟，表面就有褶皺。

「有諸形於內，必形於外。」要想外表美麗，內部必須強大、健康。所以，只要把氣調順，你臉上的皺紋就消失了。

肺氣旺，自然讓人肅然起敬

關於肺，《黃帝內經》中用了很長的篇幅來論述，比如憂悲會傷肺、熱會傷肺、寒會傷肺……把肺的能量與日常生活聯想起來，我們就知道「天氣通於肺」的意思，比如我們有時看到一個人，一下就對他肅然起敬，那是因為他肺的能量很強大，有秋天的肅殺之氣，這就是人和臟腑之間的感召。

人和人之間為什麼能相通？因為臟腑之間的能量是相通的。雖然隔了一層軀殼，實際上裡面的臟腑早就透過氣息開始互相交談了，也許眼神還沒對上，氣息就已經對上了，因此我們會對能量強大的人肅然起敬。

氣足的人看上去正氣凜然，這跟肺氣有直接關係。因此，如果你想正氣凜然，讓人對你肅然起敬，肺氣就要旺。即使你擺著架子、瞪著眼睛，裝作氣場很強的樣子，都沒用，反而會讓人感覺你「腹中空」。

當人能量很足，氣場很強時，不是從表面皮肉散發的，而是從肺中自然湧現出來的。本質是這樣，才能表現出這種氣。

「一氣呵成」中的「氣」指的就是肺氣。這句成語裡實際上談到了三個臟器——肺，主氣；心，主「呵成」（養生六字訣，「呵」代表心的能量）；腎，主「一氣」。其中，「肺主吸氣，腎主納氣」，肺氣有開始的動力，但要讓氣持續不斷，能夠致遠，就必須有腎的幫助，這就是納氣。

肺氣正，腎氣遠，為什麼能遠？腎是做強之官，「一氣」就能「呵成」了，也就是心腎相交了。心腎相交，人體的正氣、正能量就可以如浩瀚之水，綿綿不絕。

03 身體多數器官無法透支，偏偏肝可以

人活百年，要健健康康的活著。健康的主要表現是什麼呢？精氣神很足。如果你一副頹廢不振、老態龍鍾的樣子，活得就缺乏動力，缺乏一種幸福感，更缺乏一種莊嚴、一種從容……防止衰老，不光是防「面子上」的衰老，更要防精神上的衰老、形態上的衰老、舉止上的衰老、性格上的衰老等，必須一同防才行。

要想防衰老，肝必須保持很強的再生能力

一般看一個人是否衰老，總是先從面相上來觀察，比如，頭髮是否濃密，是否有掉髮的現象，眼睛是否花了，臉上、脖子上的皮膚是否鬆弛……但誰決定我們的衰老歷程呢？就是我們的肝臟！肝臟有極強的再生能力，能量巨大。可以說，肝在我們防衰老的過程中不可或缺，從頭到腳，人體的整個狀態都離不開肝血的供養。

要想防止衰老，人就得有再生能力，否則就不能推陳出新。如果可以更新換代，人就可以保持年輕狀態。

毛髮，在中醫裡叫「血之餘」——要想頭髮茂密、有光澤，必須得血充盈。血足，眼睛才能明亮有神。《黃帝內經．素問．五臟生成》中說得很清楚：

「肝受血而能視」：肝血多，眼睛就明亮，眼珠就靈活了。

「足受血而能步」：腳上的血充足，走一萬步也不覺得累。

「掌受血而能握」：手掌的血充足就有勁。

「指受血而能攝[2]**」**：手指的血充足就能靈巧拿物。

事實上，肝血在人身體的各個部位都起著關鍵的作用。

睡覺是最簡單養肝法

《黃帝內經．素問》裡有一節叫《六節藏象論》，其中對肝的描述是「肝者，罷[3]**極之本」**。這句話太重要了，「罷」是疲勞的意思，「極」是到了極點。「罷極之本」是說肝臟能吃苦耐勞，達到一個極限，也就是能達到鞠躬盡瘁，死而後已這個能量級，而且還能透支。我們的**身體裡好多器官都不能透支，而肝是可以的。但透支的結果是**什麼呢？很悲慘——**「劣倦罷極」**，意思是疲勞到了極點。比如顏回，為了學習，秉燭夜讀，在不到三十歲時就已經「髮白齒落」，到四十歲就不幸離世了。

沒好好的養護肝，濫用肝的能量，透支它，就會導致這樣的結果。現在很多人在工作中透支自己的身體，熬夜玩樂，好像精力很充沛，實際上是提前透支肝的能量。肝血之餘為毛髮，肝血透支後沒有富餘的血，就會掉髮，皮膚也會鬆弛。

有人說：「我的皮膚並不鬆弛，但臉上的肉鼓鼓囊囊[4]的。」這種肉往外鼓，不是往裡收的，其實是贅肉，也是有血無氣之肉——不靈活，沒有彈性。好多人身上都有這種「死」肉，表面上看很結實，實際上沒韌性、靈活性，更沒有爆發力。這種「死」肉——有血無氣之肉是怎麼形成的呢？吃得很多，但吃的東西沒被消化，成了半成品堆在身上。

肝產生的血是有氣的血，中醫有句話叫「氣為血之帥，血為氣之母」，意思是血如果沒有氣來統帥就沒有能量。人的氣足，才能把血調動起來發出能量。那如何產生有氣的肝血呢？必須經過睡覺，如果不睡好覺，即使是吃很好的東西，長的都是沒有能量的血。

《黃帝內經．素問．五臟生成》中說，「故人臥血歸於肝」——想把肝血養足，就得睡覺，而且得在肝所主的時令睡覺。夜裡一點到三點是肝所主的時令，如果這時候你還在工作

2 握和攝是不一樣的，「掌受血而能握」是說做一些粗糙的活，比如搬重物、拿鐵鍬挖坑等。「指受血而能攝」是說做精巧的動作，也靠肝血供應。什麼叫精巧的動作？比如家裡人找你幫忙拔掉這根白頭髮，拔白頭髮就是精巧的動作；還有解繩扣、做針線活等。你要是手笨，絕對掌握不好這些動作，尤其做針線活，一靠眼神，二靠手的靈巧度，這都需要肝血充足才能做到。如果人衰老了，手會變笨，眼也會變拙，就做不好這些細微的動作了。

3 音義同疲。

4 鼓起飽滿的樣子。

或玩遊戲、看電視、打牌……就把肝血耗費了。

有的人雖然吃了很多宵夜，但長的血都是沒有氣的血、沒有能量，因此長在身上是一堆不細膩、沒彈性的肉。你臉上的肉是什麼樣？其實，和身體各部位的肉都是一樣的，狀態也一樣。

其華在爪，其充在筋，以生血氣

透過了解《黃帝內經》中的一些話，比如「肝者，罷極之本」，我們已經知道肝是供血給我們的，是讓我們保持精力，保持年輕狀態的。

《黃帝內經・素問・六節藏象論》中接著說「其華在爪」，爪包含手上的筋和指甲。若你的肝氣旺，則指甲光潔、平滑，呈均勻的淡紅色；筋都有力，韌性好。

「其充在筋」，「充」就是充實，如果你的能量有餘，都儲藏在筋上了。為什麼說「筋長一寸，多活十年」？因為身體藏的肝血——有氣的血越多，就活得越長。

肝本身的再生能力很強，有時人們的韌帶撕裂、受損，過段時間又長好了，就是因為肝所附屬的東西都有自我修復能力，因此叫「其充在筋」。

「以生血氣」，這句話太重要了，意思是肝血的能量不但在筋上保留了下來，還能「以生血氣」——進一步生出有能量的血，這就是人的再生能力。

04 「空手抓蝴蝶」，肉緊實人不老

《黃帝內經．素問．五臟生成》中說，「足受血而能步」，意思是你只要經常健步走，無形中就在養肝。但有一個前提條件——不能透支，如果肝血已經不足，就不要走得太遠，而要慢慢散步，用意不用力。

實際上，《黃帝內經．素問．五臟生成》中說春天正好養肝，要「廣步於庭，被髮緩形」，就是說你**多散步**，不一定要走得遠，就可以養肝。

「被髮緩形」是說你不要特別使勁、肌肉僵硬的走，放鬆走才能讓肝血逐漸補充到你的筋上、指甲上、其他末梢上，這樣才達到了養肝的目的。

《黃帝內經．素問．五臟生成》中又說了，**「掌受血而能握」，告訴你經常握掌能養肝**。所以，你平時可以把手使勁握成空拳，然後張開，再使勁握住，再張開，反覆做這個動作就能養好肝。

《黃帝內經．素問．五臟生成》中接著說，**「指受血而能攝」**。你可以**用大拇指肚使勁擠壓食指肚，再擠壓中指、無名指、小拇指肚**，也是養肝的好方法。

實際上，《黃帝內經》給我們提供了一個很好的養生思路——反其道而行之。肝在臟腑

裡，表現在外，我們可以透過外面調到裡面。透過《黃帝內經．素問》中提供的一些線索，你可以找到很多養肝、保肝的好方法。

「空手抓蝴蝶」練筋又練肝

「肝主目」，如果肝血不足，眼睛就會昏花，這也是衰老的一個典型表現，因此你在練肝的同時也要練練眼睛。有一種靈活的鍛鍊方法，比方說「空手抓蝴蝶」——先閉著眼睛想像，自己的眼前有一群蝴蝶在飛，要把牠們全抓住，你的手可以隨意抓（見左頁圖）。實際上這是一種想像，但好像真的發生了一樣，眼也動了、手也動了，手眼身法步，同時在動。這麼做掌也練了、指也練了、眼睛也練了，把各個關節的韌帶、筋都練了，練了筋就練了肝，練了肝就能防止衰老。

因為我們不光手上有筋、腿上有筋、腰上有筋……身體的各個部位都有，你得用眼睛來帶動，然後同時運動，筋就變成一體的了。這種鍛鍊方式把身體各部位的筋都鍛鍊了。

中醫有一句重要的話叫「骨正筋柔，氣血以流」。「骨正筋柔」，氣血就很順暢，這時的氣血都有能量，經常在周身循環往復，人就不會衰老。**筋要柔，骨頭才能正**；如果筋不柔，骨頭就會被筋頂歪，腰椎間盤突出這類疾病都跟筋有關。

人老時手指容易抖，筋也容易抽縮在一起，動不動就抽筋。為什麼？因為肝血不足了。古人說的筋是什麼呢？類似現在人們說的韌帶、筋膜，還有腱子肉的腱等。筋在人體裡相當於建築物中的鋼筋（肉為「磚」），**要想肉緊，得靠筋來收緊。**筋強，肉才真正緊實，人才顯得年輕。

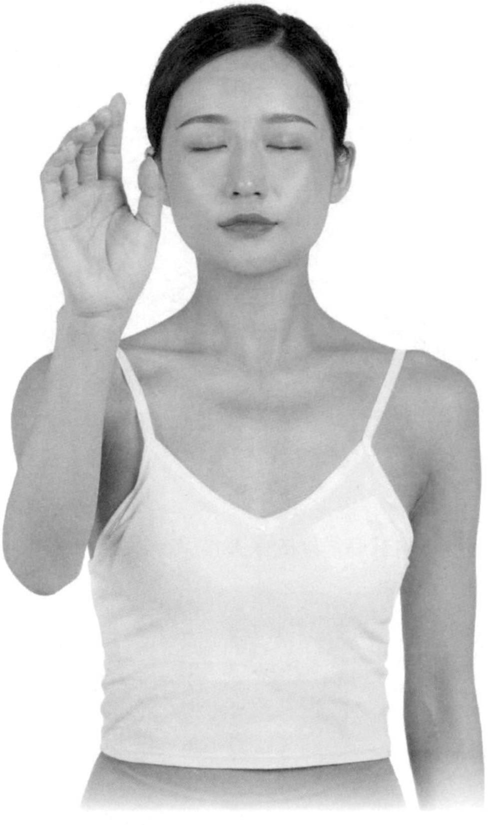

← 閉著眼睛，想像眼前有一群蝴蝶在飛，要把牠們全抓住，你的手可以隨意抓。

05 打通膀胱經，腿腳有力

之前，我說了肝對預防衰老的重要性，著重說了用筋來調肝。你平時沒事時可以用手指把手指甲、腳指甲依次一個接一個捏一下，比如洗手、洗腳時就順帶做了。

別看這麼簡單的捏，每天也占用不了你一、兩分鐘，可是對肝是一個極好的保養作用。也許在捏的過程中，你會發現指甲原來已經乾癟了，或者已經形成灰指甲了，自己都沒注意到，實際上這都是肝的氣血供應不到末梢造成的。**透過揉捏手指甲和腳指甲（尤其是大拇指和大腳趾，要使勁多揉一揉），對你的肝有很好的保養作用。**

調理膀胱經就能養肝

修復肝不能光靠肝本身來調整，生活中，肝的負擔已經很

↓ 透過揉捏手指甲和腳指甲，對肝有很好的保養作用。

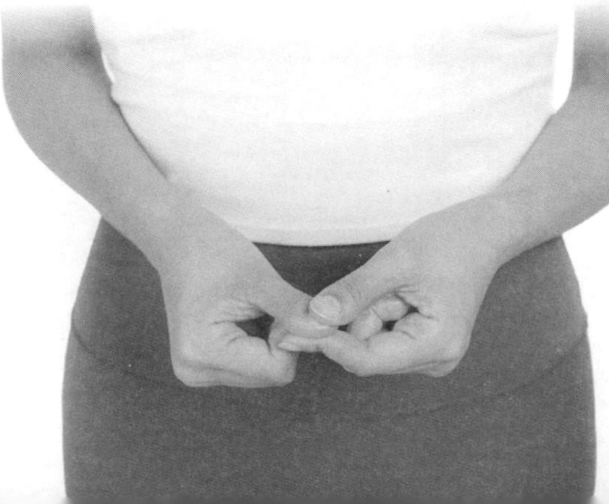

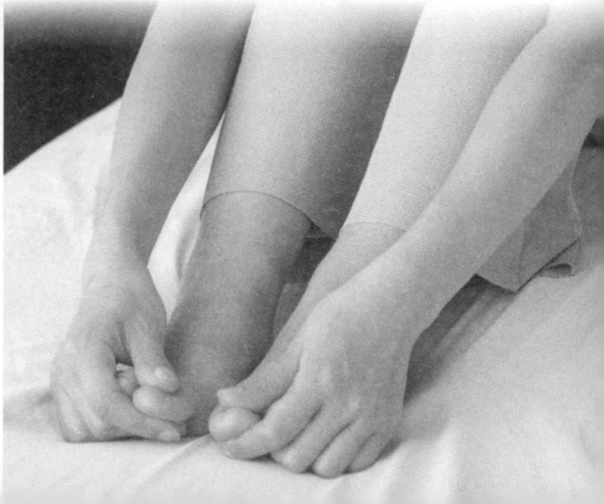

重了——肝為「罷極之本」，是說肝已經夠累了，夠辛苦的了，其他經絡能不能幫它一把，幫它修復？

人體裡就專門有這樣的「高級工程師」可以幫助肝。《黃帝內經・靈樞・經脈》中有一句話，正好告訴你這位「高級工程師」是誰——膀胱經，膀胱經主筋所生病者，而「肝主筋」。這句話就告訴你，**膀胱經負責筋的問題，而肝又「主筋」，筋是肝的重要組成部分，膀胱經能修復肝的損傷，讓肝的氣血重新充盈**。

膀胱經主筋所生病，比如，腿肚子抽筋（腿肚子正好處於膀胱經氣血充盈的地方），腰部發緊或腰椎間盤突出，誰在扽[5]腰呢？也是後背的膀胱經。還有脖子、肩膀又緊又痛，有人說是頸椎病，有人說是肩周炎（五十肩），實際上都是上面的筋扽著。

筋緊了，就要鬆筋。誰管鬆筋呢？膀胱經。平時你觀察一下便會發現，自己不舒服的地方都在膀胱經上，膀胱經是修復這些毛病的一條重要經絡。

小腿抽筋好痛！按揉三大穴讓腿活過來

哪裡常抽筋，你就要修復哪裡。比如腿肚子常抽筋，那我們就看看小腿後方，是不是像

5 音同頓，振拉物體使平整。

一個橄欖球（尤其對肉多的人來說）呢？有三個穴位就均勻分布在這個「橄欖球」上。

膝窩下兩寸有一個穴位，也就是橄欖球最上面的端點，叫合陽穴；小腿後方正中間，是橄欖球的中點，叫承筋穴——承載筋的大穴；小腿後側的地方，也就是橄欖球的下緣，這個點叫承山穴。這三個大穴總管了腿和後背的筋的修復，你可以用大拇指輪流按揉（見下面右圖）。

還有更省事的方法——坐在沙發上，把腳半屈著抱在懷裡，然後揉腿肚子。一揉腿肚子，痛點自己就冒出來了，把這幾個痛點都揉了，腿上的筋就調了。

其實腿上的筋都通著腰，調

把腳半屈抱在懷裡，然後揉腿肚子。一揉腿肚子，痛點自己就冒出來了，把這幾個痛點都揉了，腿上的筋就調了。➔

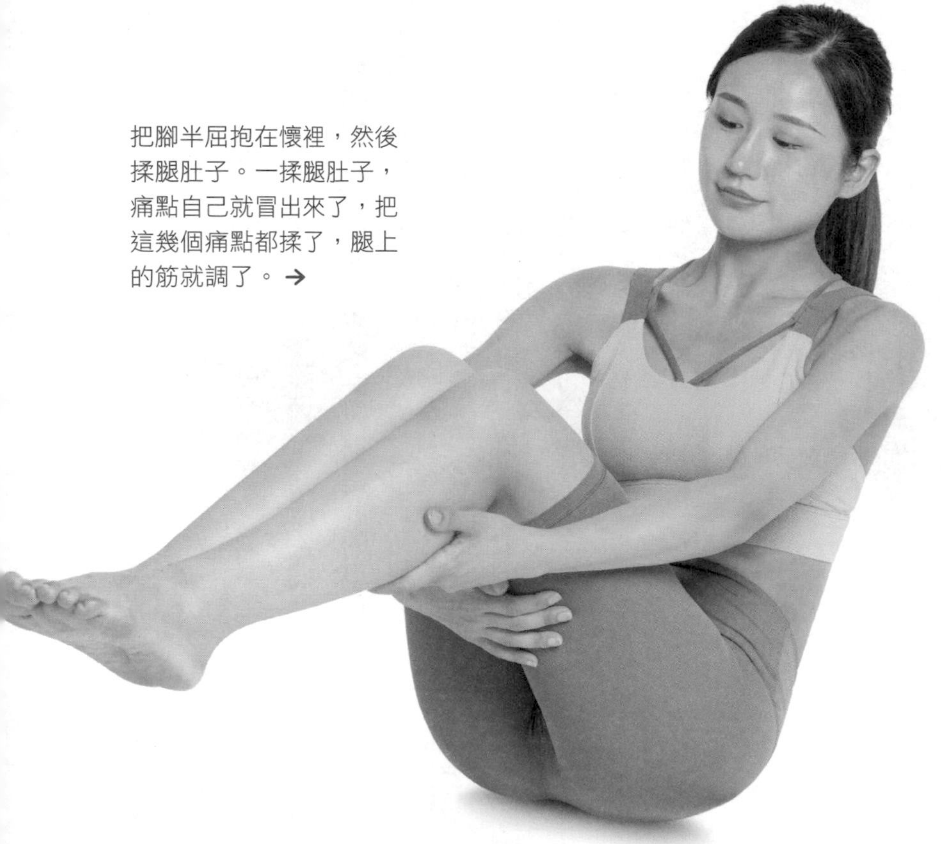

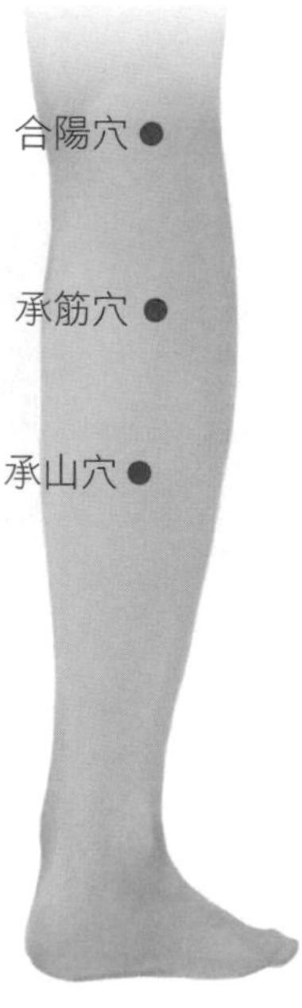

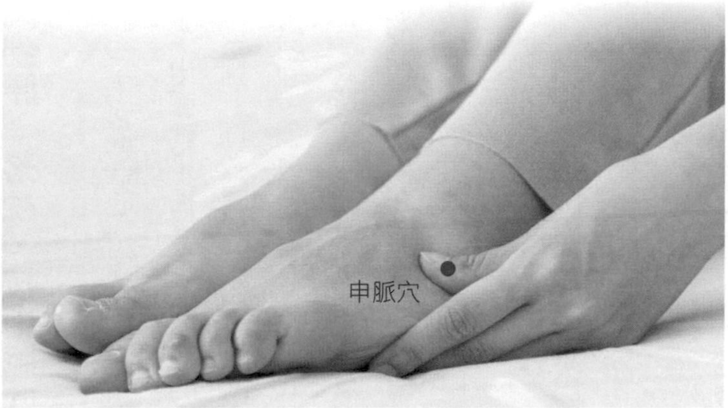

↑ 申脈穴在膀胱經上，在外踝內向下凹陷處。腰扭傷、脖子落枕時，按揉這個穴位很快見效。

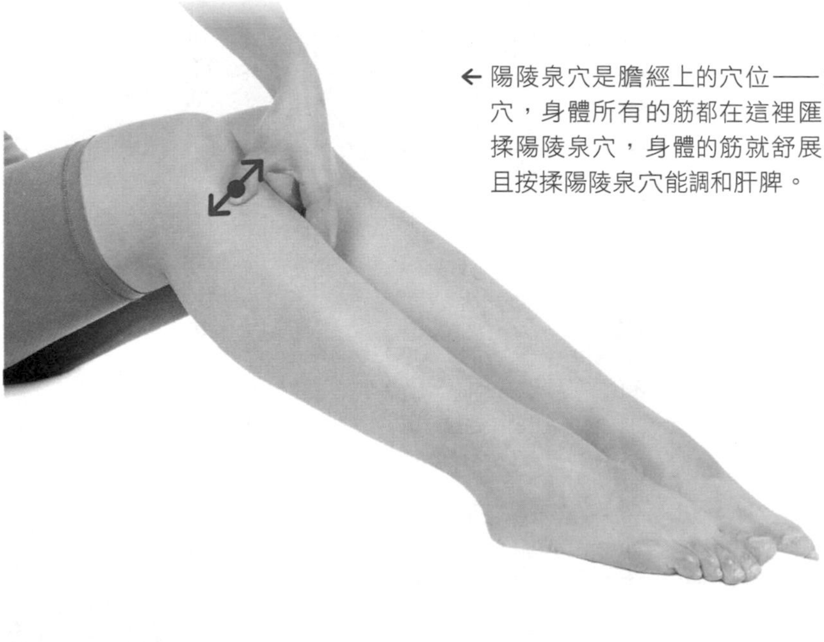

← 陽陵泉穴是膽經上的穴位——筋之匯穴，身體所有的筋都在這裡匯聚。按揉陽陵泉穴，身體的筋就舒展了，而且按揉陽陵泉穴能調和肝脾。

理了腿上的筋，腰就鬆了，也就舒服了；腰上的筋又通著脖子，因此脖子也跟著舒服了。

閃到腰、落枕，按申脈穴能舒緩

再給你補充一個新的穴位，這個穴名好，藏有深刻的含義，叫申脈穴。伸張、舒展叫申，申脈就是把筋給伸展開的意思。申脈穴在膀胱經上，也特別好找，就在外踝內向下凹陷處（見上頁上圖）。如果你的**腰扭傷、脖子落枕，按揉這個穴位很快見效**。如果你睡覺時血不歸肝，就會睡不著。**申脈穴**還有一個特殊的功用——**專治失眠**。

《黃帝內經・素問・生氣通天論》中說「骨正筋柔，氣血以流」，也就是筋調順了，氣血就順暢了，在該睡覺時就歸於肝了。申脈穴能讓氣血順暢的流入肝，因此睡前你一定要多揉揉。可以用大拇指指節的側面連揉，也不用多長時間，就那麼一、兩分鐘，揉著揉著就有點兒犯睏了。

了解《黃帝內經》中拿出來就可以用的東西，就先拿出來使用。使用後有效果就會產生信心，有了信心，就能堅持。

調筋、養肝大法——跪膝法

有哪個大穴跟我們的筋相通？跟筋相通就跟肝相通，因此我們要找跟筋相通的大穴。

有一個穴位，就在膝蓋旁邊高出來的一塊骨頭下緣，叫**陽陵泉穴**（見第一六九頁下圖），是膽經上的穴位——筋之匯穴，**身體所有的筋都在這裡匯聚**。按揉陽陵泉穴，身體的筋就舒展了，而且**按揉陽陵泉穴能調和肝脾**，類似一味中藥——逍遙丸。

揉陽陵泉穴的手法最好是點住，然後左右撥動這根筋，便會產生一種神奇的效果——放電感，好像有股電流直接奔到腳面上去了，甚至有時奔到大腳趾上去。這就證明你把這根筋揉通了。

我為什麼要大家經常跪膝呢？因為**「膝為筋之府」——膝蓋**是筋的屋子，**掌管著身體所有的筋**。沒事時就原地跪著，或者跪著走，或者用臀部壓住腳後跟……就能保護你的筋，保護了筋就保護了肝。

有人透過跪膝發現，原本掉頭髮現在不掉了，原本視力不好現在視力變好了，這都是因為透過跪膝調了筋、養了肝。

人的身體真是百藥俱全，與生俱足。老天早就給你準備好了，都是讓你預防衰老、返回年輕的法寶。我們要把它們抓住，並發掘出來，然後堅持應用，產生一種持久的自信。人只有自信，才能產生真正的動力。

神態老了，才是真正的衰老

我們有時總是關注皮膚、頭髮等外在的東西，實際上，看一個人的神態、精氣神，就能看出他是否衰老了，這種衰老才是真正的、本質的衰老。

有些人雖然頭髮白了，臉上也有皺紋，但他的行為舉止、眼神都像孩子一樣，這是因為他在本質上沒衰老。

本質上沒衰老有什麼好處？說明他身體有更大的能量，可以把外形重新變得年輕。如果一個人的神老了，形看似沒老，也會很快老去，因為核心的動能沒有了。我們一定要抓住核心的動能，從神態上保持年輕。

什麼是神態？為什麼形容老去的狀態叫老態龍鍾？龍鍾是什麼東西？你看廟裡通常都有一口大鐘，有時掛在房梁[6]上，有時掛在木架子上。

鐘上有一個鐘鈕，也就是一個環，可以把鐘掛起來。這個環上通常都鑄造有一條龍，有兩個龍頭，中間的龍背拱起來。龍背拱起來的形狀和沉重的鐘形狀，是不是就像一個行動不靈活、傴僂的老人呢？

實際上，「老態龍鍾」有警示的意思。鐘上的龍不是一般的龍。龍生九子，祂是老四，叫蒲牢。祂有一大特性，個頭雖然不大，聲音卻特別大，能傳得很遠，把祂放在鐘的頭部，蘊含著特別的寓意。

用什麼敲鐘呢？有一根方的大木頭，它的頭做成鯨魚頭的樣子，叫魚杵（杵就是敲鐘的木棒）。杵頭為什麼做成魚頭的形狀？因為蒲牢特別怕鯨魚，鯨魚一來，祂就叫喚，就吼，聲音特別大，鯨魚就被嚇跑了。由此可見，撞鐘就好像蒲牢在叫喚，有警醒的意思。

為什麼和尚每天都要敲鐘？就是要每天去除昏沉，讓人警醒。為什麼形容一個人老態龍鍾？其實它就是一個範本，讓你看到身邊的人龍鍾的形象，反省自己，我們不要形成這樣的一個狀態，要及早防止衰老，不要變成龍鍾的樣子。因為我們完全可以有方法、有自信、有能力不變成那樣。

因此，以後你看到「老態龍鍾」這個成語，再看到老態龍鍾的人，心中要警醒自己，我們要及早防範衰老。

6 木構建築中承受屋頂重量的主要水平部件。

06 養生先養心，心就是人的命

心和衰老的關係是什麼呢？《黃帝內經．素問．靈蘭秘典論》說，**在人體中，心為「君主之官」，是最重要的，可以說心就是人的命**。

具體怎麼養心呢？我們可以從兩方面入手：一方面，從精神層面，也就是從神的方面來調養；另一方面，從生理方面，也就是如何讓心臟強健、結實。

心是人的命，精神和生理都要養

《黃帝內經》中說「心主血脈」、「心藏神」、「其華在面」。透過這幾個方面，我們大概可以知道心的健康狀態是什麼。比如某個人看起來神采奕奕的，他的心血就足。還有，心主血脈很重要，如果人的氣血通了，百脈俱通。心是什麼呢？心是人體的引擎，引擎有勁了，人才有動力。

在《黃帝內經．素問．生氣通天論》裡，把心比喻成太陽——「陽氣者，若天與日」，心的陽氣足，人就充滿陽光，就像晴朗天空中的太陽一樣。有太陽般的動力，人就充滿了活力，就能消除身體的陰霾之氣，提升神氣（正氣）。

神到底是一個什麼東西？《黃帝內經．靈樞．小針解》中說：「神者，正氣也。」神，就是人的正氣。正氣在身有什麼好處呢？《黃帝內經．靈樞經》上又說了，「正氣內存，邪不可干」，如果你的身體裡充滿了正氣，外邪就侵入不了，你就不會生病。

亦如《黃帝內經．素問．上古天真論》所說：「恬淡虛無，真氣從之，精神內守，病安從來？」這句話告訴我們一個非常重要的理念，病是怎麼來的——如果你的正氣不足，疾病就會侵襲你；如果你的正氣很足，疾病是侵害不了你的。因此，要想不生病，人就得正氣足，也就是神足。

《黃帝內經》裡有很多篇章都講到了神，比如《黃帝內經．素問．四氣調神大論》、《黃帝內經．素問．八正神明論》等。

黃帝曾問岐伯：「何謂神？」神的感覺是什麼？岐伯說：「神乎神！」這東西就叫神，比較神祕、玄奧。「口弗能言」，我說不清楚，雖然說不清楚，卻可以「慧然獨悟」——有聰慧的頭腦，就能自己悟到什麼是神；「昭然獨明」——一看就很清楚，心裡有數，如人飲水，冷暖自知。接著，岐伯又舉了一個例子，說「若風吹雲，故曰神」，風把雲吹散了，這就叫神。意思是大家都看見風把雲吹散了，但是有人沒什麼感知，有人卻覺得心領神會。岐伯說完以後，黃帝就不說話了，心領神會了。

實際上，什麼是「風吹雲散」？意思是一切都是自然現象，自然現象就謂之神。我們要想獲得一身正氣，得到真正的神，所做的一切就要符合自然，符合自然就叫「知天命」，

「知天命」就能得到天的神助。

在《詩經．大雅．文王》中有這麼一句詩：「永言配命，自求多福。」告訴你，要配這個命，也就是要和神相通，才能積攢福，得到上天的幫助。

其實，神、命、心這三個是一體的，是真正有能量的東西。

養心養的是什麼？養的是命。這一點我們可以從「命」字上看出它的含義。把「命」拆解開，有兩種拆解法：一種是把「口」拿出來，剩下一個「令」字，就是口令。誰的口令？老天的口令，就是天意，天讓你做什麼，你就做什麼，就不會有錯，你就有好命。但具體怎麼做？「命」又用一個象形字表示出來了——把「命」拆開，分為上中下結構，上面是「人」，中間是「一」，下面是「叩」（叩就是磕頭）。組合起來就是一個人在那兒磕頭，磕頭就可以知三心——清淨心、感恩心、恭敬心，所以磕頭就可以養命。

心包經是心臟的保護神

既然我們學會了經絡養生，就可以透過調經絡的方法讓心臟強壯。實際上，為了讓心臟強壯，老天就給心臟單獨安排了一條經絡——心包經。等於心臟有兩條經，一條是心經，一條是心包經。心包經就是心臟的保護神。

《黃帝內經．素問．靈蘭秘典論》中說，「主明則下安，以此養生則壽」。「主」包括精神方面和生理方面，心包經也叫心主，它是代替心行使生理方面功能的。心包就相當於引擎的傳送帶，怎麼把引擎的能量傳送到「四個軲轆」上？就靠心包。心包是「臣使之官」，心是「主明」。

「主明」裡的「明」有兩方面解釋，一是我要明白、清楚，就是神安的意思，具體要怎麼做，就交給心包，讓心包替心行使上傳下達的權利，把心的能量傳遞給其他的臟器。另一個是通達，心血管不能堵，心包不能堵。心包一堵，心臟的動能就無法傳導了。

「心主血脈」是什麼意思？血脈就是心包，它管著血，負責把血輸送到全身各部。因此，要想心臟好，一是神要清，二是心血管要通暢，不能堵塞。按現在的說法就是，血管一堵，心臟供血會受到限制，其他臟器就

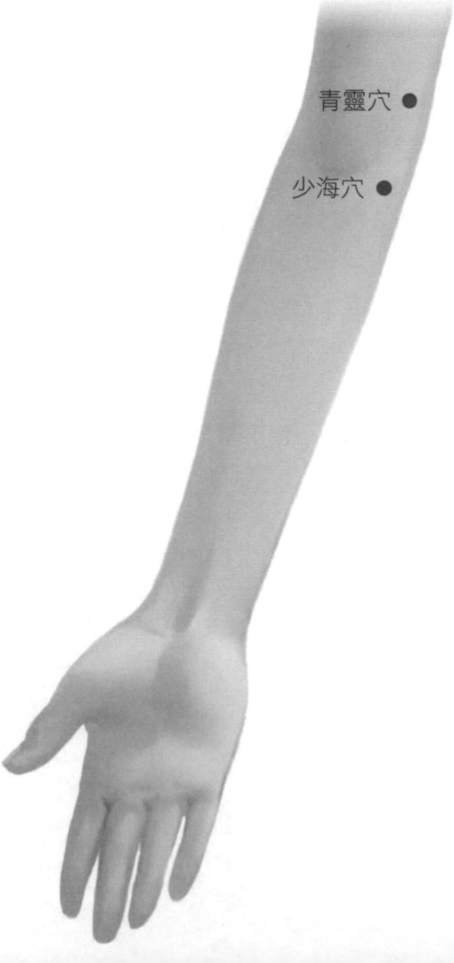

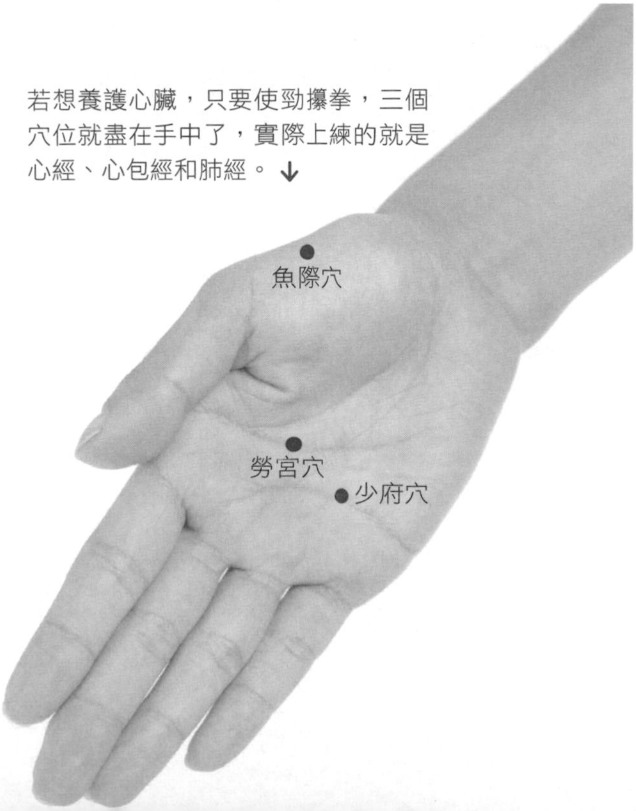

若想養護心臟，只要使勁攥拳，三個穴位就盡在手中了，實際上練的就是心經、心包經和肺經。↓

完了，這叫「使道閉塞而不通，形乃大傷」。

養心就是養兩個地方，一是心經，二是心包經。這兩個地方跟心臟有直接關係。

經常握拳，就能給心力量

有時候我們透過一些日常的舉動，也能給心力量。比如宣誓、揮拳時，把拳頭握緊舉過頭頂，表下決心。下決心時誰在使勁？其實就是心在使勁。握拳為什麼能讓心有力量呢？握拳時，小指尖正好壓在一個穴位——少府穴上，是心經上的穴位。少府是什麼意思？少指的是心臟，府指的是心臟的屋子。少府穴可以給心臟力量。另外，中指正好攥到勞宮穴上，也就是手心上。穴是心包經上的穴位，因此握拳時心包也有勁了。

總之，一下攥住了兩個管心的穴位。心有血，心有勁，還得靠氣來推動，因此肺氣要在旁邊助力。心和肺是相通的，它們是共同使勁。在握拳時，你會發現大拇指在使勁攥住這個拳頭，大拇指下方的魚際穴（正好是肺經上的大穴位，見上頁右圖）也在使勁。加力，只要一攥拳，心臟就有勁，這是一個本能的動作。

仔細觀察，你會發現日常中的一舉一動，都跟心息息相關。比如你要下定決心，就得握緊拳頭；你要說出誓言，也得握緊拳頭。為什麼？因為心裡要把願望說出來，把信心表達出來。這不但跟心臟本身相通，而且跟精神直接相通。

平時你想養護心臟，只要使勁握拳，三個穴位就盡在手中了，實際上練的就是心經、心包經和肺經。這三條經共同作用，就加強了心的動力。

《道德經》中有句話，叫「心使氣曰強」，心主血脈，肺主氣。「氣為血之帥」，氣和血要同時走，走得才有勁。你知道了氣血相互作用的關係，只要平時多揉心經、心包經、肺經，就可以打通心經的血脈，讓心得到充分的保養。

無名火大，揉少海穴；無名痛，揉青靈穴

心經上的穴位雖不多，但都非常有用。舉個例子，人有時會心煩氣躁，臉紅脖子粗，火氣來了控制不住，想吃點涼的東西，這時你就使勁點揉肘窩的少海穴（少海穴特別好找，你把肘一屈，靠近小指這側的肘橫紋的頂端就是少海穴，見第一七七頁左圖），會比較痛。但你會發現火氣一會兒就消了。剛才還想吃涼的，現在就不想吃了，心平也氣和了。

心經上有的穴位是治疼痛的，心主血脈，如果血脈堵塞，人就會感到疼痛。有時疼痛是無名的痛，也就是現在說的神經痛，但實際上痛都反射到心，心的感知最靈敏，因為「諸痛癢瘡，皆屬於心」。

少海穴往上臂直上三寸，有個穴位叫青靈穴。青是什麼意思？代表疼痛，人一疼臉色就發青；靈就是專門管疼痛的穴位，特別靈驗，因此叫青靈穴。

無論是頭痛、**牙痛**，**還是無名痛**，你不管哪兒疼，也不管是哪兒的火，就**趕緊點揉青靈穴**。一點揉青靈穴，無名而生的痛，就會不知不覺的消失。

07 轉手腕，防止阿茲海默症

很多朋友想學穴位知識，其實有本專門講穴位的書——《扁鵲神應針灸玉龍經》。據說書裡很高級的針灸技術、經絡導引技術都是扁鵲發明的，因此要冠以扁鵲之名。「神應」是什麼意思？神應是宋仁宗給扁鵲的封號。為什麼宋仁宗要封扁鵲為神應王呢？

有一次，宋仁宗得了厭食症，找太醫看了，吃了各種藥都不管用。宋仁宗就想到扁鵲，對太醫說：「扁鵲要是活著就能給我治病了，乾脆你們幾個去祭拜扁鵲墓吧！」結果太醫祭拜了兩天，宋仁宗的病就全好了，因此他覺得扁鵲跟他是有神應的，於是封扁鵲為神應王。現在河北省邢台市內丘縣還有扁鵲廟，而且香火很旺。

其實，《扁鵲神應針灸玉龍經》不是扁鵲寫的，而是元代的一個醫學家、針灸家寫的，他說書中寫的，實際上都是扁鵲傳下來的「祖傳祕方」，因此叫《扁鵲神應針灸玉龍經》。

這本書好在哪？它把很複雜的經絡穴位，用非常簡單的七言絕句講述出來，一共說了一百二十個穴位、八十幾種病症，每種病症用一首七言絕句表達，理解起來非常容易。

比如阿茲海默症，《扁鵲神應針灸玉龍經》中怎麼說？「痴呆一症少精神，不識尊卑最苦人。神門獨治痴呆病，轉手骨開得穴真。」

神門穴可以治阿茲海默症，把手腕使勁轉幾次，一直轉到手腕有點發痠，發痠的地方就是神門穴。 ↓

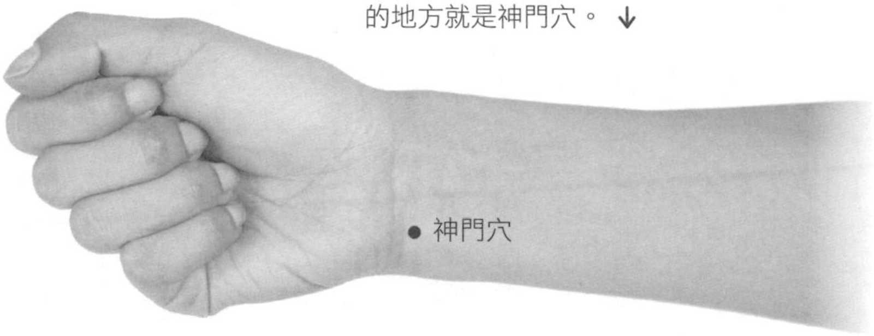

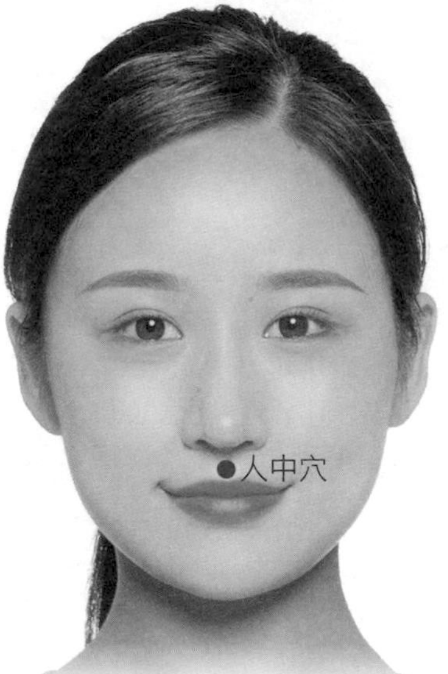

↑ 拿食指使勁掐人中穴，就從苦情中解脫出來了。

多揉大陵穴，揉得深點，甚至可以掐起來，嘴裡就不會有味了。 →

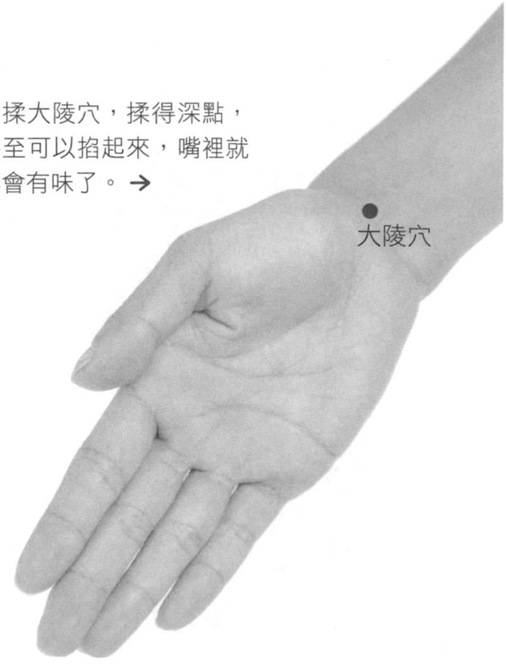

現在很多老人得了阿茲海默症，有什麼表現呢？少精神，甚至連親人都不認識了，讓人感覺很苦惱。「神門獨治痴呆病」什麼意思？告訴你神門穴（見上頁上圖）就可以治阿茲海默症，而且也把如何找神門穴的方法告訴你了——「轉手骨開得穴真」——把手腕使勁轉幾次，一直轉到手腕有點兒發痠，發痠的地方就是神門穴。

當然，如果你不想轉手腕，還有一些很簡單的方法——用大拇指和食指握住手腕，然後一扭一撮，就找到神門穴了。

勤刷牙，還口臭？多揉大陵穴，再掐人中穴

很多人都有口臭，如何消除呢？書中說：「口臭之疾最可憎，勞心只為苦多，大陵穴內人中瀉，心得清涼氣自平。」

「口臭之疾最可憎」，是說口臭這種毛病比較討厭，「勞心只為苦多情」，是說一個人為了情勞心，憂思不絕，結果就會憂鬱，氣血不通，產生瘀血了，怎麼辦？「大陵穴內人中瀉」——用兩個穴位，一個是大陵穴（見上頁右下圖），要多揉，揉得深點，甚至可以掐起來；還有一個是人中穴（見上頁左下圖），拿食指使勁掐，一掐人中，就從苦情中解脫出來了。然後「心得清涼氣自平」——當你心氣平和時，感情紓解開了，氣就順了，氣順了也就清涼了，就沒有口臭了。

其實，扁鵲自己也寫過一本書——《黃帝八十一難經》。什麼叫八十一難？有時，我們

看《黃帝內經》可能看不懂，有的人甚至學了十多年都沒學明白。《黃帝八十一難經》就能給你解釋，書中有八十一個難題，用一問一答的形式解惑答疑。

比如在「第二十五難」中，說到人體有五臟六腑，對應著十二條經脈，但還少一條經脈，那條經脈是什麼？它問了這麼一個問題，回答說：心有兩條經脈——心經、心包經。這就湊足了十二條經脈，就是這麼簡單。

在「第二十六難」中又問，人體有十二條經絡，也就應該有十二個絡穴，怎麼有十五個絡穴，多出來的三個絡穴是什麼？書中解釋：督脈有一個絡穴，任脈有一個絡穴，脾上有一個絡穴。加上這三個絡穴，就湊足了十五個絡穴。如果你覺得《黃帝內經》看著費勁，有好多問題不清楚，也可以參考扁鵲寫的《黃帝八十一難經》。

為什麼心驚就會膽戰？

《黃帝內經》中也有關於心的描述，比方說有的人心小，心小的人容易憂慮，會被憂慮所傷，但不會被外邪所傷。有的人心大，就容易被外邪所傷，但不容易被內憂所傷。還有的人心的位置比較高，接近肺了，這樣的人會有什麼問題呢？「悅而善忘，難開以言。」、「悅而善忘」就是做事不在意，不經大腦。「難開以言」就是人們沒法勸他，因為他不用心思，勸完也白勸。

還有一種是「心下則臟外」——心的位置比較低。「臟外」什麼意思？就是往外散，陽氣不足。這樣的人會「易傷於寒，易恐以言」。「易傷於寒」就是有點寒氣就先受傷，怕冷；「易恐以言」什麼意思？就是別人一嚇唬他就會哆嗦，有點心驚膽戰。

為什麼心驚會膽戰？《素問．靈蘭秘典論》中說：「膽者，中正之官，決斷出焉。」本來，判定某件事應該由心來做，而《黃帝內經》卻說膽可以代替心來做主。如果想養心，必須同時養膽，膽是護著心的。

有很多成語也說明了心和膽的密切關係，比如赤膽忠心、心驚膽戰……因此，如果你想強壯膽，就找膽和心相通的穴位——胳肢窩下面的兩個大穴，一個叫淵腋穴，一個叫輒筋穴。

淵腋是什麼意思？「腋」有人說是腋下，有的書上寫的是「液」——營養液。那淵是什麼意思？淵代表心臟。《道德經》上有句話叫「心善淵」，意思就是心在深的地方待著，淵就是心所藏的地方。**淵腋就是給心臟助力，給心臟營養的意思**。

淵腋穴非常好找，腋窩直往下三寸——手掌四橫指的位置。淵腋穴再向胸口的方向一橫指——一寸的位置，就是輒筋穴。

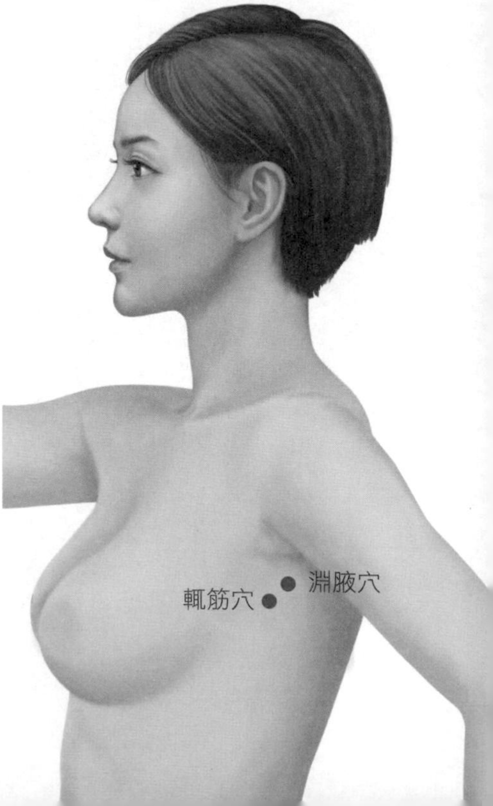

想強壯膽，就找找膽和心相通的穴位——胳肢窩下面的兩個大穴，一個叫淵腋穴，一個叫輒筋穴。→

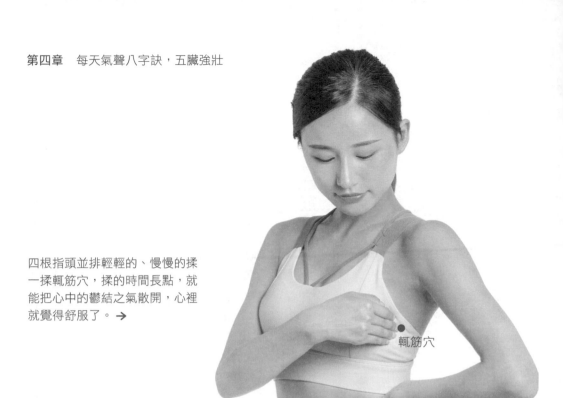

四根指頭並排輕輕的、慢慢的揉一揉輒筋穴，揉的時間長點，就能把心中的鬱結之氣散開，心裡就覺得舒服了。→

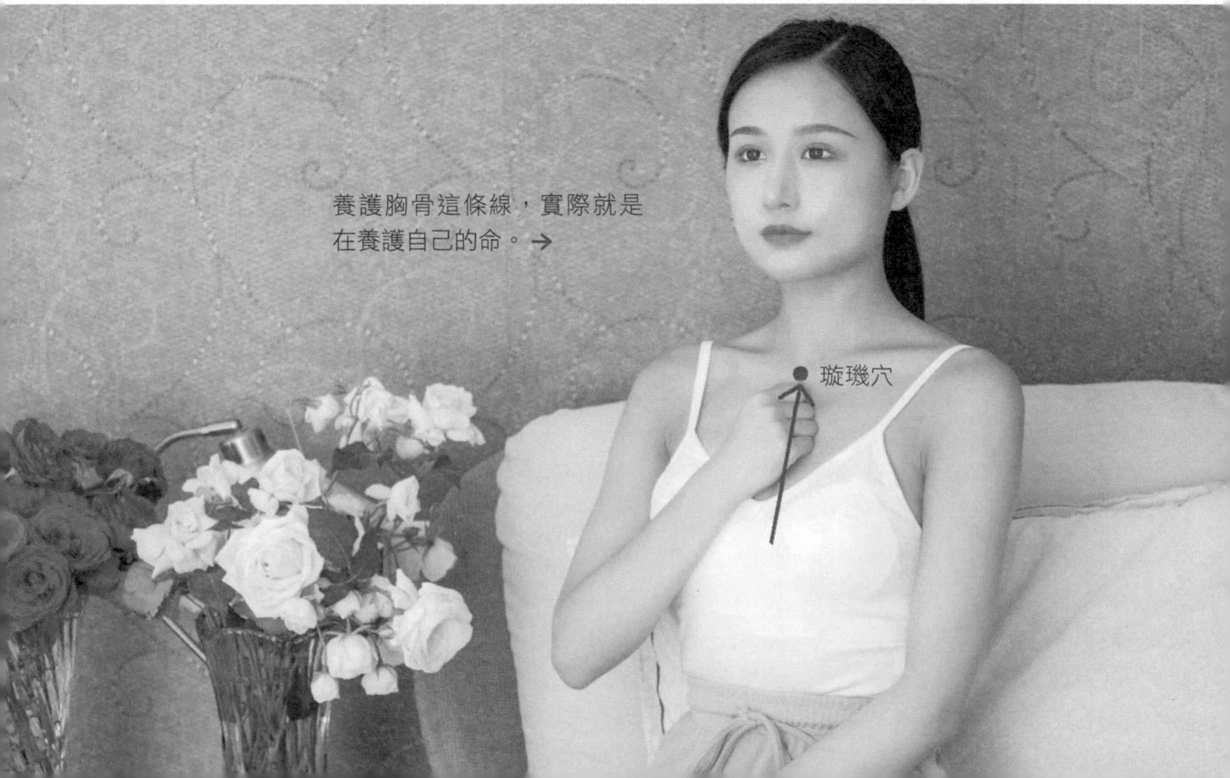

養護胸骨這條線，實際就是在養護自己的命。→

這兩個穴位是挨著的。輒是什麼意思？在古代，車的護板叫輒，按現在說的就是車扶手。假如你坐在三輪車上，旁邊得有扶手，也是一塊板子，它有兩個作用，一是扶靠，二是擋泥。誰主筋？肝主筋，輒筋的意思就是保護筋，輒筋穴就是保護肝的穴位。

那怎麼保護肝？一方面，我們的肝火一上來，濁氣同時也上來了，就跟濺了泥點一樣，而輒筋穴有平抑肝火的作用；另一方面，它又是一個護板，讓心能夠依靠。

讓心依靠是指什麼呢？肝屬木，木能生火。誰屬火？心屬火，肝是給心供血的，心臟的血要充足，要源源不絕，需要肝來供應。但肝在供應血給心時，不能把濁氣供應上來，不能讓心也產生火，只供應好的血液，把濁氣排除在外。**輒筋穴有兩個作用，一是供血給心臟，二是把肝的濁氣排掉**。

常揉輒筋穴、淵腋穴，強心壯膽，陽氣足

使用輒筋穴時，女性和男性的感覺還不一樣。女性只要平時揉一揉，就覺得心裡的委屈化開了；而男性揉輒筋穴，會感覺陽氣提升，膽氣增加了。

男性平時多揉，或者把手指攥成梅花狀，輕輕敲打這個穴位，就能助長陽氣；女性不用敲，只需四根指頭並排輕輕的、慢慢的揉一揉它，揉的時間長點，就能把心中的鬱結之氣散開，心裡就覺得舒服了（見上頁上圖）。

實際上，男性和女士在增強勇氣方面，要求是不一樣的。女性屬陰，陰血盛，本身就膽

偏小，女性膽小時，不是一件令人愧疚的事。男性是陽剛之體，陽氣足，如果男性膽小，就有種頹喪、懊惱的感覺，就傷了心了。

這種傷心是自我而傷，自我的挫敗感。男性要增加陽氣，從哪兒增加？就從膽氣來增加。因此，男性沒事時敲打這個穴位，就能增加膽氣和膽量。

心臟的氣血足了，你的膽量也能增加。如何讓心臟氣血足？敲胸口上的胸骨。胸骨上的穴位特別多，從心窩開始叫巨闕穴，它是心的募穴——募集氣血最多的地方；然後往上走，膻中穴、玉堂穴、華蓋穴、璇璣穴，這條路線，你平時沒事的時候可以多按揉，多敲打。其中，心包（膻中穴）尤為重要，就是人的半條命。

如果找不到膻中穴，也無所謂，胸骨總找得準吧？每天早上你起床後，從心窩往上敲，一直敲到嗓子眼以下——璇璣穴（第一八五頁下圖）。把所有的穴位全敲了，這對心臟是一個最大的養護。你養護胸骨這條線，實際就是在養護自己的命。胸骨氣血暢通，心臟就能保持氣血暢通，人就能保持健康。

如果你有好的條件，或者自己願意幫別人養護心臟，可以揉後背，後背對應前胸的都是一些護心的大穴——至陽穴、靈臺穴、神道穴（見下頁圖），都可以揉。

而且兩邊也有，比如心俞穴、膏肓穴，都是護心養心的穴位，揉一揉，或者拔罐、刮痧、艾灸，對家人和朋友都是一種愛護。

做人就是這樣，沒有能量的時候，先把自己的能量補足；有能量的時候，就把能量給朋友、親人，讓大家共同獲得健康。這麼做，你在生活中才會覺得坦然，有尊嚴、有榮耀，生活有品質。

我們透過對一些穴位的按摩，透過對經典書籍的學習，長期堅持，就可以做到胸有成竹，心中坦然，求人不如求己，自強不息。這就是養心的主要目的。

至陽穴、靈臺穴、神道穴、心俞穴、膏肓穴，都是護心養心的大穴，按揉、拔罐、刮痧、艾灸都可以。→

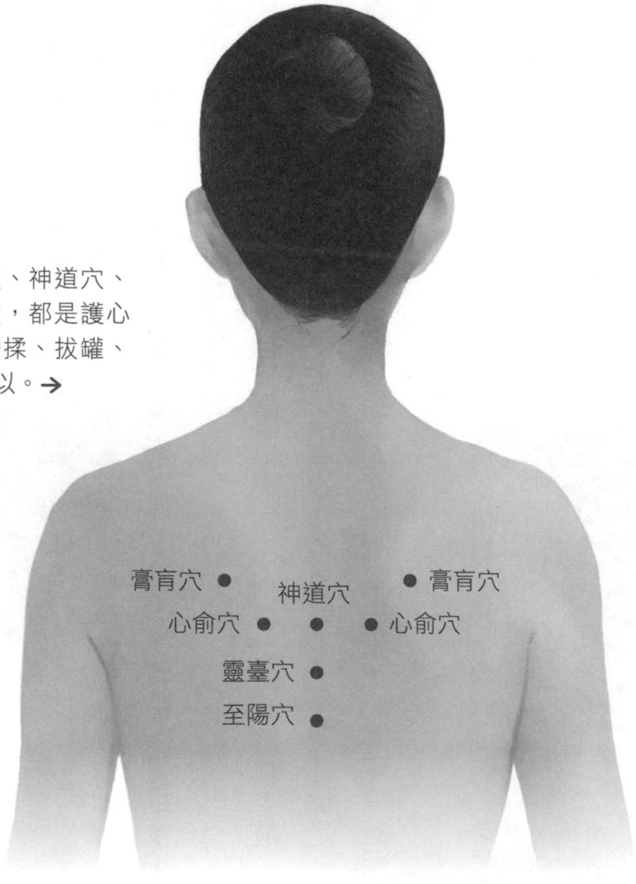

08 腎是根基，一定要顧好

說到預防衰老，很多人就會問，什麼臟腑在預防衰老的過程中起著最重要的作用？其實，就是我們的腎臟。**《黃帝內經．靈樞．經脈》中說，「人始生，先成精，精成而腦髓生」**。那麼，這個精從哪裡來？誰主精呢？腎主精。精生出來以後，生成腦髓，腦髓充盈了，才能決定人的生命品質。

腦髓有餘，人就身輕如燕，精力好

在過去，習武之人講究修練，說練武練到最高境界，其實練的就是大腦。大腦練的是什麼？練的是髓，髓要充盈。髓充盈有什麼好處？**《黃帝內經．靈樞．海論》中說，「髓海有餘，則輕勁多力，自過其度」**——大腦裡面的髓有餘，人就會身輕如燕，力氣很大，大到什麼程度呢？自過其度——自己都想不到有這麼好的精力。

當你腦髓充盈時，就能達到這樣的境界。如果髓海不足，腦子裡面空虛了，就會出現很多症狀：「髓海不足，則腦轉耳鳴，脛痠眩冒，目無所見，懈怠安臥。」

「腦轉耳鳴」——頭暈目眩，耳朵也老響，像蟬鳴。「脛痠眩冒」——脛指小腿，「脛痠」就是小腿肚子經常「轉筋」[7]。「眩冒」是說頭腦發蒙，頭重腳輕，好像要摔倒一樣。「目無所見，懈怠安臥」——對眼前的東西視而不見，看見了，就好像沒看見一樣。有點像現在說的阿茲海默症的早期症狀，也叫「慌慌無所見」。「懈怠安臥」是說經常覺得疲勞，一直想躺著。以上就是腦髓不足導致的症狀。

腦髓是由什麼構成呢？是由腎精構成的，可想而知，腎在人的一生中起著多麼至關重要的作用。在**《黃帝內經·素問·靈蘭秘典論》**中是這麼解釋腎的。**「腎者，作強之官，伎巧出焉。」**意思是人活在世上，想出人頭地、自立自強、智慧過人，就得靠腎，因為腎是我們的老本、根基。

「伎巧出焉」是說雖然你身體強健，但還想智慧過人，就離不開腎。為什麼腎能產生智慧？因為腎精有餘了以後，順著脊椎把精髓灌注到大腦裡，腦髓就充盈了。「輕勁多力，自過其度」，就有點兒心想事成的感覺。

現在我們常常覺得心有餘而力不足，心裡想得挺遠，可沒那麼大的動能。動能來自哪兒？就來自我們的腎。腎是生而帶來的能量，為什麼叫先天之本呢？因為我們一生下來，老天就給我們註定了能量。

怎麼區分人長不長壽呢？有沒有一個標準？《黃帝內經·素問·上古天真論》裡說得很詳細，黃帝問岐伯：「有的人歲數挺大的，但精力還很旺盛，還能生孩子，這是怎麼回事？」岐伯說：「此其天壽過度，氣脈常通，而腎氣有餘也。」——這叫天命，是遺傳的因素好。「氣脈常通」——經脈都常通著；但最關鍵的是「腎氣有餘」——腎氣強。

你要想長壽，從整個格局來講，腎必須得好，才能真正長壽。而且《黃帝內經・素問》的第一篇《上古天真論》裡有三分之一的章節，都在告訴你腎在人一生中的重要性。

骨骼的生長發育，關鍵在於腎

「女子七歲，腎氣盛，齒更髮長。」女子從七歲開始，腎氣逐漸充盈，充盈的表現是什麼呢？「齒更髮長」——開始換牙，頭髮開始生長，變得茂盛。另外，「腎主骨，其華在髮」，腎管著你的骨質，牙齒是骨之餘，因此**骨頭結實，牙齒就長得結實；骨頭不結實、骨質疏鬆，牙齒就容易鬆動**，它們是一脈相承的。

還有頭髮是不是濃密，是不是有光澤，也靠腎——**「腎主骨生髓，其華在髮」**。頭髮背後的能量就是腎精，**腎精足，骨頭就結實，頭髮就濃密、有光澤**。

腎的重要性體現在腎精上，養足腎精，才能進一步達到「還精補腦」——給大腦充足的腎精，讓腦髓充盛，你就可以達到心想事成、隨心所欲的狀態。這也是道家最後要修練的一種境界。

7 指小腿的腓腸肌痙攣。

人是從什麼時候開始衰老的呢？《黃帝內經》告訴我們，女子「五七，陽明脈衰，面始焦，髮始墮。」——女子三十五歲時，胃經（陽明經）開始衰退，面部開始枯槁，頭髮也開始脫落。

這跟腎有什麼關係？實際上腎為先天之本，從先天帶來了很多腎精，也就是給你自然帶來了「本錢」，然後靠後天飲食來補充。如果腎精有餘，就不用動用先天帶來的腎精，不用動用老本，你就衰老得慢；如果你後天飲食不調、起居無常，好的營養沒有真正被吸收，就得調用老本，把腎精調出來補後天的不足。

什麼時候就開始調用老本了呢？**女子大概在三十五歲，男子大概在四十歲時就開始調用老本走向衰老了。**

誰主光澤？就是腎精。人的精少就會無精打采（「采」就是光澤）。女子在三十五歲時「面始焦，髮始墮」；男子在四十歲時「發墮齒槁」[8]——掉頭髮，牙齒鬆動。

實際上，**衰老看兩個標誌。一是你的骨頭是否強健；二是你的頭髮是什麼狀態**——如果頭髮開始脫落、變白，就說明你老了。這是一個節點，在這時預防衰老是最關鍵的。

腎精充足就能減緩衰老

在《黃帝內經·靈樞》中，有一個人體衰老的進度表[9]——**到了五十歲，肝先開始衰老；到了六十歲，心開始衰老；到了七十歲，脾開始衰老；到了八十歲，肺開始衰老；到了**

九十歲，腎開始衰老。

實際上，不管是肝、脾、心、肺衰老，其實都貫穿在腎的衰老上。為什麼？就是因為你的腎精不足，其他臟器才會依次衰老。而且人衰老的過程跟四季輪轉的過程是一樣的，春屬肝，五十歲時肝開始衰老；春季完了是夏季，夏屬心，這時心開始衰老；夏季完了叫長夏，脾主長夏，這時脾開始衰老；長夏完了是秋季，秋屬肺，這時肺開始衰老；秋季完了就到了冬藏的時候，萬物一片寂寥，這時腎開始衰老。春生、夏長、秋收、冬藏，這也是人的生命軌跡。

既然人的生命軌跡是無法遏制的衰老過程，我們應該如何延緩老化？《黃帝內經》中就告訴你四季如何養生，在各個階段如何保養自己的身體，達到四季輪轉，而不是到冬天就消亡了。冬天是消亡的過程，也是儲藏生機的過程。所以，你要是懂得儲藏生機，就可以綿綿不絕的保持生命的動力，不把冬天當作一個消亡的季節，而是當作儲藏的季節。你這麼做，就有回天之力。

現在，既然你知道了這個規律，就可以順著這個規律走。《黃帝內經・素問・上古天真論》裡主要強調我們如何把握這種規律，它舉了四種人：真人、智人、聖人、賢人。如果一

---

8 五八腎氣衰，發墮齒槁。

9 五十歲，肝氣始衰，肝葉始薄，膽汁始減，目始不明；六十歲，心氣始衰，若憂悲，血氣懈惰，故好臥；七十歲，脾氣虛，皮膚枯；八十歲，肺氣衰，魄離，故言善誤；九十歲，腎氣焦，四藏經脈空虛。

個人能像真人那樣懂得道，能悟道，就可以「壽敝天地，無有終時」[10]——長生不老。

但真人的這個境界，我們達不到啊，那就退而求其次，還有聖人和賢人。聖人和賢人是我們可以追求的目標，怎麼追求呢？要有聖人和賢人的思想才行，要知道聖人和賢人是怎麼為人處世的。

比如「適嗜欲於世俗之間……行不欲離於世」[11]，什麼意思？我們要有一定的正常的欲望，這才叫生之為人，但怎麼達到一個合理的狀態呢？

「志閒而少欲，心安而不懼」——心裡平和，沒有什麼懼怕；「形勞而不倦」——雖然做了一些事，但不覺得疲倦，為什麼呢？因為你的心裡沒有負擔，做任何事時就不會疲倦，等於沒有損耗。

為什麼聖人、賢人做事會感到遊刃有餘？因為精足。

09 手腳冰涼，艾灸、墜足補腎氣

前面我說了，精足則腦髓足，腦髓充沛的人做事就會遊刃有餘。所以，我們要是想長壽，就把力量集中在一點，也就是聚精會神。怎麼才能聚精會神？具體的方法是什麼？

手腳容易發冷，可能是腎出問題

說到具體的方法，你就要先發現問題，比如怎麼知道自己的腎越來越弱？腎弱有什麼表現？《黃帝內經．靈樞》中說，**如果腎有問題，首先你的四肢容易覺得冷**，因為陽氣不足，還會「善恐」——經常會覺得恐懼，再嚴重點就會「飢不欲食」——肚子裡空了，但你感覺不到餓，沒有食慾。（飢是肚子裡沒東西的感覺，餓是沒食慾，因此飢和餓是有差別的。如

10 黃帝曰：余上古有真人者，提挈天地，把握陰陽，呼吸精氣，獨立守神，肌肉若一，故能壽敝天地，無有終時，此其道生。

11 其次有聖人者，處天地之和，從八風之理；適嗜欲於世俗之間，被服章無恚嗔之心；行不欲離於世，舉不欲觀於俗。

果你超過一天沒吃東西，肚子空了，可是沒食慾，這就是腎氣不足的表現）

這時怎麼辦呢？古人說：「灸則強食生肉」，意思是用艾灸的方法，灸一灸關元穴、氣海穴，再灸中脘穴。這麼往下一通，就可以「強食生肉」。

關於「強食生肉」，各種解釋都有。最普遍的解釋是，灸完了以後為了增加營養，可以吃點生肉。但這種解釋好像不太符合實際，人吃不下飯時，吃饅頭都覺得堵，要是吃生肉就更堵了，因此歷代很少有人這麼實際做過。

還有種解釋，是說用艾灸的方法，勝於硬吃東西。而不吃東西就不需要胃來消化，直接用艾灸進補，而不是先透過食補。

這種解釋在實際生活中

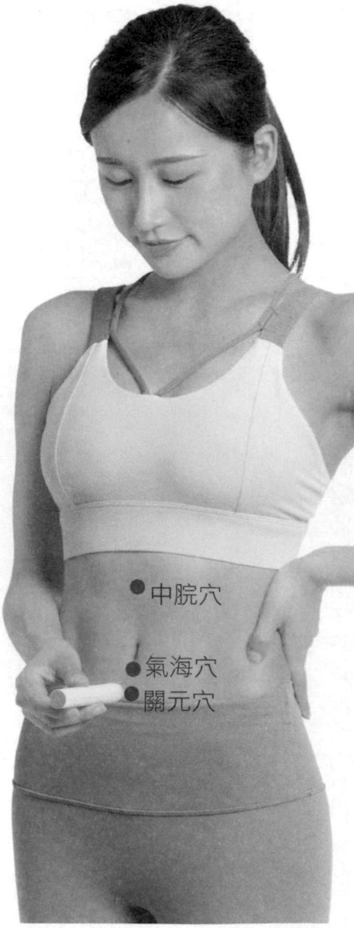

灸一灸關元穴、氣海穴，再灸中脘穴，可以大補腎氣。

比較行得通，而且也符合《黃帝內經》裡的一個概念——**「腎為胃之關」**——腎是胃的一個關口，如果關口沒通，胃的通道也就不通了。胃的關口打開了，食慾自然就會大開，你自然就想吃東西了。實際上，這種解釋也更符合《黃帝內經》和道家的一些養生觀念——不強迫自己做事。

有人說：「我不習慣艾灸，艾灸的味道太重。」《黃帝內經》告訴你另一個方法——「緩帶披髮，大杖重履而步」。

你不艾灸也沒事，可以用導引法，實際上就是墜足法（見第一二八頁）。這個動作會讓你有種不由自主的感覺——身體變成了一種自由落體的狀態。你把腳抬起來，然後它怎麼落下，你就不管了，跟鉛球砸在地上一樣，不是你把腳使勁往下跺，而是把全身的體重都墜在腳上，因此叫墜足法。

練導引法，不是肢體要做什麼標準動作，而是要心領神會，完全靠意念來感覺，在腦子裡一定要有圖像。有了這個圖像，你做出來的動作就是那個動作；如果你的腦子裡沒有這個圖像，而是牢記胳膊要按什麼、要做什麼，腿要按什麼做什麼……結果你分別按照要求做，就會導致做哪個都不對。

實際上，你做的動作跟原創不一樣都沒關係。只要你的心裡已經體會到這種感覺，就可以了。墜足法主要是讓你放鬆，而且墜足可以讓氣血到腳底。墜完足一會兒的工夫，你的腳底就發熱了，氣血就往下面去了，這麼做就補到腎了。補腎是什麼？**補腎就是引血下行，把氣血補充到腳底**，腳底有力量，就有底氣補充到根上。

吝嗇自己的氣血、精力，不要隨意耗費

說到根，就不得不說到《道德經》。《道德經》中，人應該怎麼補充能量、長壽呢？《道德經》說，「治人事天，莫若嗇。」[12]——不管是待人接物，還是生活工作，一定要吝嗇自己的氣血、精力，要好好保養，不要隨意耗費。

「嗇」是一個很好的會意字，它上半部是麥子的形狀，下半部分是糧倉的形狀，意思是收下麥子後，粒粒歸倉，就不會有損耗，這是一個累積儲存能量的過程。把你的精氣血都補充給腎，成為腎精，人才能逐漸強壯。

這樣做有什麼好處？「夫唯嗇，是謂早服」，什麼叫「早服」？一個人很早懂得養生之道，早早的服從了自然規律。

「早服謂之重積德」——早服，你就能重積德。什麼叫德？能量。因為人就靠能量活著，所以「重積德則無不克」——當你的能量特別多時，什麼都能戰勝，這時你就可以心想事成、隨心所欲。

「無不克則莫知其極」，「莫知其極」是說你都想像不到自己到底有多大的才能，都不知道自己能發揮出什麼能量。因為你的腦髓太充盈了，精力太旺盛了，這時你就能不做而做，變成一種無為的狀態，無為而無不為了。

實際上，道家說的無為就是說當你的能量特別足時，都不用自己主動做什麼事，能量就自動去完成了。

安心定神，才能補腎養腎

有人說：「是不是養心比養腎還重要？《黃帝內經》中不是說『主明則下安』嗎？」是的，「主明」就是心要明，心明是為了什麼？為了我們能更好的養腎。如果心不明，我們就不知道什麼叫儲存，也不知道什麼叫耗費；而心明時，心就能定下來，然後就沒有什麼懼怕的，這時才能「志閒而少欲」——才能真正補到腎上（腎藏志）。

傷腎的事特別多，比如風寒傷腎，如果有風寒進入體內，人的腎陽氣為了阻止風寒，就會消耗大量的腎能量。《黃帝內經·素問·四氣調神大論》說，到冬三月時，正好該養腎了，怎麼養腎？叫「無擾乎陽」。誰在擾乎陽？就是風寒。然後告訴你「去寒就溫」——離寒氣遠點，別去冬泳，別去感受風寒。

接著說了「無泄皮膚，使氣亟奪」，什麼叫「無泄皮膚」？就是說你別讓毛孔張開出大汗，因為出大汗以後，身體裡好不容易儲藏的陽氣就都散出去了。「使氣亟奪」是說體內的陽氣屢次被外界的風寒奪走，是白白的損耗。所以一定要「無擾乎陽」，固守身體的陽氣。為什麼要用艾灸的方法？因為艾灸不但不損耗陽氣，還能往裡注點陽氣。

還有一個是恐傷腎，人有了恐懼，腎就要用大量的腎精抵禦恐懼，就會傷腎。

12　治人事天，莫若嗇。夫唯嗇，是謂早服；早服謂之重積德；重積德則無不克；無不克則莫知其極。

為什麼說養腎之前先要安心定神？養心主要是防治什麼？讓你不要過於恐懼、思慮，這樣腎才能得以好好的去養。腎為「封藏之本」，「封藏」就是藏著不耗費，為什麼要封藏？因為腎精是與生俱來的，是我們的老本、是生命的種子，我們需要用它來生生不息，不要輕易使用，要盡量用後天的能量。

《黃帝內經．素問．上古天真論》中還說了這麼一句話，**「腎者主水，受五臟六腑之精而藏之，故五臟盛，乃能瀉。」**這句話是說五臟的精特別足，是供給腎來用的，而不是說五臟空虛，然後動用腎這點老本來補養五臟。這就反其道而行了，這樣做，人就會衰老得快。

女子在三十五歲，男子在四十歲以後，就開始動用老本了。因此，為了讓我們不動老本，少動老本，就要及時增強五臟的能量——「疏滌五臟」——沒事時就疏滌（指疏通、清除）五臟，讓它的功能強大點，「故精自生，形自盛」——這時你生的精就是後天之精。

10 身體的肉歸脾管，養好脾，增肌又減肥

每個人都想讓自己的身材好一點，身上的肉更緊實點、細滑點……而脾胃正好管這些問題。為什麼說脾胃管這些問題？這跟脾的特性有關。在中醫裡，**「脾主肉」——身體的肉歸脾管**。

減肥是減什麼？

減肥是減什麼？主要減贅肉。減肥一般減哪？減的是四肢、肚子上的贅肉，比如腿太粗了，上臂有「蝴蝶袖」，肚子有「游泳圈」等。**四肢、肚子等處的肥胖，都可以透過調理脾胃來解決**。

《黃帝內經》中說：「諸溼腫滿，皆屬於脾」——身體的溼濁、腫滿這些問題，都屬於脾管。腫滿給人什麼感覺？皮膚、肉比較粗糙，小腿肚很粗，大腿很粗，肚子大，感覺腫起來的樣子……。

為什麼身體會出現上述這樣的問題？

因為你身體內有痰溼[13]，而痰溼的源頭是脾——**「脾為生痰之源」**。痰溼多的人臉色蠟黃、皮膚粗糙，而且容易長痘痘，頭上的頭皮屑也多。另外，痰溼又稱為重濁[14]，重濁的危害是什麼？讓你困重——頭上像套了一個袋子，整天昏昏沉沉的，整個人沒精神，大白天老想睡覺，晚上卻睡不著等。知道這些問題產生的原因——「諸溼腫滿，皆屬於脾」、「脾為生痰之源」後，我們就要回到根上去調理——「治病但求其本」，什麼是本？明代醫家李中梓說：**「腎為先天之本，脾為後天之本。」**

我們要靠好好養脾來掌控後天，好好調理自己的後天之本。

每季最後十八天，補脾、健脾好時機

《黃帝內經》對養脾是怎麼闡述的呢？《黃帝內經·素問·四氣調神大論》中提出了很有意思的問題——春天由誰所主？夏天由誰所主？秋天由誰所主？冬天由誰所主？什麼是主？主就是神，**《黃帝內經·素問·四氣調神大論》**中說，我們要找到五臟各自的神來調養。**春天調肝，叫養生之道；夏天調心，叫養長之道；秋天調肺，叫養收之道；冬天調腎，叫養藏之道。這就叫四氣調神。**

這四個大神都出來了，可是沒脾，難道脾在四季中不起作用嗎？帶著這個疑問，黃帝在《黃帝內經·素問·太陰陽明論》中問岐伯：「脾不主時，何也？」——肝主春天，心主夏天，肺主秋天，腎主冬天，為什麼脾不主某個季節？

岐伯回說：「脾者土也，治中央，常以四時長四藏，各十八日寄治，不得獨主於時也。」——脾是治中央的，中央戊己土，它的方位在中間，其實春夏秋冬都有脾的參與，「各十八日寄治」——每個季節，它都參與十八天，但又不專門主春夏秋冬，因此叫中央戊己土。（東邊主什麼？東邊是東方甲乙木，是肝所主；南方丙丁火，是心所主；西方庚辛金，是肺所主；北方壬癸水，是腎所主）

脾雖然不主四方，但它在中央，屬土，四方它都兼顧，就像一個無名英雄一樣——我給你們搭建平臺，讓你們在上面自由生長，這是脾的一個特性——很敦厚，《黃帝內經》裡稱之為「土曰備化」——土含萬物，是無所不備；土生萬物，是無所不化。

土有一個很大的德行——土德。土在《周易》中屬坤，「地勢坤，君子以厚德載物」。厚德指的就是脾的德行，它能承載萬物，潤藏萬物。

「各十八日寄治」是什麼意思？這十八日指的是每個季節的最後十八天。比如，冬三月最後的節氣是小寒和大寒，也就是說小寒最末的三天，加上大寒的十五天，總共是十八天，歸脾所管。

有人說，我們知道這些有什麼用？知道這些特別有用，前面說過，四氣調神——每個季

13 指體內的氣血津液運化失調，或外界水溼侵襲入體，在體內異常積聚、停留的狀態。
14 重：頭身困重、四肢痠楚沉重；濁：分泌物和排泄物穢濁不清。

節要養相應的臟器，但有時我們養不好，比如冬天經常熬夜、受寒，傷了腎，在春天的時候就會得痿厥的病——渾身無力，四肢發冷，而且覺得這種冷是從體內生出來的。

出現這種情況，脾就在冬三月的最後十八天——脾令所主的時候，自動幫你來調節、修復身體。怎麼調節？比如這時你可能會不自覺的想吃點什麼甜的酸的；可能突然感覺晚上就睏得不行，非得睡……這就是脾在不知不覺中幫你調節。

知道了這是脾在暗中起作用，我們就應該在這十八天裡好好健脾，配合脾來調節冬天沒養好的腎，讓腎可以很好的過渡到春天。

脾常以四時長四臟

《黃帝內經》中也把脾叫做**「諫議之官，知周出焉」**。什麼叫「諫議之官」？「諫」是說有一堆東西，脾能幫你去粗取精、去偽存真，把最好的東西篩選出來，然後提供給你。脾就起這個作用的。

「知周出焉」什麼意思？知就是智慧，周是周到，脾能用它的智慧把四臟調和得很周到。「知周出焉」還有總結的意思——每個季節到最後都要總結一下，把不好的東西去掉，然後修整，重新再沉積、調和。

脾之所以有這麼多好的功能，因為它還是「倉廩之官，五味出焉」。

什麼叫「倉廩之官」？「倉廩」是大糧倉，四季出產的豐富物品都在裡面；倉廩之官就是倉庫管理員，專供「五味出焉」。

五味的表面意思是甜酸苦辣鹹，但實際上這裡說的「五味出焉」是指**脾專門給不同的臟器輸送不同的營養**。比如**酸味入肝養肝、苦味入心養心、鹹味入腎養腎、辣味入肺養肺、甜味入脾養脾**。「五味」進入倉庫後，倉庫管理員——倉廩之官——脾開始分揀，貼上標籤，完後一一發送。各個臟器需要什麼，它就補給什麼。脾就是把最好的東西分揀出來專供五臟六腑的。

《黃帝內經．素問．四氣調神大論》中雖然沒有直接說出來脾主什麼，但脾卻在暗中起著重大的作用。《黃帝內經》裡說它**「常以四時長四臟」**——在四季幫助四臟健康發展。

由此看來，脾是我們身體裡的幕後英雄，從來都是幫助別人，但自己從不顯露出來；是暗中幫助我們的貴人，德行很大，能承載萬物。「天覆地載」說的是老天覆蓋我們，大地承接我們，這就是脾的德。而且它「天無私覆，地無私載」——脾沒有偏私，是一個公正不阿、對誰都一樣好的臟器。

11 脾虛百病侵，靠五穴按摩

前面談過，每個季節的最後十八天是脾所主，這時我們要抓緊季節交接的當口好好調養脾。怎麼調養呢？脾在五行中屬土，土裡長的東西脾都喜歡，比如馬鈴薯、地瓜、山藥、花生等都養脾。

有時你可能會突然想吃點紅薯、馬鈴薯之類的食物，或者是想吃點甜食，這就是脾在告訴你，多給它一點能量，它要幫助其他臟腑了。比如你突然想吃點酸甜的食物，這是它想補肝了；如果你想吃點甜苦的食物，比如巧克力、咖啡，這是它想補心了……總之，**要想調和所有的臟腑，都要先通過脾這關**。

脾得先補好，才能進補

很多人想透過吃點好東西來補腎、補肝……其實，進補是有前提的，得脾胃先受納，才能「五味出焉」；如果脾胃不受納，五味就出不來，也就是說倉庫滿了，裝不下東西了，哪還能往外傳送。營養越高的食物，需要占用脾的功能越多。因此，首先得你的脾好，功能強，才能進補；如果脾不好，你還想補益其他臟腑，就會導致虛不受補。

金元四大家之一李東垣看到脾胃在五臟中的重要性，特別寫了一本《脾胃論》。書中說了一句很著名的話：「脾胃不足為百病之始。」——如果脾胃補養得好，百病就生不起來，人的正氣會很足。當時他發明了一個著名的方子——補中益氣湯。健脾胃可以吃補中益氣丸，還有一些其他的成藥，比如參苓白朮丸、啟脾丸、人參歸脾丸……都是健脾的。

知道了脾的重要性，又知道了脾的功能，我們在日常生活中就可以健脾了。

之前說了很多健脾的食物，還有很多現成的食物，比如山藥薏米粥、小米粥、玉米粥、胡蘿蔔、白蘿蔔（既健脾又補肺）、南瓜……都是健脾的好東西。請一定要記住，進補得先通過脾這關，如果不通過脾，什麼都補不進去。

想健脾，就揉五臟的原穴

健脾的穴位在身體裡最多，而且隨處可見，隨手可摸。比如五臟的原穴都屬脾、都屬土，跟脾都是相通的。如果你覺得脾的運化[15]能力有點弱、有點虛（脾虛主要有以下表現：吃不下東西、覺得疲倦、說話有氣無力、白天老想睡覺……），那就揉五臟的原穴吧！

15 運輸和消化。

肺的原穴是太淵穴、脾的原穴是太白穴、腎的原穴是太溪穴、肝的原穴是太衝穴、心包的原穴是大陵穴、心的原穴是神門穴。這些穴位都是健脾的，可以給脾動力。

覺得脾堵，就揉六腑的合穴

如果你覺得脾有點堵，脾胃不運化，就用六腑的合穴。六腑是指大腸、小腸、胃、三焦、膽，還有膀胱。其中，**大腸的合穴在手肘附近，叫曲池穴；小腸的合穴在手肘內側，叫小海穴；胃的合穴在膝蓋骨外側下方約四指寬的地方，叫足三里穴；**三焦的合穴在肘後，**叫天井穴；膽的合穴在膝蓋旁邊，叫陽陵泉穴；膀胱的合穴在大腿根膝窩下，叫委中穴**（見下頁圖）。這些都是健胃、行脾的穴，可以幫脾運化。

如果你照鏡子覺得臉有點腫，有眼袋、

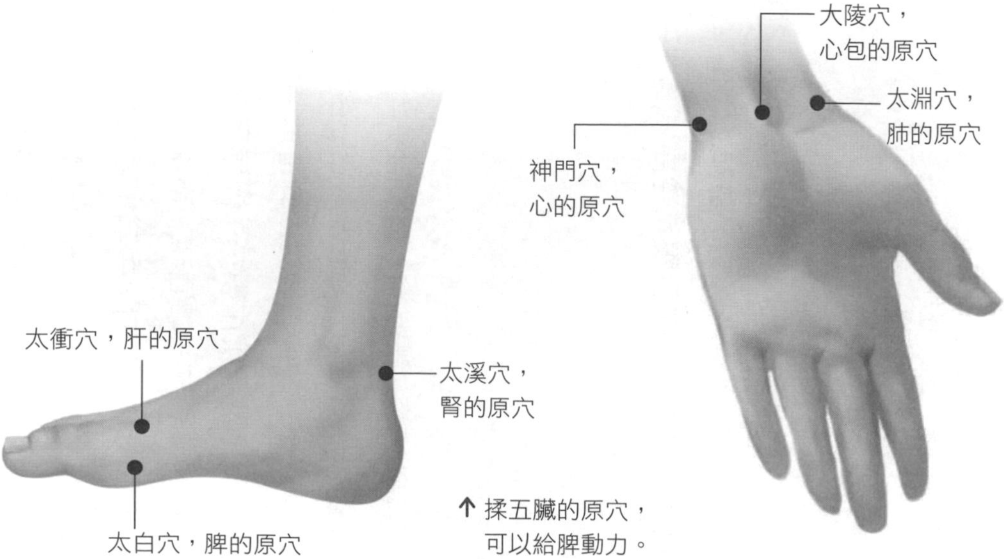

↑揉五臟的原穴，可以給脾動力。

上眼皮腫、肚子也腫了……這就是「諸溼腫滿，皆屬於脾」。有了這種症狀，你就知道該健脾了。

腫滿就是脾有痰溼所導致的，這時需要先通。它不是虛的症狀，虛讓人感到渾身無力，不想動彈；溼讓人感到所有東西都往外膨脹，有堵悶的感覺——頭脹，九竅不利，覺得哪兒都不舒服。這時候趕緊揉揉胃的合穴——足三里穴，用手撥弄膽的合穴——陽陵泉穴，如果有麻麻的感覺，效果就出來了。

你還可以敲敲肘後三焦的合穴——天井穴。「決瀆

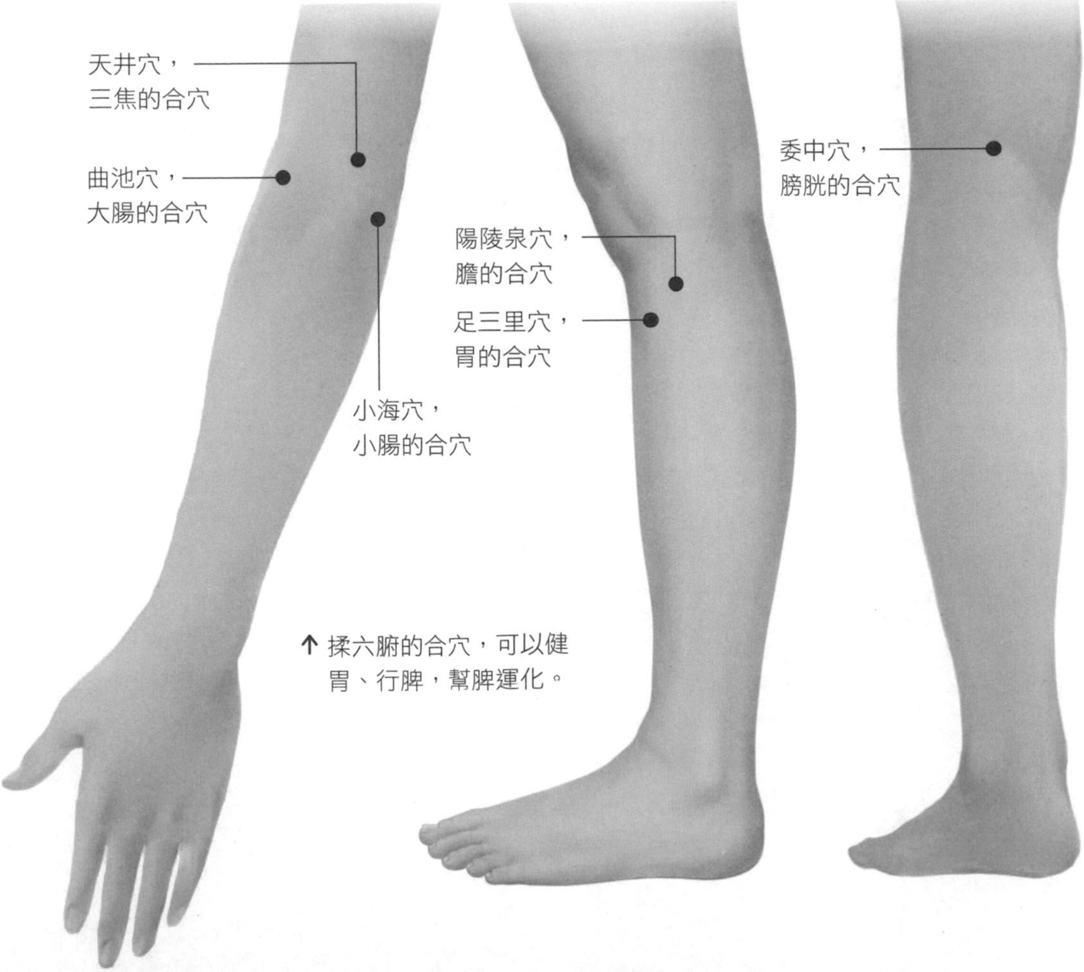

↑ 揉六腑的合穴，可以健胃、行脾，幫脾運化。

之關，水道出焉」，敲天井穴就可以把體內的溼氣排出去，也運化了脾。可以這麼說，哪個合穴都從不同的通道通著脾。

我把這些穴位提供給你，你可以根據身體的感覺隨機選用。比如你因為生氣覺得不通，就先敲敲天井穴；或者可能因為吃得有點多，就先揉揉足三里穴……根據不同的症狀，選用不同的穴位。

另外，有味中藥叫藿香正氣（藿香這種芳香的東西能把脾喚醒，能正氣——氣又重新正了），是一味祛溼祛寒、健胃行脾的良藥，如果你感覺脾有點兒堵，脾胃不運化，也可以配合穴位來使用它。

如果你吃東西不消化，從脾經本身去健脾更方便，而且更好學。首先揉揉脾的原穴——太白穴，再揉公孫穴，公孫穴在太白穴上面一寸。另外，在膝窩下方有一個健脾除溼的大穴——陰陵泉穴，是脾經的合穴，多揉揉它就能把體內的溼去掉，好血就能過來了（因為溼氣占了好血的位置。陳血不去，新血不生）。

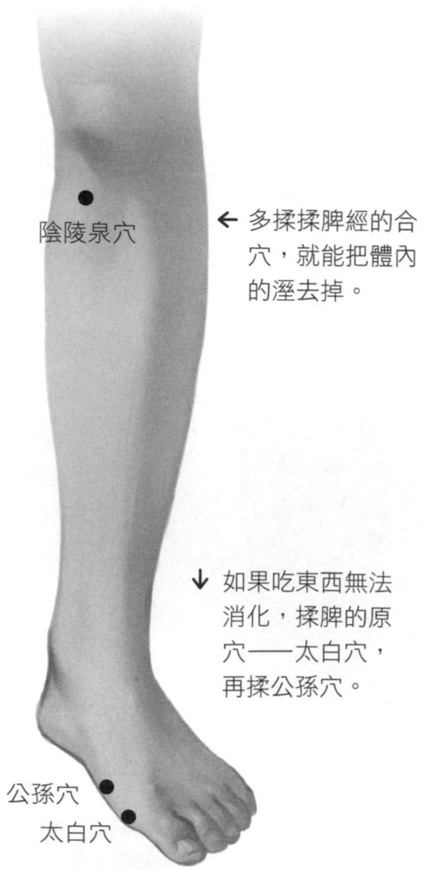
陰陵泉穴
多揉揉脾經的合穴，就能把體內的溼去掉。
如果吃東西無法消化，揉脾的原穴——太白穴，再揉公孫穴。
公孫穴
太白穴

另外，兩肋的肋骨間有兩個穴位叫章門穴（見下頁圖），章門穴是脾的募穴，募是指脾的能量在這裡聚集，所以一捶肋骨，脾的能量就被調動起來了。而且章門穴又是肝經上的一個穴位，借助肝的力量給脾，能量就會更大。

你沒事的時候可以敲敲章門穴，實際上在敲帶脈的時候就連章門穴一起敲了。為什麼號召大家多推腹？因為整個大腹都歸脾管，所以你透過推腹這麼一個簡單的動作，就把脾都健運了。

知道了這些原則後，你就知道自己是需要往裡進補，還是需要先通一通。

你可以用白蘿蔔、胡蘿蔔煮湯，既補脾又通脾。如果你不知道脾胃的虛實，那也沒關係，山藥健脾、蘿蔔通脾，你可以把山藥和蘿蔔放在一起煮，既健脾又通脾，具體比例要根據你當時的情況來定。如果脾胃堵得厲害，就多加蘿蔔；如果虛得厲害，就多加山藥。

總之，記住一個原則——**不通不補**。不通的時候進補就變成了呆補，補的東西進不去，就會停在那裡。當你記住這個原則後，處理任何事都變成了一種直覺，覺得就應該這麼做，而且這麼做會很舒服。

慢慢的學會用身體的這種感覺，實際上這種感覺是你久違的一位朋友！如果你習慣用邏輯思維做事，就會拋開身體的感覺。為什麼人們做了一些事會後悔？就是因為做了自以為應該做的，但身體不喜歡做的事。因此我們做什麼都要身心合一。

總之，脾給人的感覺就是平平常常，就是生活的一個平和狀態。實際上這也是萬物的規律，《道德經》上說「致虛極，守靜篤」，是說守脾的平和狀態。「萬物並作，吾以觀復。

夫物芸芸」，芸芸眾生生長，最後還歸於脾——「歸根曰靜，靜曰復命」，才能真正的「復命」——從頭再來，重整旗鼓，重新獲得能量。如果你能學會這種復命，能量就會源源不絕，四季輪轉，生生不息。

如果你有這個能量，就能知進知退、慎終如始，一生平安無恙。這也是《黃帝內經》和《道德經》共同給我們提出的一種養生之道——「知止不殆」。所有東西得有一個最基本的平臺，你要在這個平臺上才能起步。「九層之臺，起於累土；千里之行，始於足下。」要打好後天之本的地基，就要靠脾。

章門穴是脾的募穴，募是指脾的能量在這裡聚集，因此一捶肋骨，脾的能量就被調動起來了。

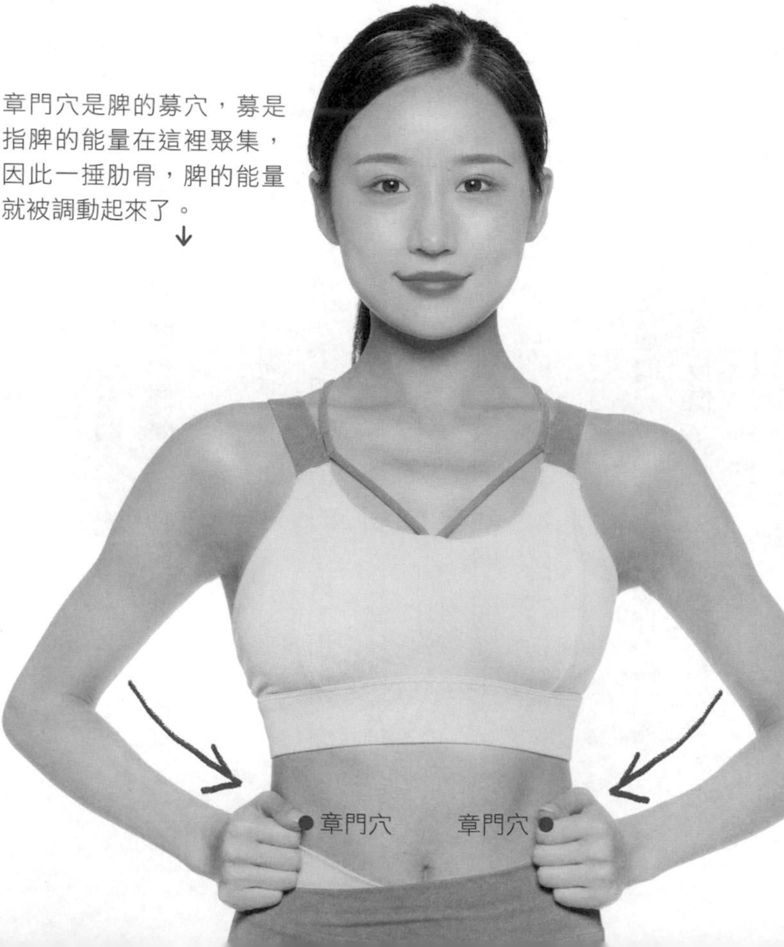

少吃多得味，多吃活受罪

知道了脾的重要性，在日常生活中，你就可以時時刻刻健脾了，按摩經絡也行，吃點健脾的食物也好，同時，也要遠離那些傷脾的東西。

什麼會傷脾？飲食過多、勞倦則傷脾，就這麼簡單。「飲食自倍，腸胃乃傷」──如果你吃多了腸胃就會受不了。俗話說：「少吃多得味，多吃活受罪。」少吃就能真正吸取營養，多吃就會堵在那裡，吸收不了就會變成毒素。少吃才能多得，一定要記住這點。

《黃帝內經．素問．上古天真論》中說「形勞而不倦」，意思是幹點活並不會讓人覺得疲倦，而且還能把精氣神喚醒。勞不一定讓人倦，但疲勞過度，而且勞的時候心裡不高興，就容易倦。脾有一個特性──「思則傷脾」，脾好思，好想細節，這是脾的一個天性。因此，如果脾的運化能量不足，你就會拘泥在小事上，老想不開，為此憂愁煩惱。這時再幹活就容易勞倦，就會傷脾，思傷脾，勞倦傷脾。

知道了這些，今後你盡量別做傷脾的事。好好吃飯，好好睡覺，才能歸於平常。脾就是一個平常之臟，平平常常才是真、平平常常才是幸福、平平常常才是真的健康。

健脾，其實是在戒貪

人們每天都要照鏡子，如果你照鏡子覺得自己精神很好，面色紅潤，皮膚細膩、光滑，心裡很舒暢，這一天的精神都很不錯；如果照鏡子時發現睡了一宿覺，臉腫起來了，面色蠟黃，這一天的情緒都會不好，甚至思維混亂，無精打采的……其實，只要你天天以鏡子為鑒，就能及時的找到問題，及時去修復，讓自己變得更完美、更完善。

做人要「生於憂患，死於安樂」——時時觀察自己哪裡有問題，並且及時去除。現在人們有這麼好的工具——經絡，而且食品跟過去完全不同，品種繁多，健脾的食品更是不勝枚舉。如果李東垣活到現在，可能就不會寫《脾胃論》了，因為他生活在一個兵荒馬亂的時期，可以選用的健脾食材實在太少，人們大都營養不良，所以強調健脾胃；而現在人們需要少吃，因為營養過剩。

知道了這點再讀《脾胃論》，你就知道過猶不及——所有東西要是過了，就會成為負擔。你有多大容量，就收納多少東西。可以說，健脾其實也等於是在戒貪，把過多的貪欲驅除在外。如果把過多的貪欲吸收進來，實際上身體是消化不掉的。

人想要健康，需要整體都平衡。正應了「知周出焉」——有智慧的讓五臟都達到平衡，讓身心都達到平衡。如果你想美容，其實不只是表面的問題，而跟內心、精神上都是相關聯的，達到總體的平衡，人才能真正美容，你每天照鏡子時，才能覺得光彩照人、氣血健康。為什麼氣血健康？因為脾胃健康，脾胃裡都是清流，沒有濁氣。

最平常的健身法就是推腹，可以讓你的五臟、身心達到基本平衡。每天推腹，把肚子裡的三濁去掉，讓新鮮血液在身體周流，就能健康、美容，讓你心想事成。

12 養脾胃，推腹；補肝腎，敲帶脈

我在講經絡養生話題時，有好多朋友一聽到經絡、穴位，就頭大，希望能簡單點，問能不能不專門找某個具體的穴位，就可以保養自己的身體？比如走路時是不是就能通經絡，舉手投足之間是不是就能按摩穴位等。有沒有這樣的一些方法呢？

通身體的經絡無非就是通上、中、下三焦

你每天的舉止、坐臥都可以說是在通經絡，只是自己不知道具體通的是哪裡。實際上，通身體的經絡無非就是通上、中、下三焦——**上焦為心肺，中焦為脾胃，下焦為肝腎**。你不用具體想「三焦」到底是什麼，因為古人為「三焦」爭論了一千多年，不同的人有不同的理解，直到現在還在爭論中，所以你就簡單的理解為三個不同的部位吧。

- **上焦如霧**

《黃帝內經》中說，「上焦如霧」，就像早上起來，你走在山間的小路上，感受清霧正

慢慢滋潤到身體裡，感覺非常舒暢。上焦（心肺）給你的營養是以這種方式給的。

• 中焦如漚

什麼是「漚」？沉浸了一段時間的東西叫漚，比如水一直停在一個地方就會漚，溼衣服放久了也會漚。我們平常吃下去的食物，都需要在中焦（脾胃）進行轉化、醞釀，就像釀米酒，得擱一段時間才能轉化成有營養的東西，因此叫「中焦如漚」。

• 下焦如瀆

「下焦如瀆」，「瀆」是溝渠，既包括清水，也包括下水溝。下焦屬肝腎，它的作用是把身體好的東西收集起來，變成人體的精微物質；把不好的東西透過「下水道」排出去。

調身體，實際上就是調「三焦」

知道了上焦如霧、中焦如漚、下焦如瀆的含義後，我們在平時生活中怎麼調理三焦呢？

• 調養脾胃（中焦）——推腹法

調養中焦就推腹、揉腹——用掌根從心窩下推到肚臍眼附近（見左頁上圖）。每天推一、兩百下，經常推一推，脾胃的功能就增強了。

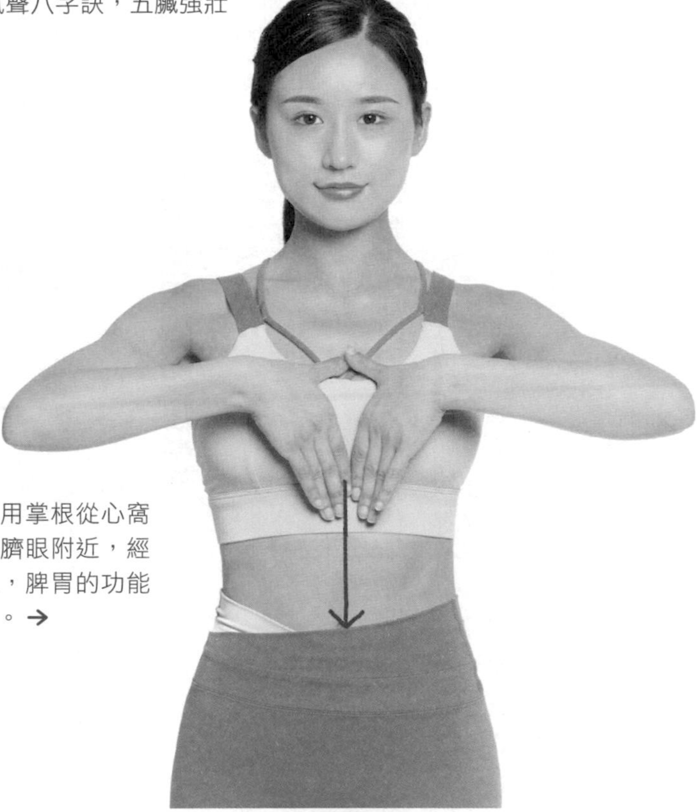

推腹——用掌根從心窩下推到肚臍眼附近，經常推一推，脾胃的功能就增強了。➔

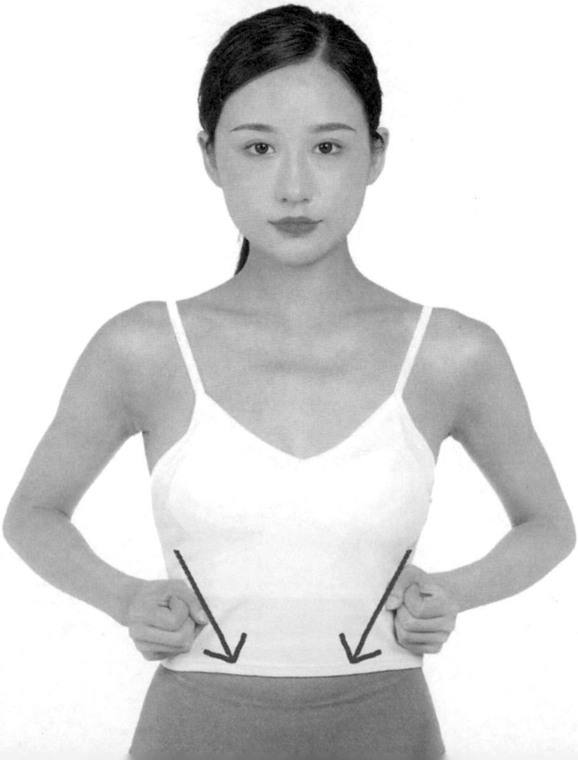

• 調養肝腎（下焦）——敲帶脈

調養下焦，就是通身體的「下水道」，及時把身體內的髒東西（比如二便[16]）排出去。你可以敲帶脈——手握成空拳，從兩邊的肋骨向中間往肚臍眼下邊敲，形成一個三角形（見上頁下圖），這樣能改善下焦功能。

如何使用經絡按摩？

你可以一個穴、一個穴的找，也可以一條經、一條經的用，還可以上、中、下三焦大範圍使用。關鍵是你得經常使用，就怕學而不用。看起來收藏了好多，其實一點用都沒有。

其實哪怕只是一個穴位，你把它用熟了，努力就沒有白費。能找到一個穴位的真實感覺，其他的穴位就能觸類旁通。就怕知道的所有東西都是模模糊糊，一知半解，需要用的時候卻用不上。因此，希望你了解經絡養生的原理後能多多實踐，讓它成為一個實用的方法，而不是紙上談兵。

13 嘴裡發聲就能保養五臟

《封神演義》裡的哼哈二將厲害在哪裡？前面，給大家講了一些行動坐臥方面的養生小方法，但是有的朋友說這些東西我們過去都聽說過，你得講點比較神奇的，功用強大的。其實古代給我們留下了很多神奇的書，比如《封神演義》，這也是練功的書。有的朋友說這不是什麼姜子牙滅紂王的事嘛，怎麼變成練功的書？這你就當成一個傳說來聽吧。

書裡有一個比較好玩的故事。講了兩位大將哼哈二將，哼將的名字叫鄭倫。他有什麼本事？他的本事可了不得——不管你是多厲害的武將，只要跟他一錯馬一交鋒，他的鼻子發出「哼」，對方就從馬上落下來了，什麼寶貝都使不上、什麼武器也砍不到他，還沒砍，人家一「哼」，你就從馬上摔下來了，很厲害。

說起來，這哼雖然是從鼻子裡發出的一個聲音，卻能發出兩道白光。這白光厲害，能攝

16 大便、小便。

人神魄。後來哼將鄭倫保了武王，並反抗紂王。結果紂王那邊又派了一個大將——哈將，這人叫陳奇，他有一個特異功能，就是嘴一張，大嘴哈一聲，噴出一股黃氣來，這黃氣噴誰臉上，誰馬上暈了……。

有一次，哼將鄭倫正好出去運糧，哈將陳奇這會兒來挑戰了。姜子牙派了好多將官去迎戰，都被人家一哈，全抓起來了。怎麼辦？正好哼將鄭倫回來了，說我得會會這個人，師父當時跟我說，就我一人會這功夫啊，怎麼還有一個會哈的呀？然後心想先下手為強。

碰面後，鄭倫趕緊先給陳奇來一哼，但陳奇一想，後下手遭殃，我也趕緊哈吧，這同時一哼一哈，一塊響了，一股白光加上一股黃氣衝在一塊，結果這兩人，一個嘴啃泥，一個倒栽蔥，全從馬上摔下來了。

這是一個很好玩的故事。在《封神演義》裡，哼哈二將最後都被封神，都放到廟裡了。現在我們去廟裡，一進山門，就有兩個人在那站著，有時候左邊一個右邊一個，有時候兩個放一塊，橫眉立目的。有一個張著大嘴，那是哈將；還有一個愛翻著鼻孔，這是哼將。有時民間還把他們貼在門上當門神。

身體的哼哈二將

有人說，你跟我講神話故事想說明什麼呀？實際上這是告訴你一個武功祕訣，就是你發力點在什麼地方。

為什麼他一哼能發出白光，是哪使勁？白光在中醫五行裡代表肺的能量，黃氣代表脾的能量。一個練肺，一個練脾，都能練出很大能量。

說到脾和肺，我們要如何健脾、補肺，又具體落實到我們身體的哪些穴位呢？有兩個穴位，一個是「哼將」，它就是手腕子上的太淵穴，是肺經的原穴。「哈將」就是脾經的原穴，在腳內踝上，叫商丘穴。

為什麼把肺經的太淵穴和脾經的商丘穴擱一塊呢？因為這兩個穴位遙相呼應，既能健脾，又能補肺，能同時涵蓋對方的功能。

比如太淵穴，它雖然是肺經上的，但它又是個土穴，正好通著脾經；商丘穴雖然在脾經上，但是它穴性屬金，又通著肺。因此你在揉商丘穴的同時揉揉太淵穴，肺和脾就都補上了，既能健脾，又能補肺，效果非常完美。

有時候我們看那些練武的人，拿木棍打肚子、拿沙袋撞時，他們會發出「哼」或者「哈」這樣

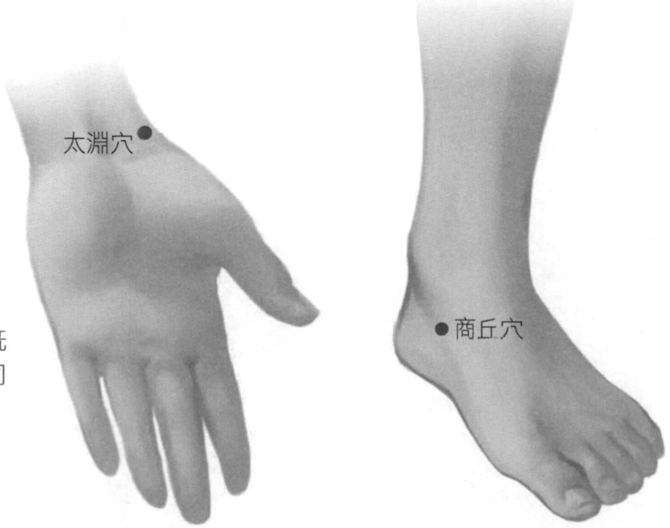

這兩個穴位遙相呼應，既能健脾，又能補肺，能同時涵蓋對方的功能。→

的聲音，這是武林中人一種鍛鍊的方法。但是我們普通人平時也不練武功，什麼時候能用上「哼哈二將」呢？

實際上你也能用。很多朋友大便不順，有時候握緊拳頭用力也不行，就是下不去，有人說那就吃點香蕉潤滑一下……其實，這力量根本就不在大腸那，光靠潤滑沒用，得從上面往下推。肺的力量是往下沉降的，而脾管運化，它們兩個的力量都行。

有的朋友**大便不順**，可以試著用**鼻子發出「哼」**，聲音不用太大，一「哼」感覺大便就開始動了。還有的人「哈」一聲後，這脾的運化功能增強了，大便也出來了。

這是告訴你日常中一個有用的方法。如果你大便挺順，平時一個人走路的時候，也可以沒事就哼一下哈一下，既增強肺的功能，也能練脾的運化功能。

還有一個撞丹田的方法，練的時候如果你能發出一個哼哈的聲音，實際上是調動了你的精氣神，讓全身產生一個整體的力量，一個合力。這樣在做什麼事的時候就不會受傷，所以對自己是一種保護。

嘴裡經常發出什麼聲音能保養五臟？

前面講這些，有的朋友可能會說聽你在怪力亂神的，然後發出一個「呵呵」的笑聲。其實，你別小看這「呵呵」，能量可是非常大。

● **「呵呵」通心**

前面我說完哼哈二將的故事後，有好多朋友說怎麼越講越玄了，沒講到具體的穴位、經絡，怎麼就講到哼哈二將上去了？還對我發出「呵呵」的聲音。

其實「呵呵」之音，也通著一個臟腑——心，因為五臟通五氣，各個聲音代表著不同的臟腑，比如「呵呵」代表五臟裡心的能量，心發出的聲音，與心是相通的。如果你**覺得心裡煩亂，就不妨經常「呵呵」兩聲**。

● **「噓」通肝**

肝對應著什麼聲音呢？肝對應著「噓」的聲音。「噓」這聲音大家可能小時候會經常用，小時候愛吹口哨，沒事就愛吹著口哨，怎麼回事？肝氣旺的人就愛吹口哨。肝氣虛的人吹不了口哨。我們看演唱會時，吹口哨的都是肝氣足的人，因為他自然就想吹。而且肝主情，他要表達他的情感，必須吹口哨。這都是自發的。

還有，**「噓」本身有利尿的作用**，就是疏肝利尿。給小孩把尿時，你發出「噓」的聲音，沒一會兒小孩就尿了。

● **「呼」通脾**

「呼」的聲音通脾，比如搬運東西以後很累，站著時會不自主發出一些「呼呼」聲歇一歇，這就是身體在自我調節，對脾進行了一種補養。

•「嘶」、「哼」通肺

調理肺用什麼聲音呢？「嘶」的聲音。比如有時候跟人吵架，一肚子氣，然後你發出「嘶」幾分鐘，氣就可以舒緩。

有朋友問我，說你上次講哼哈二將，說一「哼」後肺的能量增強了，然後這個「哈」是發出了脾的能量的聲音。怎麼這次說肺發出的聲音不是「哼」，變成「嘶」的聲音了，這樣不是互相矛盾？怎麼可以發出兩種聲音呢？

實際上，這就相當於我們日常生活中，你說這個食物健脾，而健脾的食物有山藥、有馬鈴薯，還有白菜、蘿蔔，和人參，它們能量級別不一樣。因此**平時調和肺氣就用「嘶」的聲音**，它既能補又能瀉。**要想增大、增強肺的能量**，那調和的聲音「嘶」就不行了，**就要用到「哼」音**了。

「哼」、「哈」二音跟我們說的平時調養脾、肺發出的「呼」、「嘶」並不矛盾，都是有益於肺和脾的方法，不過能量的級別不同。

•「吹」通腎

調理腎用什麼聲音？用「吹」的聲音。而且什麼情況下，都可以用「吹」來調理腎。但關鍵是怎麼吹。這個「吹」不是吹口哨，吹口哨是噓，不是吹。在六字訣裡，**「噓」主肝**、**「吹」主腎**、**「呵」主心**、**「呼」主脾**、**「嘶」主肺**、**「嘻」主三焦**。

比如父母幫小孩把尿，一吹小孩的尿就出來了。吹口哨為什麼管用？調動肝氣，跟肝發生感應了。但是你有發現嗎，小孩要撒尿，光說「噓」沒用，小孩也不撒。其實，噓只是一個引子，你要先正常發出「噓」這個音，緊接著用氣把這個「噓」吹出來。吹也一樣，分兩步走——先發「吹」音，然後就一直用氣聲發「吹」。

● **「吸」通三焦**

三焦的作用是什麼呢？就是把這五氣通調一下，如果五氣不和，用三焦來總調和一下，就像一個大管家一樣。

三焦發什麼聲音？是「吸」。所以**覺得五臟不調和，哪都不舒服，有無名之火，平時嘴裡發出「吹」的聲音，對身體就是一個總結調和**。

有人說：「我知道聲音對五臟的好處了，但要怎麼用？」

要想放鬆心情，用聲音調理五臟，可以在外出散步時嘴裡發出「嘶嘶」的聲音去調理肺。一會兒又發出「呵呵」的聲音。如果心裡煩亂，可以經常「呵呵」兩下，或發出「噓噓」的聲音，疏肝利尿。也可以發出「吹吹」的聲音來調腎；一會兒又發出「呼呼」的聲音調理脾，甚至是發出「吸」的聲音來調三焦。反正把前面提到的六個音依次發一遍吧。

這樣轉了幾圈後，五臟六腑就都調和一遍，氣也順了，心情會變得愉快。每天這麼調節以後，會覺得氣越來越順，而且對氣的感覺也越來越敏感，就越來越知道哪個氣和哪個臟腑相通。就像《黃帝內經》說的，「氣從以順，各從其欲，皆得所願」，五臟都達到了滿足。

第五章

養身先養神，醫病先醫心

人為什麼要養神？因為現在大多數人的精力都不是那麼充沛，很多人都活得無精打采的。有的人雖然看起來有點兒精神，但也好像剛去洗手間拿冷水沖頭強打精神一樣，而不是神采有餘，這都是平時神耗得太多導致的。

《黃帝內經》中有非常多關於養神的篇章，而且把養神排在養生的第一位。《上古天真論》就說過「恬淡虛無，真氣從之，精神內守，病安從來」。意思是說，如果你的精神在身體裡守得住，就不會被疾病侵襲。因此，不管是從調理疾病，還是從日常生活的保養來講，養神都是占據首位的。

《黃帝內經．靈樞》中有一篇叫《本神》，專門說神耗散的原因和如何養神。黃帝曾問太醫岐伯：「……魂魄飛揚，志意恍亂，智慮去身者，何因而然乎？」這是什麼意思？

「魂魄飛揚」，就是魂不守舍。「志意恍亂」，就是意志慌亂、六神無主，做什麼事都沒有主心骨。「智慮去身者」，智是智謀，慮是謀慮，「去身者」是說好像沒有什麼思考的能力，想也想不明白，想聚精會神也聚不起來——神都離開身體遠去了，走在路上像行屍走肉一樣。「何因而然乎」，這是怎麼回事呢？「天之罪與？人之過乎？」——是老天對他的懲罰嗎？還是他日常沒調節好自己所造成的呢？

黃帝希望岐伯給他說一說其中的緣故。岐伯沒有正面回答黃帝的問題，因為岐伯這種智者不是你問一個問題、他就會直接告訴你答案，他是先把問題陳列開，擺在桌面上讓你看清楚。如此，問題就不再是問題，反而會成為答案。

岐伯說：「你要是想知道人為什麼會魂不守舍、精神渙散，就得知道身體裡到底有多少個神在控制著我們，哪個臟腑管著哪個神。」——古人特別強調人的臟腑和情志之間的關係，因此一定要明白這個原理。

《黃帝內經》中講，**肝主謀慮、膽主決斷、憂悲傷脾、恐傷腎**，這些都是人的神，但和心神比起來，它們只能算是小神。有個成語叫六神無主，意思是沒有一個可以起決定作用的神，人就會慌亂，不知如何是好。

午睡有助養神，但別超過三十分

《黃帝內經》特別強調心得安、心得定、心得有所主，這才是養生的真正前提。《黃帝內經》有一句話，叫「主明則下安，以此養生則壽」，「主明」就是心主，就是神。這句話是說神志很清楚，大腦很清晰，五臟才能各安其位、各盡其能，才不會產生衝突。因此，不是整天睡覺，或者什麼都不想就能養神，而是**五臟各安其位、各盡其能、各守其職，才能真正達到養神的目的**。

睡午覺就是一個非常好的養神方法。因為中午是心神所主。**睡午覺的時長最好是二十分鐘到半小時**，這樣神就可以養足，睡太多神會昏散，起了相反的作用。

當然所有東西都是因人而異的，有的人神氣特別旺，讓他睡午覺反而會頭疼、煩躁，這樣的人就不需要睡午覺。養神最關鍵的一點是一定要知道我們的神都管哪兒，知道具體管哪兒了，用起來就方便、順手。在我們的身體裡，有的神管思維、有的管感受、有的管直覺、有的管靈感……它們之間不能互相衝突，要各安其位，各盡其能，各守其職。

養神一定要各歸其位，如果脫離本位，也就是說魂不守舍了，就養不了神。因此養神也叫定神，神定住了、安住了就叫養神。說得具體一點，大腦分三個部分，最上面的叫頭腦，中間的叫胸腦，最下面的叫腹腦。頭腦在脖子上面，胸腦在膻中穴附近（按道家的說法是中丹田，丹田就是能量聚集的地方），腹腦在肚臍眼下三寸（過去練功叫意守丹田，守的就是這裡）。

它們各自主管的思維不一樣，頭腦管的是邏輯思維、推理分析；胸腦管的是感受，比如喜不喜歡、舒不舒服、幸不幸福、快不快樂……正如《靈蘭秘典論》中說：「膻中者，臣使之官，喜樂出焉。」

有人問：「我想有創造性思維、有原創的東西，不想抄襲別人的作品，但頭腦想不出原創的東西。靠感受有時才能產生原創的東西。比如寫詩如靠思考寫出來的，雖然寫得不錯，但沒有什麼奇思妙想的內容，都是泛泛的，得靠感覺才能寫出好詩。那麼奇思妙想的、原創的東西在哪裡產生？怎麼產生？」其實，就在腹腦中產生。你知道哪些地方產生什麼樣的思維，就會用哪個腦，用它擅長的，而不是用它不擅長的地方。

把氣血集中在丹田，就能產生靈感

我們能不能自己創造靈感呢？實際上完全可以，只要你知道產生靈感的地方在哪兒，就能創造靈感。有部動畫片叫《一休和尚》，主人公一休遇見難題的時候，總是怡然自得的閉上雙眼，盤腿而坐，有時會用手指在腦袋上畫兩下，沒過幾分鐘，眼前一亮，靈感就來了。

一休的靈感是不是思考出來的？其實不是，你觀察一下他思考時的姿勢——盤腿而坐，氣沉丹田，因此他的靈感產生於丹田，也就是腹腦。我們**要創造靈感，產生原創的創意，就要把氣血集中在丹田**。

《靈蘭秘典論》中有句話：「小腸者，受盛之官，化物出焉。」表面上看，「受盛之官」是說小腸把胃裡的食物承載下來，然後分清泌濁——把好的東西變成營養，把不好的東西變成二便排出去。

實際上，我們都忽視了這句話背後的含義，這裡的「盛」不是盛載的意思，而是盛大的意思，「受盛」是說接收到了巨大的能量，這個能量從上來自心，從下來自腎。**心給的能量叫神，腎給的能量叫精，精和神相合就是精神，也就是聚精會神就能產生靈感**。

靈感不是思考出來的，而是聚精會神後自然產生的。具體怎麼做才能聚精會神？氣沉丹田，心無旁騖，安然的打坐，就能產生靈感（見下頁圖）。靈感是被「孵化」出來的，而不是被思考出來的。

有的人只想養神，不想養靈感，認為自己的工作都沒完成，還養什麼靈感，把日常工作做完就可以了。其實，日常工作中也有情緒化的東西，如果只是思考如何解決情緒化的東西，就會導致思考不明白。思考不明白就會苦惱，一苦惱就會耗費大量的氣血，還沒幹活，就先疲勞了。

舉個例子，一休小時候很淘氣，也特別聰明。有一天，一休在聽堂打坐，突然尿急，跑去上廁所，還沒跑到廁所就憋不住了，於是對著廟裡的大佛撒了泡尿，拿童子尿澆大佛。

方丈一看急了，拿木魚就要敲一休，說：「你敢尿佛！」一休說：「方丈，你剛不是講：『十方三世皆是佛，佛無處不在。』既然佛無處不在，你說我往哪兒尿啊？無論尿在哪裡我都會澆到大佛。」

方丈一聽，覺得一休說的有道理，就很糾結：「十方三世皆是佛，我們應該敬佛、禮佛，可一休往佛身上撒了泡尿，我應不應該打他……」老和尚愁眉苦臉的盤腿而坐，怎麼想都想不明白。再看一休

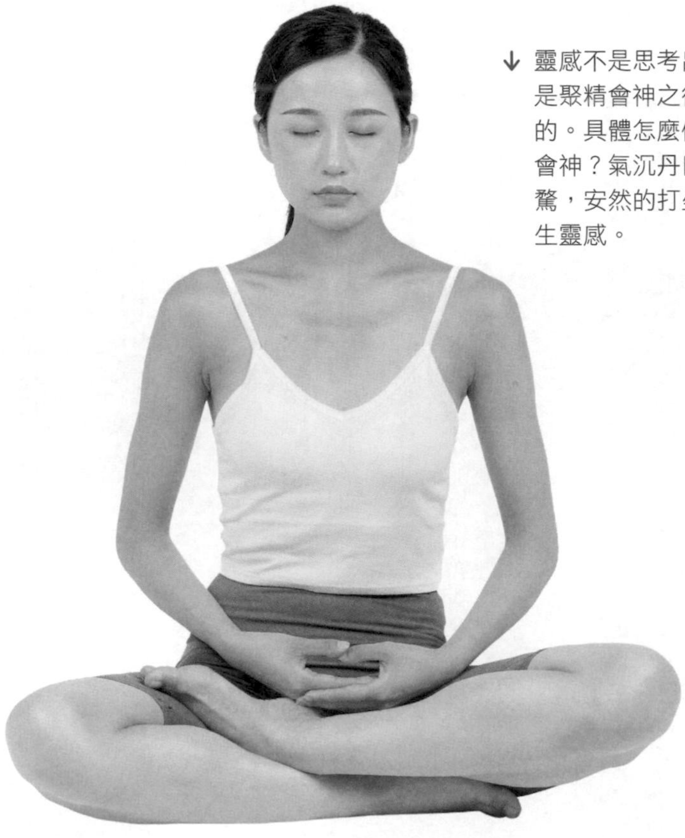

↓ 靈感不是思考出來的，而是聚精會神之後自然產生的。具體怎麼做才能聚精會神？氣沉丹田，心無旁騖，安然的打坐，就能產生靈感。

尿也尿完了，高高興興、蹦蹦跳跳的去玩了。

這個故事說明一個道理，思考不能代替直覺的東西、不能代替不思考的東西、不能代替感受的東西。如果你把這些思維摻和在一起，就想不明白了。而一休想得明白，是因為他思考的時候思考、感受的時候感受、直覺的時候直覺，所以他就沒有煩惱。

我們經常會產生煩惱，比如跟人產生衝突、跟家裡人不合……這都是因為我們用頭腦代替了胸腦思考問題。舉個例子，有些家長為了孩子的營養問題費盡心機，看食譜、營養書，炒了一盤菜，裡面有胡蘿蔔，自認為很有營養，對四、五歲的孩子說：「這道菜最有營養，你必須把它吃掉。」孩子吃了一口就吐了，說：「太難吃了，我不吃。」家長說：「這道菜很營養，你必須吃！」孩子說：「太難吃了，我偏不吃！」

你說孩子有沒有錯？有些急性子的家長有可能因此而打罵孩子，結果這頓飯就吃不下去了，甚至有的還會逼著孩子吃下去，這樣吃下去的東西孩子能消化嗎？不但不會變成營養，反而會成為毒素，留在孩子的肚子裡不消化。這就是用不同的腦解決同一個問題的後果。

孩子並不知道什麼是營養，也不知道為什麼必須吃胡蘿蔔——這都是邏輯思維、都是理性觀念。孩子只知道不好吃的東西不吃，他的感覺就是胸腦的感覺。但家長說：「你得聽我的，必須吃有營養的東西。」孩子說：「不好吃的東西我不吃。」

本來是一件很正常的事，結果孩子因此挨了一頓打、一頓罵，孩子很糾結、很困擾的說：「難道不好吃的東西也必須吃下去嗎？」

家長說的營養對孩子來說，完全沒有任何概念，但這種習慣會伴隨著孩子長大成人變成自己的想法。有些自己不想做、沒興趣，但覺得應該做的事，就會去做，就像「胡蘿蔔有營養，就應該吃它」。可是我的胃告訴我，即使我吃完了，胡蘿蔔也不會被消化。長大成人時就會把它們混淆在一起，導致精神上的東西和感受到的東西，喜歡的東西和不喜歡的東西發生明顯的衝突，人就會因此崩潰，想不明白，也想不通。

不屬於同一個腦子思考的問題，強行思考就是對牛彈琴、雞同鴨講，永遠講不通，因此永遠會產生衝突、糾結、不和。要想和睦、要想幸福、要想一切順理成章，就各用各的腦子——該用頭腦時用頭腦，該用胸腦時用胸腦，該用腹腦時用腹腦，不能相互混淆，這樣人才能把神養足。

聚精會神防衰老，腹腦使勁蹲著走

日常生活中，你會發現一個現象，想不明白的人就愛皺眉，靠邏輯思維思考問題久了就容易頭痛，因為用的是頭腦。還有人對感情方面的很多事情想不開，整天都在想「我對他那麼好，他怎麼還不喜歡我」之類的問題，找各種理由。理由本來是用大腦思考的，可是感情問題沒有什麼理由，喜歡就是喜歡，不喜歡就是不喜歡。

你問一個人：「你為什麼喜歡吃？」他就沒法回答這個問題，只能說：「我喜歡吃鹹的。」你說：「為什麼喜歡吃鹹的？」他又沒法回答了，因為這個問題不能用大腦來思考，而要靠感受來回答，所以人想不開的時候就容易胸堵、胸痛。

想不通的時候就會肚脹腹痛，因為思考問題用的是直覺，用的是腹腦。有些孩子寫作文時就會肚子疼，因為寫作文是一個原創的過程，原創的東西得無中生有才能想出來，他沒有這種腦子，就會用腹腦使勁，所以他就會想不通，導致肚脹腹痛。其實，肚脹腹痛也有好處，有時逼著孩子去上廁所，大便排出去的時候，靈感不知不覺的就產生了。因此，廁所通常是一個創造靈感的場所，很多藝術家都在廁所創造出優秀的作品。

如何聚精會神呢？老子在《道德經》中說：「虛其心，實其腹，弱其志，強其骨。」你把頭腦靜下來、空下來，不要思考任何問題，把這種能量、意念降到肚子裡去——意守丹田，這就是「虛其心，實其腹」。

這時心神就往小腹這裡匯集，一半的能量已經來了。「弱其志，強其骨」——減少欲望，能量才不外散，把能量聚集到精髓裡，就叫聚精。聚精、會神在一起，就把兩股能量聚集在小腸了，也就是聚集在關元、丹田這個位置。因此會說，「小腸者，受盛之官」。

雖然你知道了聚精會神的方向，但究竟怎麼做才能把能量聚集在小腹中呢？有一個很簡單的，每個人都可以做的方法，只要你有這個想法，就能達到聚精會神的目的。這個方法就是蹲著走，實際上，蹲著走的好處不僅在於走本身，更在於能聚精會神，能把人們的心神都灌注到小腹中。

為什麼走路時要用肚子使力？其實，就是用關元穴這個源發力點使勁。它有源源不絕的先天之力，用這裡出力，走路就不會耗費你的後天之力。即使你沒吃什麼有營養的東西，這裡仍然能產生力量，它是源源不絕的先天之力、是心腎相合的、是聚精會神的，它的力量非常強大。老子在《道德經》中講「為無為，則無不治」，就是說把精和神匯聚在一起，做事就無往不利。

蹲著走不是練肢體（所有的動作都不是練肢體），而是練你的精和神。把精和神兩大能量聚集在一起，就能產生無窮的力量，這就叫「無為而無不為」。這種能量不用自己額外的使勁，就能給你源源不斷的力量。所以，**防止衰老，得讓心和腎相交，也就是精和神相合，這就是防止衰老最重要的方法**，也是我們的目的。

前面講的腹腦好像是精神方面的東西，實際上精神和身體是一體的，和能量也是一體的。因此，**你要防止衰老，就要聚精會神；要想聚精會神，最簡便的方法就是蹲著走**。只要蹲著走，精也聚了，神也會了。

如果你質疑這個方法是否符合道理，可以先嘗試一下。有人探討跑步到底有沒有好處，我說：「在討論之前，你先去跑一圈，再討論跑步的好處。」從來都沒跑過步的人，沒法談跑步的優劣，沒有身體的感受，光有頭腦的感受，就是沒有胸腦的思維，只有頭腦的思維，所以沒法談感受。用頭腦感受了以後，一定要用胸腦去體驗、實踐、行動，才能真正的感知頭腦所感知的事物，達到心意相合、知行相合的目的。

說了這麼多，只是想告訴你，實際上人體不只有一種邏輯思維，還有好多感受、直覺，它們都不是虛無縹緲的，只要你能聚精會神，把心沉下來，就會有來自內心的感受、聲音。其實，內心的感受就是你最好的老師。我們從內心得到的這種能量，才是養神最好的方法。

第六章 魂要守舍，好好睡覺

我在網路上發過一篇關於睡覺的文章，很多網友都特別感興趣，紛紛轉發。實際上，睡不好覺已經成了現代人當下一個普遍的問題——不是睡不著覺，就是睡不好覺，要不然就是不知道怎麼睡覺，才能把精氣神補足……。

其實，人的本能就是吃飯、睡覺，可是現在人們都不太會睡覺，即使想睡，有的人也睡不著。還有的人故意不睡覺，什麼原因呢？有時覺得睡覺耽誤時間，還不如玩一下手機，或者做自己感興趣的事，還有的人覺得晚上有靈感……。

睡不好傷「老本」，人就老得快

實際上，只要你睡夠了，早上起來就會精神十足。但現在很多朋友早上起來無精打采，如果再這樣耗下去，就會動到你的「老本」——精髓了。

人要是動了精髓，就衰老得快。大家都怕衰老，但又一個勁的動「老本」，想法跟行為南轅北轍。還有的朋友認為可以吃點好的東西，比如冬蟲夏草、西洋參等就能補上。補精氣神需要從兩方面入手，如果單從一方面入手，不但補不成，還可能補出負擔，越補越弱。

什麼原因？人體的精和血都是有形之物，有形之物生成速度慢，比如你吃完牛肉，不會馬上就長肌肉，成氣血，它需要一個較長的過程，而且有一個必須的條件——睡覺，還必須在特定的時間睡覺。

人體什麼最重要？精、氣、神，還有血。

那**什麼時間能長精？晚上十一點到凌晨一點，也就是子時。凌晨一點到三點是丑時，屬肝經所主，是長血的時間。凌晨三點到五點是寅時，屬肺經所主，是長氣的時間**。由此可見，你要是想長精、血、氣，這幾個時間段就必須好好睡覺，精、血、氣才能養成。

其中，氣相對來講好養成，也就是說不怕你早起，就怕你晚睡。如果你晚上九點左右就睡覺了，早上五點起床，覺得有點兒睏，只要稍微打個小盹，馬上就能全補回來。但是，如果晚睡覺，精和血卻補不回來，因為它們不是馬上就能生出來的東西，就跟釀酒需要一段時間、一個過程。

如果你長期在造血、造精的時候不睡覺，這精血就造不成，造不成就沒有新鮮的東西給你供養，因此就得動用原來儲備的能量，儲備的能量用完了就該動「老本」了。老本是什麼？就是髓，這髓是不能輕易動的東西，就像人體的「地基」，不能亂動，否則人體這座「房子」就不牢固了。

如果人長期耗血，又補不上，就只好挖掘自己的「地基」，「地基」都在什麼地方？在腦子裡——「**腦為髓之海**」。你如果挪用腦髓，就會經常覺得腦子裡空，有時想什麼東西想不起來，健忘了；即使原來思維敏捷，現在也遲鈍了。

脊髓在脊椎裡，「**脊為髓之道**」——脊椎是脊髓的通道。如果你的脊髓隨著精血消耗慢慢變少，你會發現自己開始駝背，想挺直身體卻做不到，就是因為髓少了，脊椎有點空。

「**骨為髓之府**」，「府」什麼意思？就是裝髓的地方。骨頭裡有骨髓，如果髓被調出去，就會導致人體骨質疏鬆，骨質流失，骨頭就會變得脆弱，容易骨折，像股骨頭壞死等很多問題都會出現，人就衰老得很快。怎麼造成的？晚上沒睡好覺，沒在該睡覺的時候睡覺占很大原因。

子時、丑時一定要把覺睡深、睡好。國外的研究結果也是這樣，這段時間是深度睡眠時期，只有睡好，你的精氣神才能養足。

不要小看睡眠的重要性，你**吃的東西再好，如果晚上不睡覺，營養物質不能被充分的合成氣血，就變成了**半成品。這個半成品是你最不希望看到的，是什麼東西？就是**贅肉**。到時你還得費時間去減它，又得耗用好多氣血。你與其耗用氣血減肥，不如讓它在生成的時候直接生成精和血，別生成贅肉。

具體應該怎麼做呢？**晚上要早點睡，一定要在十一點前睡覺**，這樣就能長精。如果工作不允許你這樣做，起碼得在十二點前睡覺，才能保證把血長好。氣血是人的「糧食」，精髓是人的「種子」。你吃完糧食，發現沒得吃了，就得吃種子，一旦種子被吃光，人的壽命也就完結了。因此，要想長壽、要想防衰老，得從睡好覺開始。

每天揉腳指甲，就能睡得踏實

人有很多欲望，其中一個是食慾，一個是睡慾。如果你沒有食慾，再好的東西放在面前也吃不下去；睡覺也一樣，即使你想睡，而且知道睡覺有好處，但晚上就是睡不著，在床上翻來覆去……。

那怎麼辦呢？只要你能先認識到睡眠的重要性，這就是一個最好的開始——凡事你只要意識到它的重要性了，就會在這方面多關注、多用心。

其實，睡不著的主要原因是氣血沒有降到腳底，如果氣血聚集在頭上，你肯定就會睡不著。只要氣血往下降，降到腳底，你就能有充足的睡眠。讓氣血往下降到腳底的方法有很多，可以用「推腹法」，讓你的肚子裡沒有濁氣，「胃不和則寢不安」——肚子不舒服，肯定睡不踏實。要想心平氣和，還得把氣降到腳底。怎麼做？每天晚上睡覺前，你把腳上的十個腳指甲都用手摁一遍，你覺得哪兒痛就多摁哪兒，有非常好的定驚安神作用。

這招對小孩睡不好也管用，如果小孩夜裡哭鬧，容易做噩夢，你就給他摁腳趾，十個腳趾挨個摁一遍，孩子就能睡得

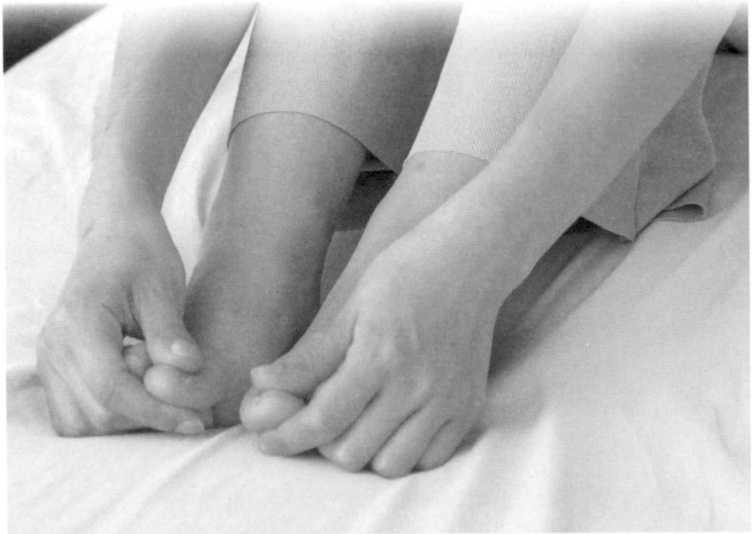

↑每天晚上睡覺前，你把腳上的十個腳指甲都用手摁一遍，你覺得哪兒痛就多摁哪兒，有非常好的定驚安神作用。

踏實。

腳指甲在五臟裡歸肝管，實際上**肝就管睡覺**，因為肝藏血，晚上血入肝。有一句成語叫「魂不守舍」，肝藏魂，肝是管魂的，如果你魂不守舍，就睡不踏實。

怎麼才能讓魂歸肝呢？血足的時候，魂就歸肝了；血少的時候，魂就在外面飄著——魂不守舍。夜裡魂回到肝裡，血都歸肝了，魂也就回家了。

指（趾）甲通著肝，甲為肝之餘氣，有的人指（趾）甲不好就跟肝有關。知道了這個原理後，你只要常揉指（趾）甲，肝血就通到肝了，然後肝血就會補足在肝裡邊。肝血一回到肝，人自然就能睡好覺，睡得安穩。因此，每天揉十個腳指甲，就能讓你睡得踏實。

很多體內氣血有瘀堵的人，一揉腳指甲就痛得厲害，而當你把腳指甲挨個揉一遍，就會有種鬱結的氣突然被釋放出去的感覺，心裡會覺得很舒服，好像緊張以後突然得到放鬆的感覺。你不妨試一試，晚上看電視時，就可以揉。每天揉各個腳指甲半分鐘，揉的時候好多人會哈欠連天，馬上進入睡眠狀態。實際上，揉腳指甲就是一種引血歸肝的方法，讓魂守舍，這樣人才能真正安眠。

第七章

壓力山大身體都知道

01 人體有「減壓閥」——經絡

有網友留言給我說：「現在職場壓力太大，每天都情緒不穩、身心失調，身體也說不上哪兒不舒服，一會兒胃疼，一會兒頭疼……應該怎麼調節呢？從哪兒開始入手呢？從身體還是從情緒入手呢？」

壓力大，身體出問題，先調身體還是情緒

實際上，情緒和身體發生的問題是一回事，但它們可能不會同時出現。舉個例子，中午吃飯時，準備了一桌好菜，你卻沒胃口，不但沒胃口，吃了兩口以後，還胃疼（當然，是在食物沒問題的前提下）。

怎麼回事？這時你就要考慮是不是胃有什麼問題了？——也有可能是胃確實已經有問題了，你可以去醫院檢查一下。但你可能已經去醫院查了好幾次，也沒查出什麼毛病，這時你就需要靜下心回想一下、觀察一下。你可能會突然想起一件事——早上跟主管吵了一架，吵得還挺凶的。氣一直沒消滅，雖然已經過了好幾個小時，但中午吃飯時根本沒胃口。通常，

我們覺得胃疼和生氣沒什麼關係，實際上它們是密切相關的。

但為什麼我們會覺得沒什麼關係？因為有時候胃疼和生氣這兩種情況不會同時出現，胃疼的情況會往後拖延，心理上的問題會先出現，情緒先爆發了，身體上的不適過一會兒，甚至過一天才會出現，所以我們有時就想不到身體的症狀和心理因素有什麼關聯，覺得這是兩碼事。

再舉個例子。在雷雨天，我們都是先看到一道電閃，然後過了老半天，才聽到雷聲「轟隆隆」過來。小時候我們覺得閃電是閃電，雷是雷，長大後才知道原來這是一個東西，只是一個先感知到，一個後感知到而已。

人可以很快感知到情緒變化，因為它是無形的；人很慢才察覺身體變化，因為它是有形的。這就是你早上跟主管吵架生氣，到中午胃才疼的緣故。既然你知道了身體症狀和心理因素的關係，那該怎麼辦？是消這氣還是治這胃呢？是治精神還是治身體？實際上，你只要學會經絡養生的原理就知道，經絡是通著身體和精神的橋梁，因此你揉一揉經絡、穴位，身體和情緒就都通了。

中醫治病有一個原則——**急則治其標，緩則治其本**。比如你胃疼得很厲害，就要先解決疼的問題，生氣的問題稍後再說，這就是「急則治其標」。那具體治療胃疼的方法是什麼？揉胃經上的中脘穴——在肚子中間位置（見下頁圖）；還有最著名的治胃疼的穴位足三里——在膝眼下三寸位置，你用手敲或點揉足三里穴上下左右，都管用。

其實，很多穴位不用揉得特別準，你用拳頭敲一敲，就能找到最痛的點。但要注意「離穴不離經」，你可別敲到其他經上去。只要確定是在胃經上，你就敲吧！哪怕你不知道足三里的具體位置，胃疼也能得到緩解。

敲完足三里穴，應該能緩解胃疼，但如果你還是覺得有隱隱的不適，這就跟情緒有關了。為什麼會感到隱隱的不適呢？因為你的氣還沒散，還在那兒頂著，這時就需要消氣了。

肝最容易生氣，怒傷肝，跟主管吵架是因為怒氣，那就要調理肝，就要找肝經——最好找的一段肝經，就在大腿內側褲線上——從大腿根到膝蓋之間，你用大拇指推，肯定有很痛的點，那是你鬱結的氣在那積著（見左頁上圖）。你就把結點使勁推一推，一推，可能

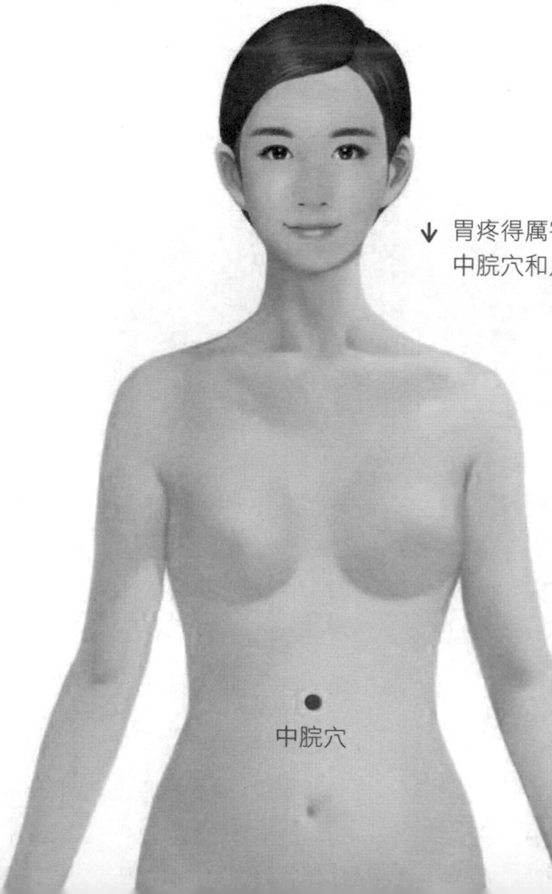

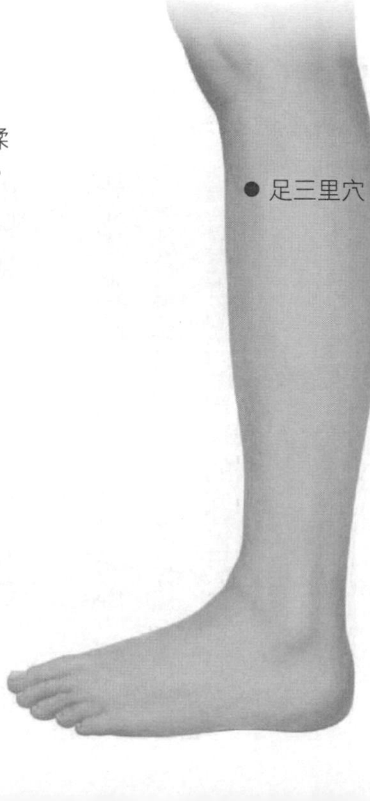

↓ 胃疼得厲害，可以揉中脘穴和足三里穴。

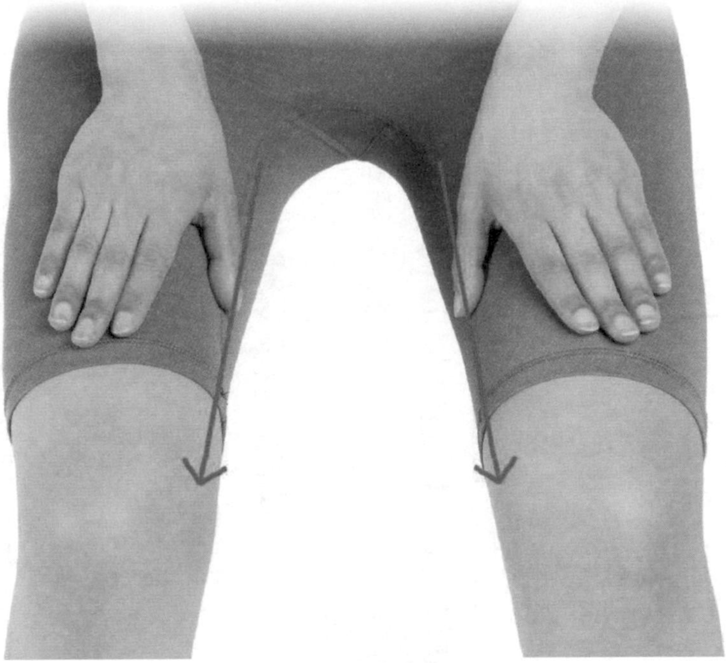

怒會傷肝，要調理肝，就要找肝經，最好找的一段肝經，就在大腿內側褲線上，從大腿根到膝蓋之間。→

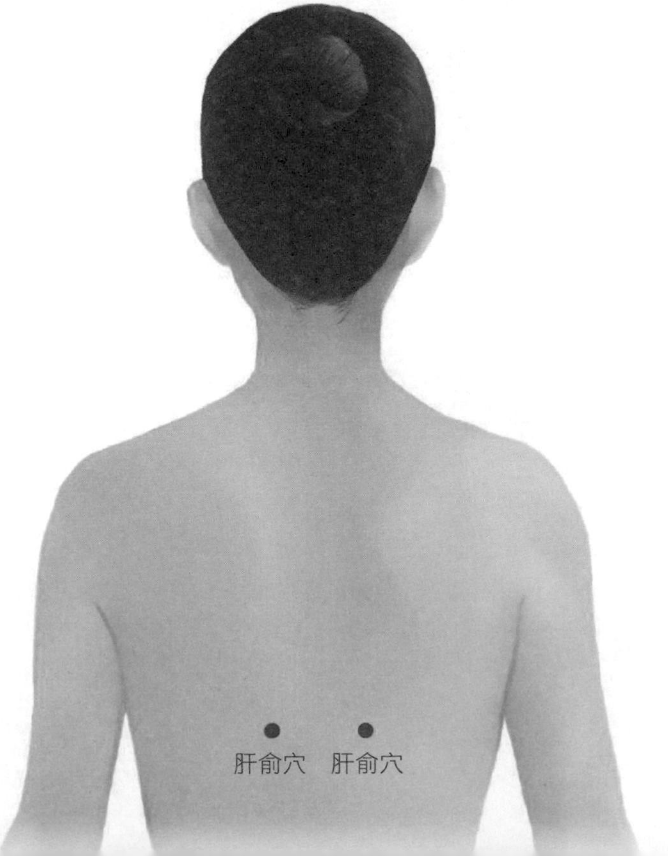

如果受寒、生氣，就要揉→
後背的肝俞穴。

肚子就會咕嚕咕嚕響，會打個嗝或者放個屁，這時肚子真是一點兒都不疼了。

如果用了這些方法還不管用，也沒關係。因為你可能胃裡還受了點寒，這時如果你光推大腿內側的肝經，效果可能就差點。

如果寒氣和生氣的氣這兩種結在一起，寒凝血滯、氣滯血瘀，就要揉後背的肝俞穴（見上頁下圖），拿大拇指撥弄，會感到裡面有一條硬筋。撥弄開後，硬筋一散，肚子就一點兒都不疼了。

知道了這些方法，胃疼的問題就解決了——當你胃不疼了，一想起早上讓你生氣的事，也氣不起來了，不良情緒也隨之化解了。這就叫身心同治。

把不平之氣轉化成正能量

實際上，氣是一股能量，分布在我們精神和肉體的不同地方，我們要學會化解、撫平那些不平之氣，把它疏散開，轉化成正向的能量。所以我們按肝俞穴後就會覺得心平氣和，不僅胃不疼，甚至還有食慾了。

要知道，在心平氣和、胃口大開的時候吃東西，才能真正消化。生氣時，最好別吃，因為這時吃了也不會消化，還會造成胃液分泌紊亂——肝胃不和。那麼，平時容易生氣，甚至天天都會生氣的人，要怎麼防患於未然呢？

既然你已經知道肝經管消氣，沒事時可以推推肝經。如果你的大腿內側已經不疼了，還想繼續鞏固，不想平時老生氣，那你就接著往下找，找到大腳趾和二腳趾之間的縫，順著縫往上兩公分處的腳背上有一個穴位——太衝穴。太衝穴是肝經的原穴，按揉這個穴位後，你就會覺得心裡很開闊、很舒服，還想再揉揉。

還有一個更容易揉的穴位——大拇指的指甲蓋。每天捏大拇指指甲蓋，健肝又健脾，能達到肝脾雙補的目的，對身體是一個很好的調理。這樣一來，你整個腸胃的功能都順暢了，心裡也會覺得很愉快、很平和。

透過這個例子，你就知道怎麼調節自己的身心以達到平衡的目的了。你可以順著這條「藤」，找到自己的病根，進而把病根祛除。這就是《黃帝內經》中說的「上工治未病」——趁著病還沒發生，就能防患於未然，把它治好。

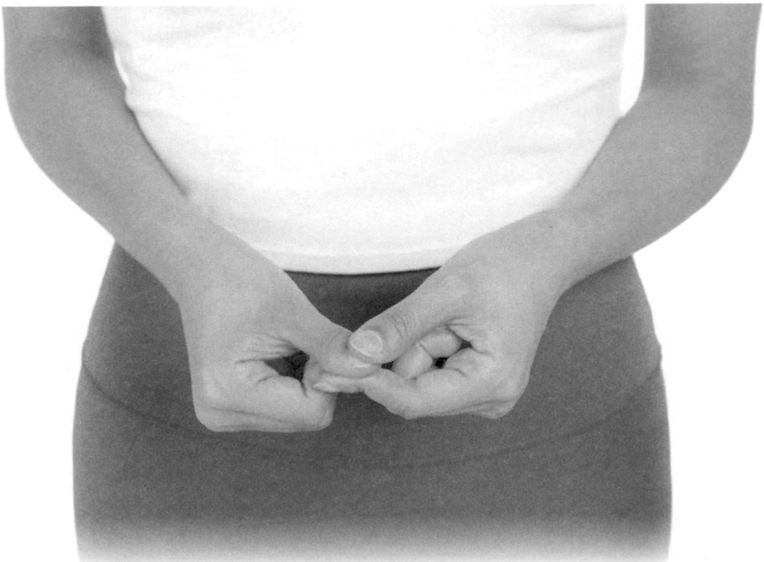

↑ 每天捏捏大拇指指甲蓋，能達到肝脾雙補的目的。

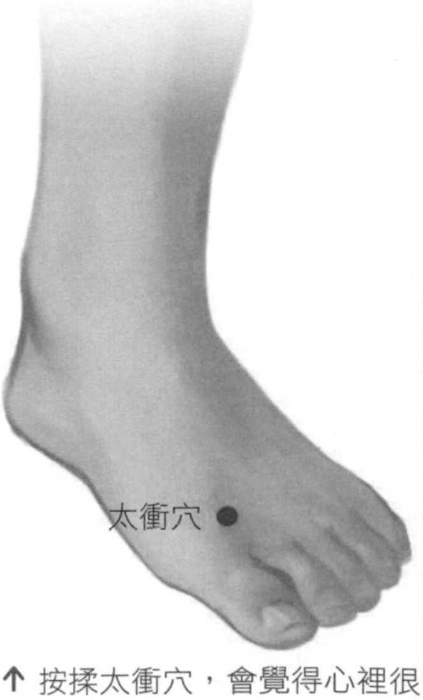

↑ 按揉太衝穴，會覺得心裡很開闊，很舒服。

這個「治」不是治療的意思，而是治理的意思，先治理產生疾病的因素，把產生疾病的環境消除，就不會產生相應的疾病——疾病分為兩種，一種是心理上的不調，一種是生理上的不適。經絡通著兩扇門——一個是心理之門，一個是生理之門，我們從哪扇門進入都可以。透過經絡，就把兩扇門都打通了，達到身心的統一、協調。

02 下跪也能減壓

現在很多朋友生活、工作壓力太大，整天神魂不安、失眠健忘，感覺生活就像被一隻無形的大手推著往前跑，想停都停不下來……為什麼慢不下來呢？因為人的思維變快了、習慣變快了，原來的慣性是勻速的，現在的慣性變成加速的了。因此每個人的生活節奏越來越趕，早上起來趕著上班，即使回家仍有很多事還得加班，心裡想的都是超前的事，這就在無形中給自己造成了很大壓力。

怎麼讓自己的心安定下來呢？中醫裡有很多方法，比如艾灸，效果很好。實際上，艾灸除了能給你增添能量以外，還能給你一個安靜的空間。

艾灸哪個穴位可以減壓？

「灸」字上面一個「久」，底下一個「火」，意思就是給你持續不斷的溫暖。艾草的香味有催眠的作用，所以你艾灸時，心情就能得到放鬆，有點兒昏昏欲睡。

通常，艾灸兩個穴位的效果不錯，基本每個人都適用——一個是中脘穴，在肚臍眼上邊，你用手一摁，感到比較敏感的地方就是中脘穴。有句話叫「胃不和則寢不安」，你肚子不舒服，總感覺到腸胃脹，就睡不踏實，心裡也不安定。**艾灸中脘穴可以把整個腸胃調順，把氣調順，這樣血就歸於肝，就能睡得踏實。**

還有一個穴位是神闕穴，就是肚臍眼，要注意：**灸肚臍眼的時間別太長，否則會灸紅甚至起泡。**神闕穴也是大穴，你灸一下就能感覺到好處——氣通上又通下，是百通的穴位，神闕穴有很大的、很神奇的力量。實際上你只要實踐一下，就會有神奇的效果。

除了艾灸以外，還有其他方法能讓心靜下來，比如練瑜伽，瑜伽有金剛坐、盤腿坐等，坐一段時間，心就慢慢的靜下來了。

現實生活中，其實我們隨時隨地都可以讓自己靜下來。走路時可以讓自己靜下來。原來走路時急匆匆，現在走路時想一個成語——「安步當車」或「閒庭信步」，其實就是散步時，腦子裡有這種意向，就能靜下來。

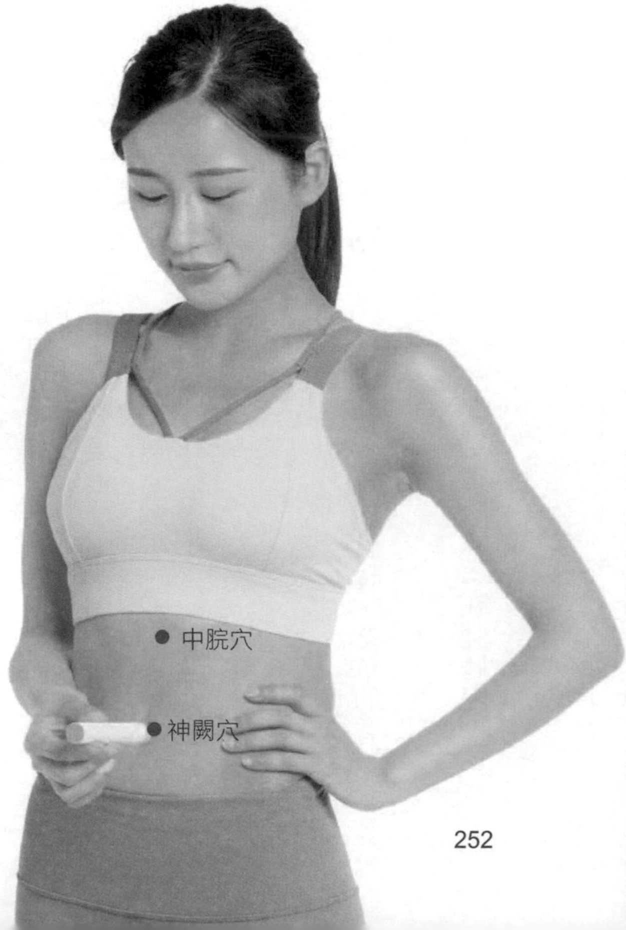

艾灸中脘穴可以把整個腸胃調順，把氣調順；艾灸神闕穴，氣通上又通下。

坐的時候也可以讓自己靜下來。古人的席地而坐，就是現在說的跪著，是一個很好的靜心方法。你可以在看電視、玩電腦或者玩手機時席地而坐。這個動作本身不重要，關鍵是能培養一種靜下心來的思維。如果能培養起這個思維，並且在行動、坐臥、舉止等各方面都能以這種思維面對，遇事不會慌亂，就能坦然應對。

按勞宮穴能安心，按太衝穴能消氣

在我們身體上，有好多穴位都能調節人的情感心志。比如你手掌心上的勞宮穴（見下頁圖）。現在人們經常處於緊張狀態，比如上司要找自己問話，或者要自己寫點什麼東西時，就有點緊張，甚至手心都會出汗，心裡定不下來，這時可以**用大拇指揉一揉手心，心情很快就能平靜下來**。

職場上，作為下級會經常感覺到上級的壓力，所以在職場中，人每天都可能會生一肚子氣。人一旦生氣，就會造成經絡不通，有沒有什麼消氣的方法？之前我經常提到一個「消氣穴」——太衝穴，位置在腳背第一、二蹠骨結合部之前凹陷中，常按這個穴位，就能消氣。

有一年，我去湖南做講座，接待我的是一位五十多歲的婦聯主任，說話聲如洪鐘，看上去是個女強人。見面時她對我說：「我得感謝你，我原本整天心情都不好。原因不是來自於工作，說到工作我是一馬當先，大家都聽我的，而是來自家裡。老公總跟我吵架，他的職位也不低，我們兩個在家裡總吵架，就是互不相讓。過去我們一吵架我就會生一肚子氣，他也很氣。

自從我看了你的書，知道了『消氣穴』——太衝穴，在跟他吵架時，我就活學活用，在屋裡把腳擱在沙發上，然後用大拇指按太衝穴。一邊說我一邊按，一點兒都不生氣，心裡還挺痛快的。現在你看到沒有，我整天精神抖擻，你都說我比原來年輕了。原來的更年期綜合症也不知不覺的隨著按這個穴位消散了。今天我得當面謝謝你。」

當時我聽得有點哭笑不得，現實生活中，如果你知道這些比較有用的穴位，經常隨手揉一揉，找找穴位的感覺，一旦找著了，就會成為你的隨身法寶，常與你相伴的好朋友。

一個小小的穴位、一個小小的艾灸，都是能讓我們安心的法寶。不要忽視這些小動作，一旦我們養成一種靜下心來，能夠坦然面對一些事物的心態，生活將會變得完全不同。

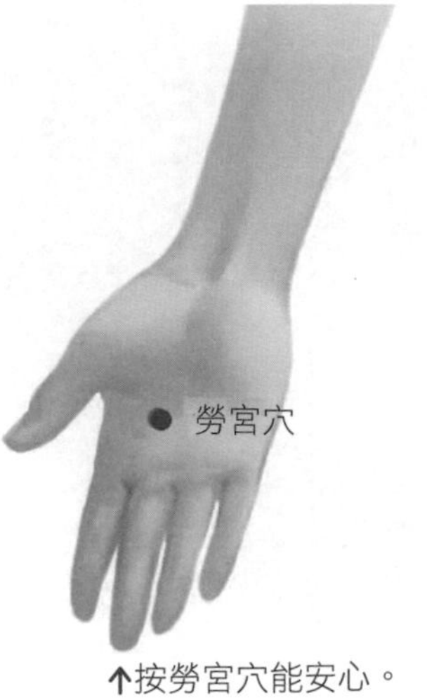

↑按勞宮穴能安心。

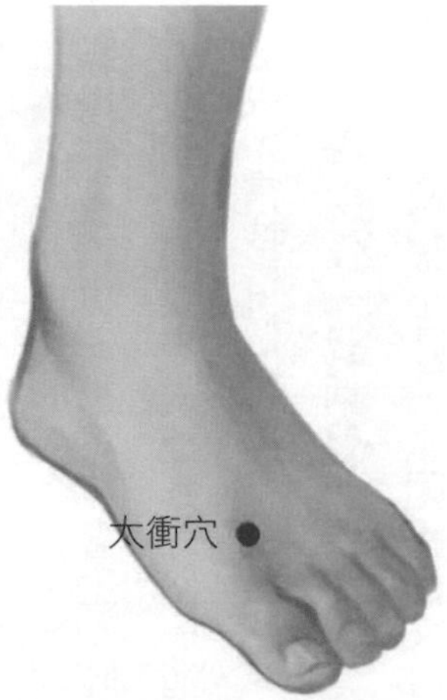

↑ 按太衝穴能消氣。

第八章

任何運動都不能過勞

01 坐，本身就是一種運動

有人問我：「養生提倡運動嗎？是靜著好，還是動著好？是累得滿頭大汗，還是稍微出點汗好？」

實際上，一切都因人而異，過猶不及，一切事情都講求恰當，什麼叫恰當呢？一方面，運動後，如果你的身心都愉悅，而且不覺得疲勞不適，沒有勉為其難，那這種運動就對你有助益。

另一方面，在運動之前要先了解自己的身體。身體比較虛的人，你先不要做劇烈的運動，從做一些補虛的運動開始；本來身體不錯的人，想變得更強，可以稍微做些劇烈運動。也就是說，張飛和林黛玉做的運動不一樣，要各選其適合自己五臟天賦的運動。

如何找到適合自己五臟的運動？其實，你的五臟六腑在你出生時，就已經告訴你適合做哪些運動，也就是說五臟六腑決定了你的運動天賦——**肺善跑步**、**肝善走路**、**腎善跳躍**、**心善登高**、**脾好坐著**（**好靜不好動**）、**心包**（**心血管的位置**）**好慢走**（**慢走是最養心包的**）。

知道了五臟適合的運動特性，就選擇相應的項目去鍛鍊。

跑步鍛鍊肺

有人說跑步是好事，本來身體弱想鍛鍊，但只要一跑步，過兩天一定感冒，就不敢再跑了。什麼原因？肺氣不足，那就先補補肺氣，比如，艾灸肺俞穴，揉揉胳膊上的尺澤穴，保養肺。再去跑步，就不容易感冒了。

還有人說：「我一跑步就岔氣，不知道是什麼原因，後來就不敢跑了。」一跑步就岔氣是因為肝氣不足，因此得先疏疏肝，再去跑步就不會岔氣了。

知道五臟各自的機能狀態，再去鍛鍊就會事半功倍。說到這裡，可能有朋友要問，前面你提到肺是「善跑步」，肝是「善走路」，跑步和走路有什麼區別呢？

走得再快，感覺都是用筋在走，是筋在抻拉；可只要稍微一跑步，直接用的就是心肺功能。所以發力點不一樣，鍛鍊的地方也不一樣。

蹲著就能補腎，跳躍就能強腎

腎是「善跳躍」。如果你想把腎功能再增強點，那就練習跳躍，小孩都愛跳躍，因為小孩先天腎氣足，遇到高興的事就手舞足蹈，不由自主的就跳起來了。老人你看有幾個能跳起來？就是因為腎氣不足。腎氣不足怎麼鍛鍊？就不要直接練習跳躍了，否則身體會損耗得更大，要先補虛，怎麼補呢？

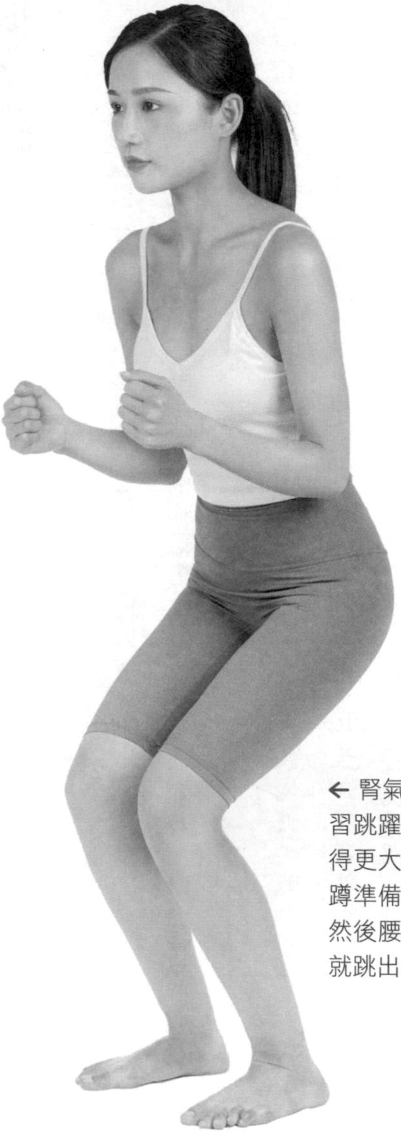

❶

← 腎氣不足就不要直接練習跳躍，否則身體會損耗得更大。要先補虛——下蹲準備一下，這是起式，然後腰一使勁，腳一蹬，就跳出去了。

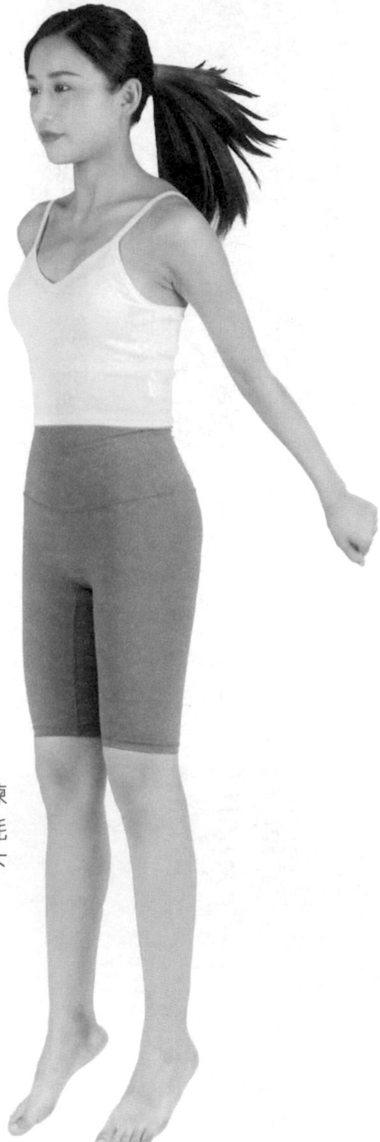

❷

先蹲一下，準備一下，這是起式，然後再腰一使勁，腳一蹬，就跳出去了（跳的動作不是一下就完成的，而是先有一個下蹲的預備動作，見右頁圖）。蹲這個動作，也是跳的一部分，是一個專門補腎虛的好方法。

蹲著就能補腎，跳躍就能強腎。實際上，蹲著和跳躍是一個整體的動作。大家要鍛鍊的話，如果身體虛，先補虛；如果身體實，可以變得強壯。

強心就去登高

心的運動天賦是愛登高，強心就去登高，不管是愛爬樓梯還是其他方式。「欲窮千里目，更上一層

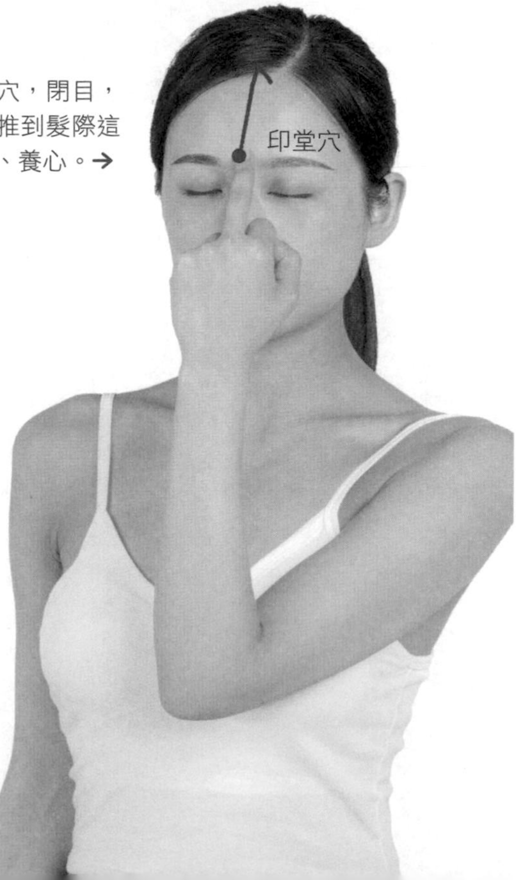

拿中指點印堂穴，閉目，然後往上推，推到髮際這裡，也能調心、養心。→

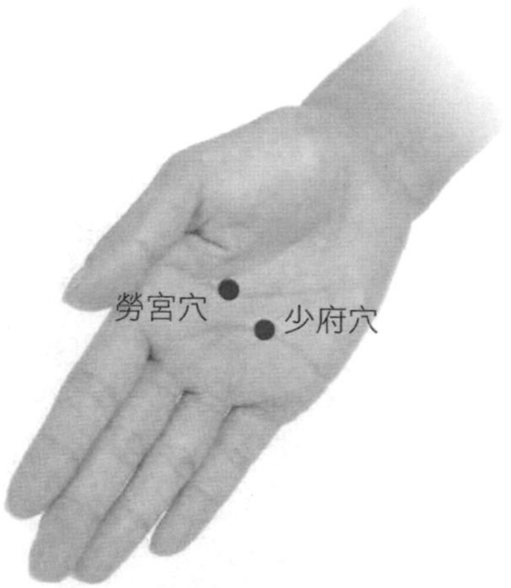

↑ 揉手心的少府穴、勞宮穴，可以養心臟。

樓」的人，覺得登高以後心胸更開闊，眼界更廣遠，心氣足。可有的人就怕登高爬坡，剛向上走了幾步就喘氣了，心臟受不了，心氣不足了，這樣的朋友在鍛鍊前得先調養心氣。

如果心臟本來就弱，還要去登高，那心臟受損就更大了。怎麼調養？調養心臟的穴位很多，比如，揉揉手心的勞宮穴，再往旁邊挪一、兩公分，手心旁邊小指側有個穴位叫少府穴，揉完勞宮穴，就揉到少府穴了（見上頁左圖）。

調心還要注意呼吸，平時坐著均勻的呼吸就能調心。還有個方法——拿中指點印堂穴，閉目，然後往上推，推到髮際（見上頁右圖），也能調心、養心。

先把心養一養，再爬點小坡，就能逐漸登高了，心臟也越來越強了。

靜坐（跪坐、盤腿坐）養脾

還有人說：「脾好坐不好動，我們怎麼鍛鍊？坐也是一種鍛鍊的方法嗎？」其實，動靜都是鍛鍊的方法，能動能靜，也就是一陰一陽、一張一弛，才是文武之道。光動不靜，不長；光靜不動，容易固澀住。

雖然你坐著不動，但身體裡的氣血在動，也是一種動的方法。其實，坐本身就是一種很好的運動。有種養生方法叫靜坐——靜下心來坐，可以跪坐，也可以盤腿坐。

如今，大多數人平時都是坐在椅子上，把腳放在地上，或者翹著二郎腿。這兩種坐姿其實是最損耗身體的方法——如果你這麼在電腦前坐一天，回家會發現腳可能都腫了，因此要盡量避免。你坐的時候有兩種可以選擇的方法：

第一，**把腿盤上坐**，盤不上兩條腿的話，單盤也行，只要把腿盤起來坐，對身體就是一種很好的鍛鍊。

第二，**跪著坐**，其實古人跪著坐叫席地而坐，不叫跪。比如你在家玩電腦、看手機時，都可以跪在沙發上、椅子上。這種方法就是一種很好的鍛鍊——鍛鍊脾、強壯脾。

盤腿坐、跪著坐，讓腿和軀幹距離近，血液才能供應充足，對身體才沒有損害，這就是一種在靜中的鍛鍊。實際上這種鍛鍊很高級，你都不用動，身體就把血液供應到四肢了。最好的鍛鍊方法就是沒怎麼動，身體就得到了補養。

散步最有利於心包

散步最有利於心包。心血管不好、有問題的人，不適合一開始就跑步、快走、跳躍……就適合散步，散步散得心裡很舒服的情況下，再選擇其他方法鍛鍊。一點一點增強鍛鍊的力度，別一下都練了。

透過五臟來考察身體的功能，可以知道強的地方在哪，弱的地方在哪。損有餘而補不足，把多餘的能量補到不足的地方上去，讓身體達到一個平和狀態。所以，只要我們知道五臟狀態的優劣、知道它們各自的功能在哪，就可以隨時透過運動測試。

記住一點，過猶不及——不要過了，剛開始做時，少倒沒事，別做多。「疲則不長」，這是練武的一句話，說的是如果你練疲勞了，就練不長。

快走強肝，慢走強心包經

有人問：「肝是善走路的，心包經也是善走路的，它們有什麼區別？」

你看一下經絡圖（見左頁圖）就知道了，足厥陰肝經、手厥陰心包經，實際上是一條經。但肝經的能量大，它善走；心包經沒有肝經的動能那麼大，它得把能量疏散到五臟，它是最累的「器官」，所以不能讓它太過勞累。

肝是善於快走的，但是你一快走，心包經反而負擔太重。對它來講，慢慢走可以起到調和的作用。如果心血管本來就有病、心臟不是特別好的人，走路時就不要走得太快。

快走，對肝經是一種鍛鍊；慢走，對心包經是一種鍛鍊。慢走時，你的腿沒什麼感覺，散步時，散的是一種心情，用的是心情的力量，等於用氣的力量，用意不用力；快走就不一樣了，快走時，你用的是腿上筋的力量，所以走完腿會痠。因此，慢走跟快走的練肝方法，是截然不同的。

人體的氣血就這麼多，要一個臟一個臟的供養，你適合哪種鍛鍊方式，練完哪個覺得舒服，能增長體力，就多練，練到一定程度鞏固了，再練另一個臟腑。只要是適合你的、是你臟腑喜愛的，都是最好的方法。

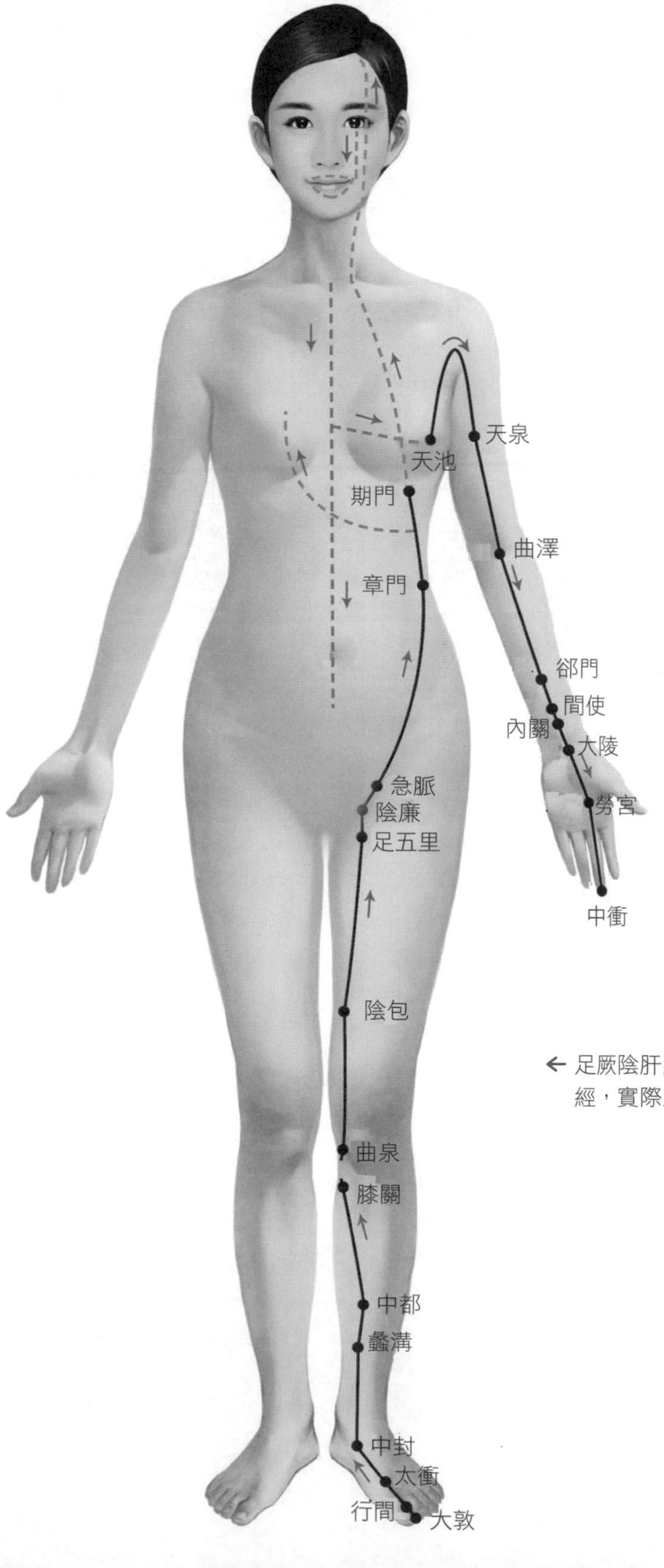

← 足厥陰肝經、手厥陰心包經，實際上是一條經。

02 筋長一寸，命延十年

拉筋到底有什麼好處？能達到什麼目的？有一句話叫：「筋長一寸，命延十年。」說的就是拉筋的好處。

簡單的說，拉筋能活血化瘀。中醫裡有一句話叫「養血融筋」，意思是血養足了，筋也就養足了。為什麼？「肝藏血」、「肝主筋」。把肝血養足了，筋也就變壯、變柔了，這就叫「骨正筋柔，氣血以流」——筋鬆軟了、柔和了、有彈性了，骨頭就正了，人也就站得直了，就不至於出現什麼腰椎間盤突出、側彎等症狀。

把膀胱經拉開，筋就得到了養護

肝血一定要足，血足筋就能長。也就是說，血少人容易抽筋。拉筋為什麼能活血化瘀呢？因為隨著拉筋就可以把血逐步的引到筋裡，像冰雪融化一樣，筋就會變長了。在拉筋時，若血不夠，有時拉了半天好像總是拉不開，如果還繼續拉，韌帶就會被拉傷。所以一定要知道，血能真正修復我們的筋。

肝是長筋，但不是修復筋。誰是管修復筋的經絡呢？膀胱經。

膀胱經治「筋所生之病」，所以筋有病了，你可以鍛鍊膀胱經——整個後背都是膀胱經，整個大腿的後面都是膀胱經。因此你拉筋，主要就是拉後背、大腿後面的幾條大筋。**把膀胱經拉開了，筋就得到了養護。**

膀胱經可不是等閒之輩，它有很重要的功能：一是**可以把體內的毒素全排出去**。二是它是人體最大的「柵欄」，什麼叫柵欄？**外界的風寒都得靠身體的膀胱經遮擋**。人體一遇到風寒，筋自然就會收縮，整個人就會蜷縮在一起。雖然，寒氣能傷筋，但膀胱經能驅寒，把外部傷害筋的元凶都擋在外面。

膀胱經怎麼有那麼大的能量？因為膀胱經有一個「後臺老闆」——腎經。「腎與膀胱相表裡」，所以當你拉膀胱經的時候，腎經的能量就被調出來了。而且這麼調並不會減少腎的能量，這只是身體的一個良性內循環。並且越調，腎的能量就越大。

拉筋不僅要拉腿後邊，還要拉後背的筋

有一個練功方法叫八段錦，八段錦中有一個動作——「雙手攀足固腎腰」，怎麼練呢？你坐在床上時，把腿伸直，然後用手抱住腳踝（見下頁圖），這個動作可以抻筋，固腎腰。「固腎腰」是什麼意思？就是鍛鍊你的腎，這樣腎就會變得強壯。怎樣才能固腎腰？透過練膀胱經，你就可以把腎經的潛能激發出來。

肝腎同源，腎的精血能夠養肝，也就從根上把肝血養足了。而筋又靠肝血來供養，所以膀胱經在其中起到了一個重要的修復作用。

其實，你不用在意具體怎麼拉筋，怎麼拉都行。你可以把腿擱在窗臺上或穩固的架子上……只要能抻到筋就行。如果你覺得外面的環境太亂，可以在自己家的床上，把兩腿伸直了，然後抱著兩隻腳，同樣達到拉筋的目的。拉筋時你會發現，不僅大腿後邊有拉抻的感覺，連整個後背都有拉抻感，因為這些地方都是筋所及的地方。經過你這麼一抻，所有的筋都被抻開了。

拉筋實際上養的是五臟

實際上，筋也通著臟腑，肚子裡面也有筋。因此，你在拉筋時別忘了經常推推腹，把肚子上的筋和腿上的筋連起來。

有人說拉筋拉後背、拉腿不就好了嗎？還要推推

坐在床上時，把腿伸直，然後用手抱住腳踝，這個動作就可以抻筋，固腎腰。

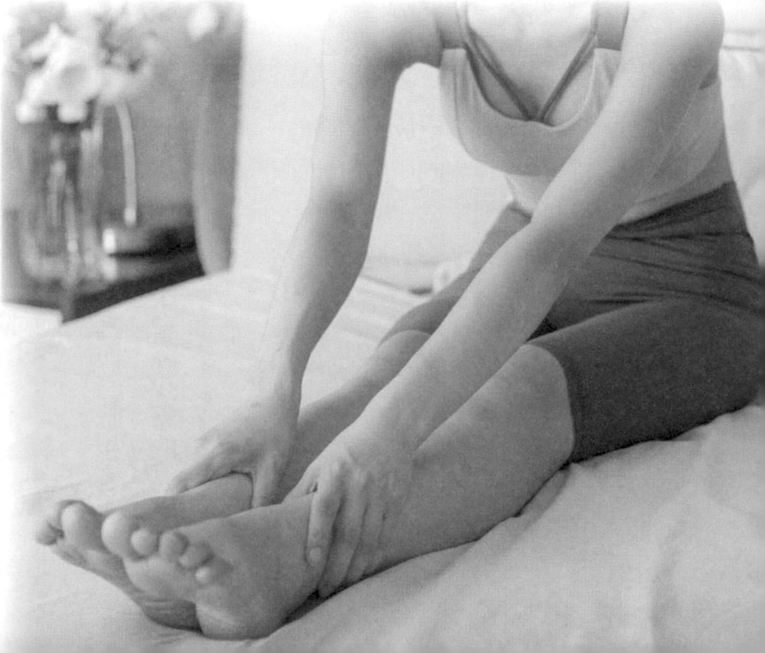

肚子，這有什麼用啊？

其實，人的身體是一整條筋，就像整根彈簧。彈簧有彈性，你拉這根彈簧時，如果總是拉三分之一，結果這三分之一被拉長了，而剩下的三分之二沒拉動，就會不協調，反而起不到養護身體的作用。

身體是一個整體，所以我們拉筋時不僅要拉腿後面的筋，還要拉後背的筋、拉抻肚子裡的筋。肚子裡的筋拉抻不了沒關係，只要你用推腹法把肚子裡的髒東西排泄出去，這筋自然就能通暢。要拉後背的筋，你還可以經常做仰臥起坐，經常拍拍後背，或者在後背刮刮痧、拔拔罐，也能達到很好的效果。

有人問這樣拉完以後養哪呢？說是養筋，實際養的是肝、養的是腎、養的是五臟。五臟強壯了、血充沛了，人就能活得長。

03 站如松，好姿勢

有網友問我，除了經絡穴位以外，還有哪些訣竅能改善自己每天精氣神、待人接物的狀態，讓身體變得更健康？

我們日常生活中常見的行為是什麼？就是行走坐臥。那麼，如何用經絡養生的方法，在行走坐臥中改善自己不滿意的狀態呢？

有關行走坐臥的諺語有很多，比如「站如松，坐如鐘，走如風，臥如弓」。但大家平時都只是隨口說說，隨便聽聽，少有人按這個要求去修練自己。

「站如松」說的是站著的時候，要像松樹一樣挺拔。實際上，如果你能真正做到站如松，對你的好處就太多了。

比如練太極拳、站樁，都需要站如松。我們看到松樹，除了挺拔，還有一種莊嚴、坦然的感覺，這就表明了人應有一種氣質、一種風度——像松樹那樣，傲雪凌霜，不論遇到什麼樣的氣候，都保持著一種不卑不亢、無尊無卑的狀態。

如何能夠讓自己站如松呢？有幾個要點：頭應該「虛靈頂勁」，然後「氣沉丹田」，最後「腳底生根」——腳好像扎到地底下似的。按照這幾個要點站，就會有站如松的感覺。

練「虛靈頂勁」時，想像「大漠孤煙直」的意境

站如松的第一個要點是「虛靈頂勁」，好像用頭頂著天空一樣，就是一種頂天立地的感覺。這種感覺，有人練了好幾年，再怎麼使勁頂也沒找著，而且還練錯了。

因此，很多體會了這種意境的過來人，會用一些比喻，讓你透過這些比喻準確找到感覺。最著名的是唐代大詩人王維，他寫過兩句詩——「大漠孤煙直，長河落日圓」，意思是練「虛靈頂勁」時，去想像自己的頭像大漠孤煙一樣，直接上了雲霄——頭向上頂的感覺就是這樣。「大漠孤煙」是虛的東西，但它很有能量，能直接從大漠頂到天上去。

練「虛靈頂勁」時，想像「大漠孤煙直」的意境，其實就是用意不用力的感覺。

練「氣沉丹田」時，想像「長河落日圓」的意境

如何練「氣沉丹田」呢？練時想像「長河落日圓」的感覺——夕陽照在黃河上，與黃河融為一體。有靜有動，動中有靜，渾然一體。

有人問王維練過功法嗎？王維的別稱是「詩佛」——詩人裡的佛，他的詩都有禪意（王維字摩詰，來自一本叫《維摩詰經》的佛經）。而且王維是一位在家修練的居士，他對這種感覺深有體會。但練功不一定非得懂詩、有文化，甚至有王維那樣的水準才能練好。

我有一位練太極的朋友，我問他對「虛靈頂勁」的感覺是什麼樣的。他說，原本練了兩

年都沒找到感覺，有一次，家裡房子的紙棚（過去自己蓋的小房子，房頂不高，都是拿紙糊的）有一截掉下來了，他就找了一張白紙，黏了糨糊，想把頂棚糊上。頂棚不高，他站在床上腦袋就能頂到頂棚，但如果彎著身子往上糊，就糊不平。於是他想了一個辦法，把這張好糨糊的紙，頂在腦袋上，用腦袋往上一頂，先讓它黏在頂棚上，再拿手撫平。

他說：「我拿腦袋這麼一頂，還不敢使勁，因為擔心一使勁把頂棚頂破了。但要不稍微使點勁，就搆不著頂棚，要似用力非用力的這麼一頂，正好能糊上。透過糊頂棚，我找到了站樁『虛靈頂勁』的感覺。」

這種經驗特別好，其實，一切東西都可以在日常生活中找到具象的比喻，只有讓自己心裡和這種形象相通，然後再做動作，就能做到實處。

要想「腳底生根」，先練好「氣沉丹田」

練「站如松」最後一個要點是「腳底生根」，好像兩隻腳長在地底下似的。松樹為什麼能萬年長青？就是因為它的根扎在地下很深。所以人要想活得長，「根」就得深——下盤得實。怎麼做「根」才能深呢？有人會往下踹、跺腳，反而會越跺越淺，心越浮躁。實際上，做到「氣沉丹田」就能把腳上的氣引到地底下，就能「腳底生根」。

好多時候，站和臥、坐、行是一體的，感覺都一樣。比如你站樁時找不著氣沉丹田的感覺，在打坐時就能找到了，然後你把這種感覺運用到「站」上，這就融會貫通了。

04 坐如鐘，腿有勁

「坐如鐘」是一種怎樣的狀態呢？

「坐如鐘」中的「鐘」不是指舊時家裡擺放的老式座鐘，而是指廟裡的大銅鐘，通常比一般人高一點，幾千斤重。像北京的永樂大鐘，鐘樓的大鐘，都是幾十噸重，給人一種渾厚、踏實的感覺──它們的氣都是往下沉的。

如果你感覺到了這種鐘的意象──你坐在那裡想：「我要像鐘一樣穩穩當當的坐著。」可能這氣勢瞬間就不一樣了。

心要空，才能坐得穩

鐘的上面小，底下空，底盤厚，因此扣在地上非常沉穩。人也一樣，能坐得穩穩當當，坐出一種不怒自威的感覺（巍然而坐），能達到這麼一種氣勢，就是「坐如鐘」。

為什麼古人要把人的坐法比喻成廟裡的大鐘呢？因為鐘裡面是空的，古人也希望自己坐著時心要放空，不胡思亂想，否則就坐不穩當了。心要空，才能坐得穩。如果心裡有事，坐在那的時候腿直打哆嗦，來回晃悠，扭屁股，好像座位底下長了釘子，那肯定心不定。

我奶奶說我五、六歲時，在屋裡寫著作業，寫不到兩道題，聽到外面有人喊「賣冰棒」，就趕緊跑出去買冰棒，吃完冰棒回來接著寫作業。凳子還沒坐熱，又聽見外面「砰」的一聲——賣爆米花的人來了，又往外跑，去看熱鬧了……心思老往外跑，根本就坐不住。

老人經常說：「坐有坐像。」其實，坐像不光是像的事，更是一種心態。人只有坐得穩、坐得住，沉得住氣，才能幹成大事。

跪著，是特別好的健身法

現在，大多數人坐的時候是坐不穩的，坐一會兒就開始抖腿、搖來晃去，因為心裡裝了好多莫名的事，本身就比較浮躁。其實古人講的「坐如鐘」是盤腿而坐，形態就像一口鐘扣在地上——屁股底下墊一個蒲團[1]，盤腿而坐，五心朝天，心裡很靜，坐在那兒本身就帶有一種威嚴感。

有人說那是專門修練的人才有的狀態，自己是普通人練不了，還擔心練習盤腿而坐會傷到膝蓋。實際上，古人日常的坐不只是盤坐，還有席地而坐——跪著（見第二七四頁圖）。如果日常生活中你能經常這麼坐，就是特別好的健身法了，現在練瑜伽的人也這麼坐，叫金剛坐。

古人用字說話都特別簡單，比如「坐如鐘」就三個字，卻包含了「鐘是什麼樣子」、

「我們應該怎麼坐」、「坐的時候頭怎麼放，氣怎麼呼吸，腿怎麼盤或者怎麼跪」……這些方法都需要我們根據個人不同的感覺，把它用上。

盤腿坐、跪坐……都是氣沉丹田

「坐如鐘」的坐法有很多，效果也很好，比方說跪坐吧，當你屁股壓在腳後跟上，心馬上就會沉靜下來，然後氣不知不覺也沉在肚臍眼了，想浮在胸口都浮不了，這是因為氣自然的降下來了。當你跪坐時，本身的氣就在丹田了。

現在的人為什麼體會不到這種感覺呢？人們坐在椅子上、沙發上，有時候會翹著二郎腿，這樣肯定做不到氣沉丹田，而且會導致身體氣血不往下走，對腳和腿都沒什麼好處。

比如我們坐飛機或者高鐵時，時間一長，腿和腳就開始腫了，為什麼？因為氣血在膝蓋前就被隔住了。因此，經常變換坐的姿勢，在玩電腦、看電視時盤腿、跪坐在沙發上，不但對膝蓋有保養作用，而且能引血下行。如果腿部缺血，高血壓、哮喘等疾病都會找上門，所以你平時一定要經常「坐如鐘」。用這種簡單的方法，就可以達到防治常見病的目的。

之前，有一位朋友說：「練跪膝法，無意中把我多年的雞眼治好了」。我聽了感覺很

1　用蒲草編成的圓形墊子。

奇怪：「你有沒有用其他藥？」他說：「我用其他藥都不管用，最近什麼都沒幹，就是每天在床上跪二十分鐘，不知不覺就治好了很多年的雞眼。」

其實原理就是引血下行，把新鮮的血液引到腳上。不要小看日常生活中這個看似簡單的「坐如鐘」法，如果坐好了就能起到很好的保養作用，為何你不每天坐十來分鐘呢？

正襟危坐、盤腿而坐、跪坐——席地而坐……怎麼坐都沒關係，因為這就是一種氣沉丹田、收養氣血神的好方法。

古人日常的坐不只是盤坐，→
還有席地而坐——跪著。如果日常生活中能常這麼坐，就是特別好的健身法。

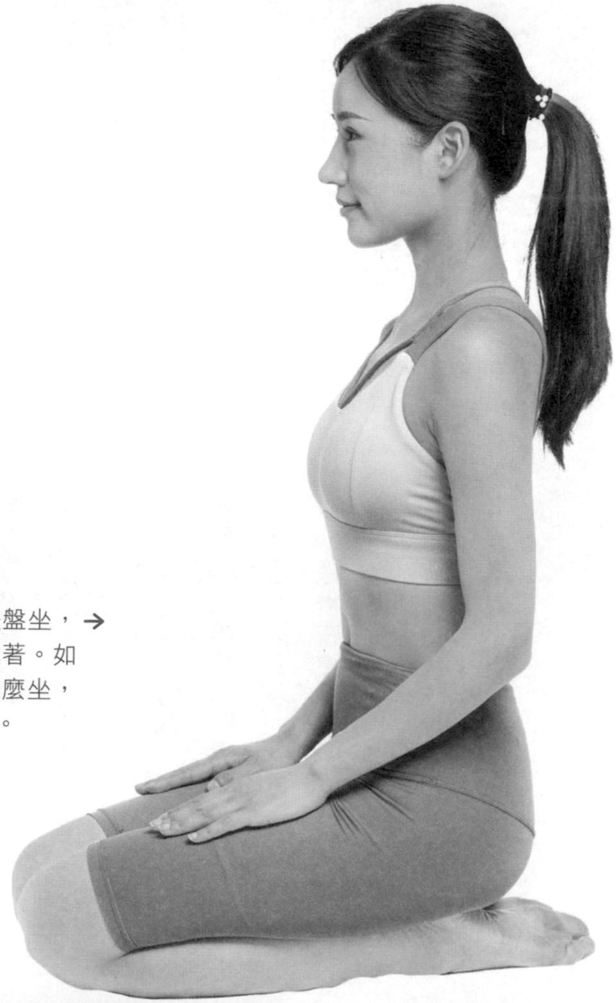

05 走路「行如風」，睡覺「臥如弓」

什麼是「行如風」？是說我們走路要像風一樣。有人問，這是說走路要急急忙忙嗎？其實不是，一方面，「行如風」說的是人走路時要體現的一種風度、一種氣場。就好像從遠處走過來一個人，你感覺他很有風度，氣場很足，帶著一種能量。另一方面，風代表一種心境——坦然、大方。這人走過來時，你就有種很舒服的感覺。而且你看這人走路時身體筆直、步履輕盈，這也是一種風的感覺。

舉步輕靈，行如風

實際上，古人是把這種意象告訴你，要學習風的樣子。要想「行如風」，你得先在心裡產生這個意象，心裡有了風的感覺，走出來才有風的感覺。古人走路時強調穩當，有一個成語叫安步當車，說的就是走路時要像坐車一樣感覺很穩當，然後「閒庭信步」，也是很穩當的。總結來說，「行如風」說的是你在走路時，應該有種輕鬆自在、節律平穩、瀟灑飄逸的感覺。

走路，也是一種休養生息的方法，因為我們每天大部分時間除了在辦公室、在家裡坐著，都要走路。所以，走路時如果讓自己走得安然自在、心情放鬆，就是一種非常好的養生方法。

那什麼是「臥如弓」呢？本身「弓」字給人的感覺是蜷縮的樣子，不是直挺挺的，所以「弓」實際上是一種放鬆的狀態。但這種放鬆的狀態又不是鬆鬆垮垮的，而是靜而鬆的狀態，是鬆中有柔，柔得就像一根彈簧一樣，看似柔軟，卻蘊含著一股力量。

要知道，弓掛在牆上時，它是一個裝飾品，很平和，但要是把弓拉起來射箭，它就是一款很有威力的武器。

臥如弓，就能睡得深

實際上，「臥如弓」也是這種意象——雖然看似很平和，實際上是處於一種警醒狀態。雖然弓被掛在牆上，但它畢竟是一件拿起來就可以用的武器——雖然你睡在床上，但思想仍然要保持警醒狀態，而不是昏昏沉沉的睡態。

其實，弓這個意象，就是讓你在睡覺的時候保持一種警醒的狀態，是要告訴你一種精神——「生於憂患，死於安樂」，安不忘危。

睡覺時「臥如弓」，是側臥。古人孫思邈提倡**睡覺時向右側臥**，因為白天人會活動，血會流向四肢，而晚上血歸於肝，肝在右邊，因此你右側臥就容易入眠，睡得踏實。而且**睡覺**

時最好把腿微微的蜷縮一下，這樣睡覺壓不到脊椎，能睡得安穩。

「弓」還有更深一層的含義——睡覺時保持警醒。說到這，有人可能會詫異，睡覺時要保持警醒，那還睡得著嗎？

有覺知的睡覺，醒後會特別有精神

什麼叫睡覺？睡覺這兩字可不是隨便寫的。實際上，睡覺的過程是一個有覺知的過程，有覺知的睡覺和昏睡是完全不一樣的。有覺知的人睡覺時就算睡得很深，但只要有點動靜馬上就能醒來，而且醒來時還精神抖擻；昏睡的人很難叫醒，就算叫醒後也是迷迷糊糊的。

傳說諸葛亮有一次睡覺起來時唸了兩句詩：「大夢誰先覺，平生我自知」，這時正好劉備站在窗外——諸葛亮在屋裡睡覺，他這時候是起來向劉備透漏訊息：「其實我早就知道你來找我，別看我在睡覺，其實睡覺時發生了什麼事我都知道。」大夢誰先覺嘛，實際上諸葛亮就是想告訴劉備，我這是處在一種警醒的狀態，不是真正睡覺。

只要「臥如弓」，你睡覺就會睡得很香，但心裡卻是警醒的，並不是處在昏睡、昏沉的狀態。這就是提醒我們安不忘危，對生命產生一種覺醒、覺知。

人一生中的「站、臥、坐、行」在太極拳裡歸結為四個字——鬆靜自然，這就是你要做到的健康狀態——自然狀態，自然狀態就是最健康的狀態。

06 用氣不用力，人就會年輕

前面，我提到過「用意不用力」這個話題，實際上意就是一個形象，你鍛鍊時，腦子裡要是有這個形象，順著走，就能達到用意不用力的境界。舉一個太極拳的例子，學太極拳時，老師經常會講這個用意不用力，就從起勢和收勢講起。

什麼是起勢？起勢就是把兩隻手抬起來的一個姿勢。好多朋友練起勢練了半天都不知道手該怎麼抬，不是比較僵硬，就是比較鬆垮。

起勢怎麼抬得有感覺？老師打了一個比方——把兩隻手抬起來時，想像自己在釣魚，兩隻手就是兩根魚竿，指尖就是魚鉤，你手往上一抬時，就好像把魚釣起來了。

領悟了這個釣魚的意象後，你在抬手時，看似一個簡單的動作，其實心裡已經有了一個意念。雖然你的手看起來讓人感覺沒使勁，但其中卻包含著一種氣。這就叫用意不用力。

用意不用力，身心最好的保養與放鬆

練太極拳還有一個是收勢。收勢，就是把兩手往下一壓，內練一口氣。雖然看似簡單，但怎麼收得平和、瀟灑，有神韻，還得加一個意念進去。加什麼意念呢？老師說：「你看過京劇的花臉？他們都是大長鬍子。收勢的時候你就想像用兩掌捋鬍鬚，從上面一直捋到下面，捋鬍鬚的動作就是收勢。」

很多朋友就是不會收勢，怎麼做都覺得不是那麼自然。但當你學會了「捋鬍鬚」，就不用去想怎麼收勢，而是想著自己長了一撮長長的鬍鬚，要把鬍鬚往下捋，捋到下面去。有了這個意念以後，收勢這個動作一下就完成了。這也是用意不用力。

再舉個例子。騎自行車時，你得先把車胎的氣打足，這樣騎起來才輕鬆，不用使勁蹬，如果車胎的氣稍微有點不足，騎的時候就費力，更別說車胎是癟的，會更費力了。這是什麼道理？車胎氣足的時候，騎起來就不會磨損車胎；車胎的氣不足，騎起來直接磨損車胎；如果車胎完全沒有氣了，甚至會直接磨損裡面的鐵圈。

身體也是一樣。如果你會用身體裡的氣，就不會磨損肌肉、骨骼，因而能活得長久。如果不會用氣，只會用力，做事就處處費力，因為用的全是力，就增加了摩擦力，容易衰老。所以，我們一定要學會用意不用力。另外，不用意只會用力會有什麼結果？比如大家搬東西時會出力，但有時候一出力就會閃到腰，這就是不會用意只會用力的結果。

用意有一個祕訣——心氣相合。什麼叫心氣相合？就是你要出力時，要全身一起使，不要局部使力。就像搬東西時，不能光用胳膊、腿、腰使力，而是渾身使力。這和嬰兒哭一天也不累、嗓子也不啞的原因是一樣的，因為嬰兒不光用嗓子哭，而是全身一起用力，哭累就睡著了。

如何有效的深呼吸？

腹式呼吸（深呼吸）對身體有太多好處，但很多人不知道什麼才是正常的腹式呼吸，往往一說腹式呼吸，就使勁握著拳頭，抬著胸往裡吸氣。其實這麼一吸沒吸多少氣，反倒覺得堵悶了，這就是用力沒用意的緣故。

那怎麼用意呢？怎麼才能深呼吸呢？其實很容易，你聞自己喜歡聞的東西自然就是在做深呼吸。比如你經過某個窗戶，窗戶裡正在燉肉，這時你聞一下，真香，就會深呼吸了。再比如有人送你一朵玫瑰花，你拿著花使勁吸一下玫瑰的香氣，這也是自然而然的深呼吸（腹式呼吸）。

有一天，我正好從家門口的胡同[2]走過，看到有家糧行正在門口往下卸米

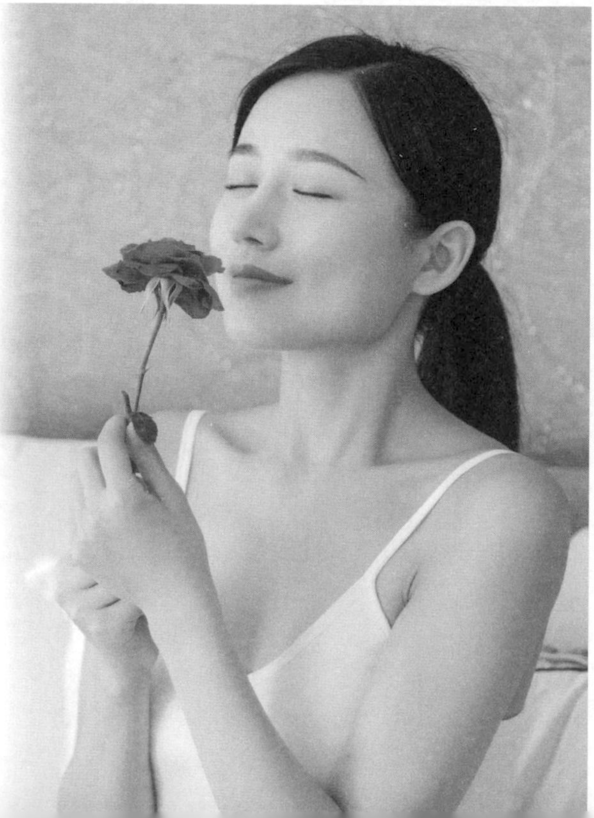

腹式呼吸就好比像是用力吸聞手上的花。

糧，我過去一看，發現這些米糧每袋都有五十幾公斤重。可是我看兩個搬運工人卻很輕鬆，一邊聊天，一邊就把這麼大麻袋的米糧都卸下來了。他們怎麼辦到的呢？一人拽一邊，然後一起喊「一、二、三」，兩個人如此有默契的就把米糧卸下來了，好像完全沒使勁。

有時候掌握做事的節奏、韻律，本身就是一種用意不用力，比生搬硬扛省力多了。因為我們把一種慣性、一種節奏當作了一種力來用。實際上，現實生活中有很多可以用意不用力的事。費力反倒不討好。

2 北方方言名詞，指狹窄的街巷。

第九章

春生、夏長、秋收、冬藏

01 春不養，夏易病！

春天養生，我們要抓住的核心點是什麼？就是生。春天是生、夏天是長、秋天是收、冬天是藏。透過這個字你就知道，春天總體的感覺是什麼。

《黃帝內經．素問》的第二篇《四氣調神大論》裡記述，**「春三月，此謂發陳」**[1]。「陳」是什麼意思？一是把冬天身體儲藏的東西沉積下來，也就是說，去年冬天儲藏、保留的東西，現在要發出來了。「陳」的另一個意思是陳列，到了春天我要展示出來。「天地俱生」，意思是春天到處都是生機盎然。「萬物以榮」，意思是萬物欣欣向榮。

神定了人才能長壽

《四氣調神大論》什麼意思？古人凡事找本，什麼是人之本？神是人之本，你得找到神。神是什麼？四氣你得調這個神。先把神定住了，身體各方面才能得以養護；神沒定住，全都是散亂的，什麼都養不好。

《靈蘭秘典論》說：「主明則下安，以此養生則壽。」主是什麼？是神，神定了人才能長壽。「主不明則十二官危」，沒有神，你的五臟六腑都是危險的。

說回春天，這時怎麼調神？

第一，「夜臥早起」，意思是告訴你作息上，晚上晚點睡覺，早上早點起來。一年之計在於春，一日之計在於晨，你要是睡到晌午，晨不就過去了嗎？春天的能量沒有用上。因此，你得早起，早起才能用到天時的力量。

當然，春天要想享用到天時的能量，前提就是冬三月養好了，如果沒養好，到了春天會春困，白天沒精神。在冬季養好的前提下，我們要夜臥早起。夜臥是什麼時候呢？大概是晚上九點、十點，二更（亥時）左右。

第二，「廣步於庭」，意思是先到庭院中走走，多散步，散步能養肝，雖說現在健步走可以，但是健步走別走太多，別走累，因為「疲則不長」，一疲勞就不長了。微微出點汗，情志也生起來了，回家心情很愉悅，這是最好的。

第三，「被髮緩形」，把頭髮散開，其實是告訴你要有一種放鬆的心情。緩就是緩慢、舒緩的緩，形就是形體的形。「緩形」就是要你這時把衣扣解開，或者穿著拖鞋、睡衣在庭院裡散步的感覺。如果你說沒有庭院，那去外面也可以。實際上，「緩形」指的是一種放鬆

---

1 春三月，此謂發陳，天地俱生，萬物以榮，夜臥早起，廣步於庭，被髮緩形，以使志生，生而勿殺，予而勿奪，賞而勿罰，此春氣之應養生之道也。逆之則傷肝，夏為寒變，奉長者少。

的形態，穿什麼無所謂，但心情是放鬆的。

養自己的「生」，不要去壓制其他萬物的生

早晨起來，正好天時很旺，一派生機，把自己完全交給大自然，「以使志生」——春天是大自然幫你把志生起來的時候，不要浪費它，想到什麼就要馬上去做。什麼是「志」？想得遠就叫「志」，凌雲之志，志存高遠。

「以使志生」，生出什麼志呢？

「生而勿殺，予而勿奪，賞而勿罰」。

「生而勿殺」，如果你有殺伐的心，自己也立不起來，因為你的心態是殺伐的心態。給人方便，自己方便。你想想人家的好，自己才能好。你總想打壓別人，你的力量都消耗在打壓上，這是違反天時的。

因此，春天第一要養自己的「生」，第二不要去壓制其他萬物的生。

「予而勿奪」，意思是多給予少剝奪。

「賞而勿罰」，如果這時孩子犯錯，不要大聲責罵和懲罰。對待公司員工，多獎勵，就別刻扣工資了。

「生而勿殺，予而勿奪，賞而勿罰」，這是告訴我們心態要怎麼養，還有怎麼養精神、身體。

「此春氣之應，養生之道也」。

什麼叫「春氣之應」？應天和人，養生之道也。注意，這個生是生長的生，不是我們現在說的生命的生。

春天沒養好，到夏天就會陽氣不足

「逆之則傷肝」，「夏為寒變」，夏天本來很熱，但有的人總是發冷，這是「寒變」。怎麼回事？因為春天的生發之氣沒養好，在初始的階段，陽氣沒有培養起來，所以夏天的陽氣突然一來，你反而陽氣不足了，就「夏為寒變」，得寒性的病。

「奉長者少」，這是一步一步的，春天是為夏天做準備的。「長」是什麼時候？是夏天。「奉長者少」的意思就是給夏天的能量少了。

02 夏天養生，夜臥早起

「夏三月，此謂蕃秀」[2]。「蕃秀」是茂盛的意思，繁花似錦、欣欣向榮，形容萬物到了旺盛發展的時候。按照一天來講，早晨起來是春天，到中午太陽高照時就是夏天了，這時怎麼養生？

夏天養生——夜臥早起，無厭於日

「天地氣交」，意思是天上的氣往下來了，地上的氣升騰起來，交合在一起。「氣交」，就是能量特別足的時候，天地間所有的能量匯聚到一起了。

「萬物華實」是怎麼回事？不是春華秋實嗎？「萬物華實」就是說，花都開了，但不是開完花就完了，而是為了到秋天還能結果。這時**睡覺要「夜臥早起」**，晚點睡。為什麼得晚睡？因為暑天太熱，暑氣未散你躺在那，早睡睡不著，等於能量內耗，對抗夏天的炎熱，要等暑氣散光時「夜臥」，清清爽爽睡一個好覺，然後「早起」。

「無厭於日」，意思是別討厭陽光，一般人覺得太陽太熱，我躲著點吧。其實，陽光是給你補充能量的。夏天有這種能量，能把你身上的寒清除。因此，我們要**適當的曬太陽**，但是別中午時曬。早晨的陽光比較柔和，可以這時曬太陽，不要曬中午的大太陽，容易中暑。

「使志無怒，使華英成秀」。這個時候養的是什麼志？春天的陽氣已經足了，生發起來了，到夏天正是旺盛的時候，人容易煩躁、發怒，一發怒能量就都跑到怒上去了。這不是浪費嗎？

實際上，能量應該幹正事——「使華英成秀」。華是花，英是盛開的花，秀是能結果實的花。《黃帝內經》告訴你的是「華英成秀」，你得變成能結果實的花。夏天是讓你為秋天結果實做準備的，但這個需要能量。如果你把能量都用在怒上了，就走邪道了。因此，我們要「使志無怒」，真心的「使華英成秀」，要幹正事，這是夏天的一種警醒。如果你把能量都消耗在與人爭氣上，就成不了秀了。

具體到身體上怎麼做呢？「使氣得泄，若所愛在外」。

什麼意思？一個人總有懷才不遇的感覺，就是氣沒得泄；氣是能量，能量得有施展的地方，沒有空間就沒法泄。也就是說，英雄無用武之地。讓英雄有用武之地，就是「使氣得泄」，讓能量有施展的地方。「使氣得泄」就是我的才智、能力得到施展，同時我還有仁愛

2 夏三月，此謂蕃秀，天地氣交，萬物華實，夜臥早起，無厭於日，使志無怒，使華英成秀，使氣得泄，若所愛在外，此夏氣之應養長之道也。逆之則傷心，秋為痎瘧（痎音同接，泛指瘧疾），奉收者少，冬至重病。

的情懷——「若所愛在外」，就是把你心中對大自然、親朋好友等人的愛表達出來。怎麼樣才能表達出來？有這個能量才能表達出來，沒有能量連愛都表達不出來。夏天時得表達，不表達就是浪費，表達出來是能量的增長。所以，心中有愛，在夏天時一定要表達出來。

古人說，窈窕淑女，君子好逑。你不表達，人家可能就跟別人結婚了，再想表達就來不及了。夏天就是表達愛的季節，英雄要有用武之地，這是夏天的情懷。所以，夏天是培養我們心中的熱情、向外發散能量的季節。

「使志無怒，使華英成秀」，把能量都用在邁向成功的道路上。「使氣得泄，若所愛在外」，把情懷表達出來，把能量都釋放出來，讓英雄有用武之地。這就是夏天要做的。

其實，我們要做的所有事，只要有這種意識，就會去做。別整天糊裡糊塗、渾渾噩噩，也不知道夏天幹什麼，反正一年四季都跟一天差不多。這就是不知道天時，這麼做，你就浪費了好多老天給你的能量。老天就是大宗師，是最大的心理調節師。你按照老天的氣候調節，就不會有什麼憂鬱，「使氣得泄，若所愛在外」，怎麼還會憂鬱呢？氣從以順，這就是夏天的養生之道。

夏天不「養長」，坐等秋後「傷心」

「逆之則傷心」。如果你不按照老天爺說的做，就會怎麼樣？就會傷到心。等到了秋天，「秋為痎瘧」。什麼是「痎瘧」？過去叫它「打擺子」[3]，就是忽冷忽熱，冷的時候蓋三床被子照樣哆嗦，熱的時候跑冰窖裡還出大汗，這就是「痎瘧」。

為什麼會得痎瘧？之前說了「使氣得泄，若所愛在外」，該發出能量的時候沒發出來，都憋在裡面，但你這時又想發了，這不就是忽冷忽熱嗎？夏天的熱到秋天該冷了，該往裡收，你說先發發吧，這就是忽冷忽熱。人的性格也變得忽冷忽熱，就是因為夏天沒養好。說得嚴重點，就是「痎瘧」，他自己都搖擺不定，不知道該發還是該收。

「逆之則傷心，秋為痎瘧」，這就是夏天的養長之道。有的書裡在「秋為痎瘧」的後面加了一句「冬至重病」，有的書裡沒有加這句話。我覺得加進去也挺好，如果夏天你沒養好，不僅秋天你會得「痎瘧」，到冬天還有病，「冬至重病」。「重病」就是兩重病——一重是冬天本身該發的病；另一重是你從夏天帶來的病，總之是病上加病。

3　南方對瘧疾發病時一種形象的描述。因感染瘧疾的患者，發作時會抽搐顫動，故稱為「打擺子」。

03 秋養肺防秋燥，感冒不上身

「秋三月，此謂容平」[4]。容是容納，平是平靜、平息。「容平」就是該收穫了，該裝在容器裡了，把夏天的燥火平息、收斂。

秋天相當於一天中黃昏的時候，夕陽西下，人們都從田地裡回來了、放牛娃（指男童）也回來了、羊歸圈、牛歸棚、馬入欄、鳥歸巢、雞進籠。這時就是一種收的感覺，忙完一天了，該休息了。

在中藥裡，秋天相當於當歸。當歸為什麼能養血？因為它往裡收。夏天是「使氣得泄，若所愛在外」，發完了，到秋天該收了。所以，一張一弛，有發有收，這才是養生之道，都是按照四季走的。

「天氣以急」，這句話古代有很多人解釋，其實無所謂，就是一種感覺。這時的風比較猛，比較急，秋風掃落葉。

「地氣以明」，是不是就明朗了？該收的果實都成熟了，該落的樹葉都落在地上了，就是很分明，充滿了一種理性。秋天是很肅殺、很殘酷的，秋後問斬，這時該找你算帳了，把該留下的留下，該去除的去除——該留下的果實留下，該去除的葉子去除了，秋風就是一個大掃帚。

大自然就像法律般森嚴，是不是溫柔點好？不行，所有的東西必須有威嚴，有慈悲，也有怒目。對人生、宇宙來講，這都是必要的。律法有威，也有慈，你按照它的規定走就沒事。怎麼按照它的規定走呢？你得好好睡覺，得先知道怎麼睡覺，別逆著天睡覺。

秋天怎麼睡覺？「早臥早起，與雞俱興」

秋天相當於一天中的黃昏，這時，人們都該回家了。夏天是「夜臥早起」，秋天是「早臥早起」。到了秋天，大自然都收了，你在外面忙活什麼？整個天氣都收了，你再逆著天走，就跟逆風而行似的，你走也走不了多快。

「與雞俱興」什麼意思？是讓我們向雞學習嗎？其實，雞不僅好鬥，還特別謹慎，牠的視力不好，只要天一黑，馬上就歸籠了。雖然早晨雞叫得早，但出籠晚，叫完後牠先在裡面待著，等天徹底亮了才出來，安全第一。所謂「與雞俱興」，是說我們也要起得早，不是說天還沒亮我們就出來逛了，得先在屋裡疏散、冷靜、調和、準備一下，天亮時再出來，這就

4　秋三月，此謂容平，天氣以急，地氣以明，早臥早起，與雞俱興，使志安寧，以緩秋刑，收斂神氣，使秋氣平，無外其志，使肺氣清，此秋氣之應養收之道也，逆之則傷肺，冬為飧泄，奉藏者少。

叫「與雞俱興」——雖然起得早，但不是馬上要動，先靜一靜、觀一觀，然後再動。

秋天時，「早臥早起，與雞俱興」有什麼好處？就是要你謹慎。因為大自然有殺伐之氣，弄不好就把你傷了。所以，你一定要謹慎。接下來，我們看看秋天的心情。

心態平穩，秋天的肅殺就傷不到你

秋天怎麼養我們的性情呢？「使志安寧，以緩秋刑，收斂神氣，使秋氣平」。

先說「收斂神氣，使秋氣平」。就是到了秋天要收斂一下——早晨起來別馬上出去；做什麼要謹慎點，不要像夏天時「若所愛在外」。怎麼做到「使志安寧」？「收斂神氣，使秋氣平」。外面雖然有肅殺之氣，但你不去應對，不跟外面對著幹，這就是「使志安寧」。「以緩秋刑」，讓心態平穩下來，秋天的肅殺就傷不到你。你收斂了，秋氣就平和了。

另外，「無外其志，使肺氣清」，就是告訴你志向不要在外面了，秋天有果實了，該功成身退。如果你覺得自己的欲望還沒滿足，還想得到更多，這時就要被殺伐了。

「使肺氣清」什麼意思？肺主人的氣魄，這個氣魄就是知止而不殆，有氣魄當然好，但要知道止。鳴金收兵，肺為金，所以是不是該收了？在春天擊鼓前進，到秋天鳴金收兵，這都是相通的。

「逆之則傷肺，冬為飧泄」，這個比喻特別好。「飧泄」是什麼意思？飧的左邊是「夕」，右邊是「食」，早晨起來做完飯，到晚上吃剩飯叫「飧」。

「飧泄」是怎麼回事？早晨吃這個東西，到晚上大便時又拉出來了，完穀不化，整吃整拉，什麼意思？秋天沒養好收氣，光收，沒有化，忙著趕緊把東西收進來，你吸收得了嗎？你收那麼多，就沒收好。

所以，秋天時一定要「容平」，先容再收。你不能容，就別收了。這句話就是告訴你，在秋天時要節制，如果秋天不節制，「冬為飧泄」——到冬天就犯整吃整拉的病，寓意是什麼？吃的東西，到冬天還得拉出來，就是秋天收而無果，存不下。

其實，人生也是這樣，如果你的貪慾太多，都收進來，最後你吸收不了，還會害了你。就像在秋天收得太多，在冬天就會害了你。因為你收回來的不是果實，而是一堆消化不了的垃圾。因為你沒有容器，容器小，貪慾大，就完了。「此秋氣之應，養收之道也」。

04 腎主冬，藏好陽氣，來年少生病

一到冬天，很多人的抗寒能力就下降，那麼，在冬天如何增強我們的抵抗力和防病能力——免疫力？如何用經絡、穴位在冬天為身體助一把火力，讓身體生起「火爐」？

其實，我們的身體不但百藥俱全，而且功能俱全。如果你想增長體力、能力、火力，它都能辦到。但是你得發現它，並且知道它在哪兒。

人要想強壯，首先得身體「火力」強

人要想強壯，首先得火力充沛，陽氣充足。實際上，人多一分陰寒之氣，就多一分恐懼；多一分畏縮，能力就不足，精力也沒那麼充沛。所以，人要給自己添一把火，尤其在冬天裡。怎麼添？人身上的「火爐」在哪？

人身上的火爐在後腰中間，腰陽關（「陽關」就是陽關大道，能量很足，陽氣很盛）往上一掌寬的位置，叫命門穴（見第二九八頁圖），你看這個穴位的名字多麼莊嚴、神聖——「命門」，生命之門。人體的火爐就在命門穴這裡。

「命門之火」什麼意思？就是先天的火力源源不絕。如果你想把火爐生起來，就得找到先天的火種——比如「煤、天然氣」，得到這些能量，才能把火爐燒旺。

在命門的兩邊，各有一個大穴，正好夾著命門穴，叫腎俞穴（見下頁圖）。這個火種正好在這裡。腎，先天之本，人體的動力之源，這裡面的腎精就能給命門穴提供能量。

我記得，小時候家裡要想把火爐點起來，就要往裡加煤，火爐旁經常放著兩摞蜂窩煤，大人一看火不旺了，就往裡加一塊，火就又燒起來了。我們身體的火爐就在命門穴這裡，現在準備把火點起來，就得往裡加「煤」——誰給它能量呢？就是兩邊的腎俞穴給它能量。

腎俞穴這個地方的能量比較小，所以你得往旁邊擴展，讓煤源源不斷的供應。腎俞兩邊是志室穴，腎藏志，「志室」就是藏志的屋子，你想想它的能量有多大？所以這個區域都是命門之火的區域，不但有火爐，還有充沛的煤炭，供著火爐讓它燃燒。

火爐、煤炭有了，你再往上看，整條脊椎就是人體的「暖氣管」，叫督脈。督脈是諸陽之匯，所有的陽氣都在這裡匯聚，所以陽氣特別足。為什麼陽氣那麼足？因為陽氣都生於命門之火，點著了火爐，它的熱氣就順著脊椎上到頭了，人體後背的熱能就充沛了。

現在你就可以「生火」，把自己的陽氣點起來了，怎麼點？

首先，我們要確定一下命門位置在哪。肚臍眼的位置對應的後腰位置就是命門穴，它們在一條線上。

命門穴旁邊一點五寸就是腎俞穴，旁邊三寸就是志室穴，這些都是給命門穴往裡加「煤」等燃料的穴位。

找到位置後，你把兩個拳頭攥住，拳眼對著自己，然後把兩個拳眼往後背一擱，等於拳眼貼在命門穴、腎俞穴和志室穴上，一個拳頭就都占住了。然後你閉上眼睛，拳頭默默的上下摩擦九下，很容易就搓熱了。

我們搓別的地方，比如搓腿、搓手，都無法熱這麼快。因為這裡是人體的火爐，它本來就等著要燒起來，你這麼一搓，還往裡加煤，火爐自然就旺起來了。

如果你還想讓「火」更旺點，可以從兩邊橫向往中間搓——從志室穴外側，往腎俞穴的方向搓，一直搓到中間的命門穴（見左頁上圖）。橫著推，好像要把腎俞穴兩邊的肉往中間使勁擠，好像用煤把火爐裡填滿了，讓燃料特別充沛。這個動作也做九下，做完以後，後背就開始發熱了，不但發熱，還陣陣發癢，因為血液全都過來了，能量開始升騰起來了。

有的人可能先天火力不足，沒那麼大的力

閉上眼睛，用拳眼默默的在命門穴、腎俞穴、志室穴上下摩擦九下，人體後背的熱能就充沛了。↘

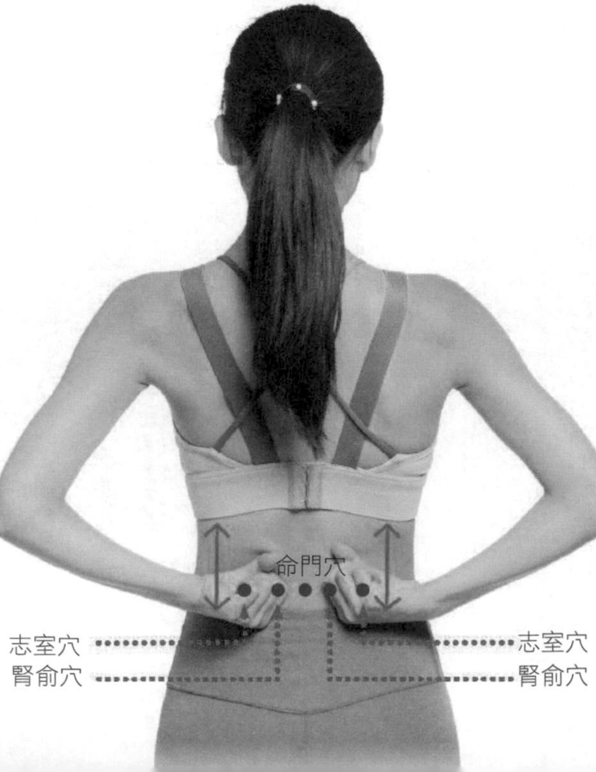

如果還想「火」更旺點兒，可以從兩邊橫向往中間搓，不但後背發熱，還陣陣發癢，因為血液全都過來了，能量開始升騰起來了。↘

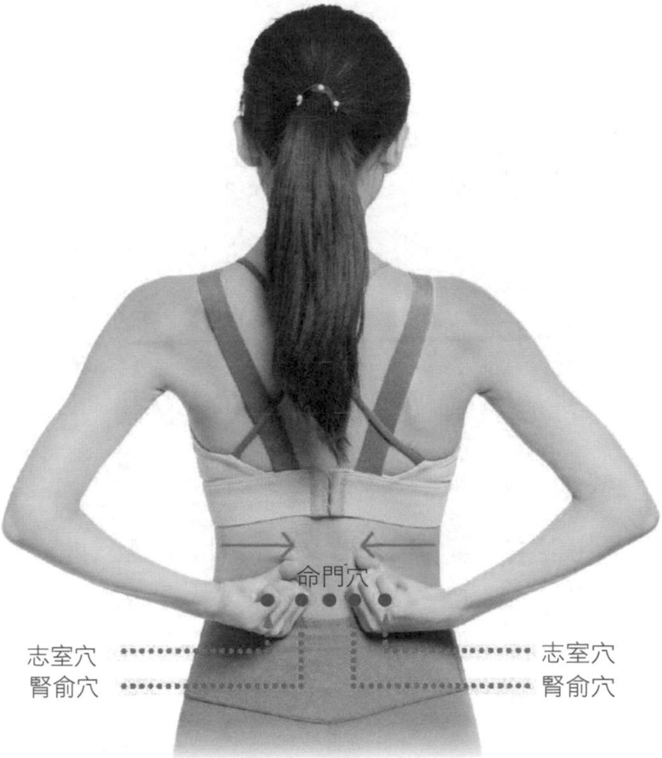

從髮際線順著後脖頸子一直往下捋，搓熱了就行。→

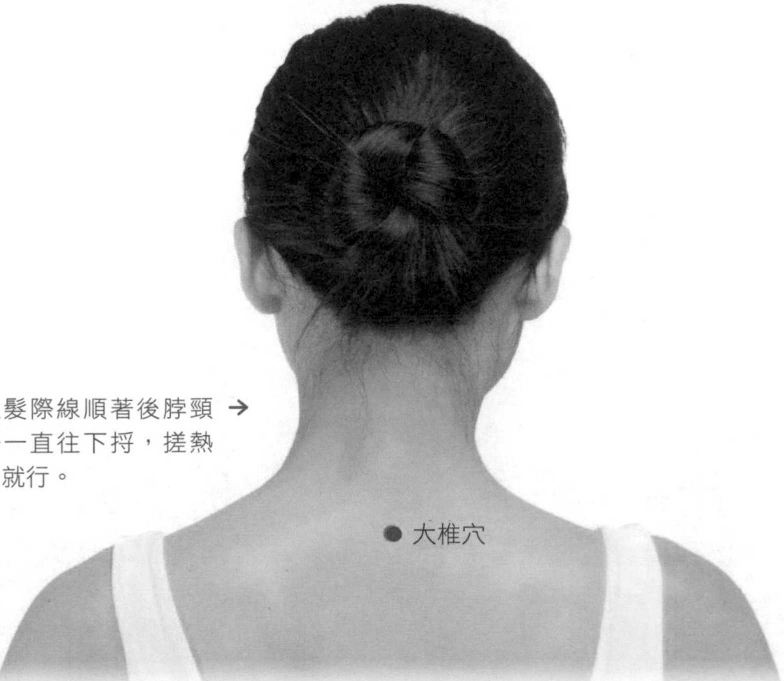

量，這時候還得加點力量，扇點風讓火力更大點。

怎麼讓火力更大點？當你完成前面的兩個動作以後，感到後背隱隱發熱了。這時你就可以很放鬆的坐在椅子上，前後自然的晃動，晃動的發力點就在後背腎俞穴和命門穴，利用它們發力，前後晃。剛開始你可能找不準發力點，好像都是臀部在使勁、腿在使勁。別著急，你把心情放鬆，多晃動幾下，力量自然而然的就集中在後腰，集中在腎俞、命門了，越晃力量就越集中。

晃完了以後，再做兩遍上下推、左右推，就等於火越燒越旺了。這時你就會感到熱氣順著整個脊椎骨向後背升騰起來，整個後背都熱起來了。

人要強，就得脊椎強

其實後背的經絡很少，除了督脈以外，整個後背就只有一條經——膀胱經，後背上那麼多穴位，全是膀胱經的。

按照古人的形容，膀胱經就像是一個藩籬（大柵欄），這是針對外界的風寒來說的。外界的風寒進不了後背，膀胱經全給它擋在外面了，不但外面的風寒進不來，裡面的熱氣還升騰起來了。一旦升騰起來，即使外界的風寒再大，也侵入不了你的身體，因為裡面的熱氣都把它頂出去了。

這股能量一旦升騰起來，後背就暖呼呼的。這時風想從脖子進來，就不容易了。不過你還要順便做一件事——火燒起來以後，要想上下都貫通，還得把上面的「風門」打開，誰是「風門」呢？就是後邊的脖頸子——大椎穴（見第二九九頁下圖）。

有人說大椎穴不好找，沒關係，你從髮際線順著後脖頸子一直往下捋，搓熱了就行。而且很快就會搓熱，平時可能得多搓一會兒，怎麼現在很快就能搓熱了？因為你底下的火爐已經點起來，熱氣已經升騰到上面，上面跟下面形成了一個接引的關係。上下一貫通，整條脊椎都熱了，這時候有什麼感覺？你會感覺揚眉吐氣，腰板自然就伸直了，想駝背都駝不了。因為這時陽氣充盛，整個人的精神狀態完全不同了。

人要想強，就得脊椎強；脊椎要想強，就得命門火旺。這是一個自強的動作，你可以在冬天做，冬天做效果更好。因為冬天養的是樹根，是樹根正旺盛的時候，樹根正旺盛的時候你練樹根，樹根就往下長，你的腎就強起來了。

掌握了這套方法以後，如果你還想再進一步學習，想知道在督脈上還有沒有好的穴位，在「生火」時，想讓火不僅燒得旺點，還能更持續得久一點，那你可能得把底下的「進風口」打開點，這樣風進去了就又助了一把火，這能量就更旺、更足了。

這個「風門」在什麼地方？在督脈的尾骨尖上，叫長強穴——長久的讓你強壯的穴。你只需每天用拳頭敲敲它，然後用指頭點揉點揉它就可（見下頁圖）。

按照前面說的方法做，外面的風寒就侵擾不到你了，因為你的火爐子很旺。這就是自然的強壯之法。

每天用拳頭敲長強穴，然後用指頭點揉。

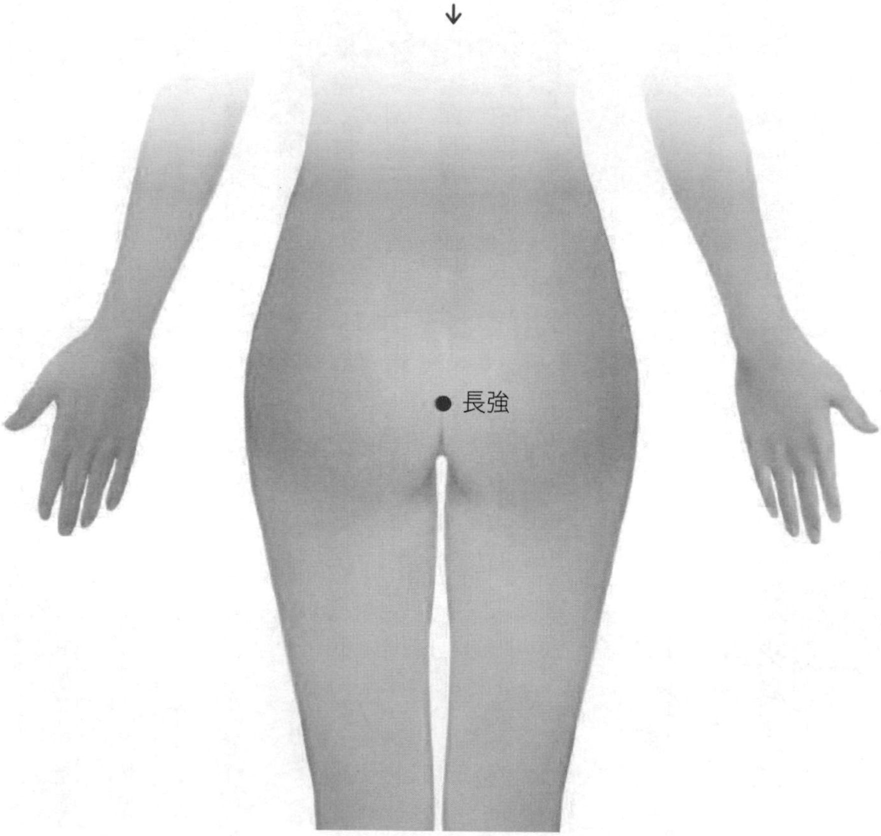

05 春夏養陽，秋冬養陰

冬三月，人們應該怎麼養生呢？其實《黃帝內經》裡早就告訴我們了。儘管《黃帝內經》距離現在已經有兩千多年，但裡面的好多方法到現在還是很實用。當然，還有一些方法隨著現在生活環境的改變，也應該做一些相應的調整，不能因循守舊。

秋冬要保養人體的「樹根」

先來看看《黃帝內經》的《四氣調神大論》。「四氣」指的是春、夏、秋、冬。**「冬三月，此謂閉藏。水冰地坼，無擾乎陽」**[5]。意思是冬三月整個天氣是閉藏的狀態，閉，封閉住了；藏，儲藏起來了，不是向外發散，而是向裡收斂。如何向裡收斂呢？「水冰地坼，無

5 冬三月，此謂閉藏，水冰地坼，無擾乎陽，早臥晚起，必待日光，使志若伏若匿，若有私意，若已有得，去寒就溫，無泄皮膚使氣亟奪，此冬氣之應養藏之道也。逆之則傷腎，春為痿厥，奉生者少。

擾乎陽」——水凍成冰了，土凍得很結實，像一層盔甲一樣，不要打擾裡邊的陽氣。

那麼，是誰在擾陽？這陽在什麼地方呢？冬天時，陽氣被封固在地底下，外面是一片寒涼之氣，冰啊、凍土啊，把寒涼之氣封固在外，然而地下卻是熱氣騰騰的。

在冬天，我們會發現，地底下很熱，地面上很冰冷。為什麼會這樣？因為地底下不是處於一種收斂的狀態，而是生機勃勃。也就是說，冬天地底下正在長呢。地底下長的是什麼？長的就是樹根。因此聖人**「春夏養陽，秋冬養陰」**。「春夏養陽」養的是什麼？地上部分，養的是樹幹，養的是生、長，讓它枝繁葉茂、開花結果。「秋冬養陰」，陰是什麼？地下部分，就是樹根，讓它蓬勃生長。

秋冬時是收斂的，地上很平靜，但它並不是不長，表面很平靜，但地下卻蓬勃的生長，蘊含著能量。長什麼？長樹根！《道德經》叫「故（聖人）與萬物沉浮於生長之門」。

四季都在生長，不是到秋冬就不生長了，只是秋冬的生長是在地底下完成的，你是看不見的。所以，《道德經》說，「人法地，地法天，天法道，道法自然。」我們只有效仿自然，才能得到天助。

冬天睡懶覺有利儲陽氣？

那麼，我們在冬天日常的飲食起居應該怎麼做呢？「早臥晚起，必待日光」。

古人為什麼早睡？因為太陽下山以後，屋裡沒有什麼取暖設備，很冷，這時最好趕緊睡覺，別把身體裡剛吃完飯得到的那點熱量耗散出去。古人可能也吃不到那麼多熱量高的東西，吃點東西也就只夠溫飽，如果這點熱量都用來抵禦外界的風寒，就沒法把能量儲藏在體內，沒法長腎精了——冬天是長腎精，也就是長「樹根」的時候，因為腎就是人的「樹根」，如果把它全用來抵禦風寒，能量就沒辦法在裡面儲存了。

為什麼要「無擾乎陽」？實際上這正是冬季養生最關鍵的一句話。因為你不擾乎陽，陽氣才能在裡面逐漸生成，為來年春天、夏天、秋天做好準備，做好儲藏。這一季的「養」得用三季，所以一定要儲藏好，不能有一點點流失。

冬天要早睡晚起，早睡是什麼？早早的鑽到暖暖的被窩裡睡覺，睡覺時，腎的能量就會增長起來。晚起是什麼？必待日光，等到太陽出來了再出去。這時外面的寒氣已經被太陽驅散了，就不需要多動用身體裡的熱能來抵禦外面的風寒，就能把更多的精力用來保護腎精，讓「樹根」得以生長——古人是這個用意，但這個用意放到現在來看確實有比較大的不同。因為現在的冬天雖然外面冷，但回到家很暖和，暖氣太熱了，好像開點窗戶才正合適。

因此，現代人在飲食起居方面應有所變化，而且現在吃的食物營養價值高，都講究冬天進補，一肚子熱火還需要疏散。這時就沒必要特別早睡，甚至晚上你可以到公園走走，稍微疏散體內多餘的熱量，達到一個平衡的狀態。

古人是不足，因此需要養；現在人們體內的熱量有餘，需要平衡。所以我們要吸取經典背後的深意——保住腎精，不擾乎陽，不讓外面的寒氣侵害身體的「樹根」——腎。這樣，冬天身體裡的儲藏就多了，來年就有力量，就有澎湃的生發之力。

冬天，心情不要過於張揚，要收斂

在冬天，人們的心理應該處於什麼狀態呢？「使志若伏若匿，若有私意，若已有得」。伏，潛伏起來；匿，藏起來；「若有私意」，是說心裡好像有點什麼好事，一個人偷著樂的感覺。實際上是說，在冬天，心情不要過於張揚，要有收斂。

收斂是為了什麼呢？為了來年幹大事，為春天儲備能量，所以現在不能耗散，得靜下心來好好想想來年該怎麼做。所以接下來是「若已有得」，因為你的能量儲藏好了，目標想清楚了，來年春天要做什麼事、夏天要做什麼事、秋天要做什麼事，好像都已經看到了成果。

為什麼敢說看到成果了？因為你現在把能量儲備足了，等於把錢財儲備足了，隨時都可以去做點什麼事，好像成果已經顯現出來了。

冬天不要做劇烈運動

《黃帝內經》究竟要強調什麼呢？「去寒就溫」——遠離寒氣的東西，哪熱，就靠近點。實際上就是要你儲藏能量，如果你沒儲藏，都用來抵禦風寒，老天給你的儲藏能量的大好時機就被浪費了，隨來隨出，沒有儲藏，等到春天萬物都復甦時，需要一種爆炸的力量、春發的力量，那時你就沒有這種爆發力了。因此，冬天要「去寒就溫，無泄皮膚」。「無泄皮膚」就是別流大汗，別讓汗往外跑，冬天不需要流大汗排毒——夏天排毒是正常的，冬天

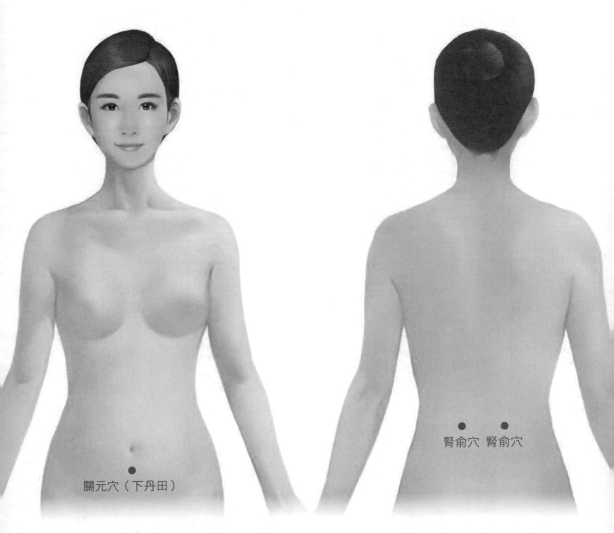

↑ 腰腹兩邊有兩個補腎的大穴，一個是後面的腎俞穴，一個是前面的丹田。

流大汗就損耗腎精了。千萬不要這樣做！冬天做事要與天時相對應，這就叫做養藏之道。

如果不養藏，逆之，比如冬天光著身子去冬泳，這麼做就會「春為痿厥」（痿，無力量，軟弱無力；厥，寒冷），也就會傷腎。不但沒儲存能量，還把好多寒冷給引進來了，因為毛孔是張開的。

如此一來在春天該生發時，體內的寒先出來，你就會先感覺身體發冷，然後感覺沒勁，因為在冬天沒有積攢好能量。你看，《黃帝內經》不長的幾句話，就把冬季養生的訣竅全概括了。

冬天補腎的運動——蹲著走

冬天，做什麼動作可以補腎呢？

其實，冬天補腎最常用的方法，就是蹲著走。蹲著，本身就是一種收的感覺，走的時候是腰和腹在使勁。腰腹兩邊有兩個補腎的大穴，一個是後面的腎俞穴，一個是前面的丹田（見上頁圖）。蹲著走，就把「樹根」長起來了，堅持走一個冬天，你的能量就會大長，在春天就會覺得精力非常充沛，就為來年做好了充分的準備。

我們要吸取《黃帝內經》告訴我們的養生之道的核心部分，因時因地隨時調節，不固化，不一成不變，與時俱進，這樣做才能真正達到對傳統經典的正確掌握、充分理解，最終合理運用。

國家圖書館出版品預行編目（CIP）資料

易學易用黃帝內經：中醫師反覆研讀的寶典，
如今一般人也能實踐。12 條經絡、365 個穴位
白話詳解，經之所過，病之所治。／中里巴人
著 -- 臺北市：大是文化，2023.11
320 面；17×23 公分--（EASY；119）
ISBN 978-626-7328-84-2（平裝）

1. CST：內經 2. CST：中醫理論 3. CST：養生
4. CST：健康法

413.11 112013078

EASY 119

易學易用黃帝內經

中醫師反覆研讀的寶典，如今一般人也能實踐。12 條經絡、365 個穴位白話詳解，經之所過，病之所治。

作　　者／中里巴人
責任編輯／蕭麗娟
校對編輯／陳竑悳
美術編輯／林彥君
副總編輯／顏惠君
總 編 輯／吳依瑋
發 行 人／徐仲秋
會計助理／李秀娟
會　　計／許鳳雪
版權主任／劉宗德
版權經理／郝麗珍
行銷企劃／徐千晴
業務專員／馬絮盈、留婉茹、邱宜婷
業務經理／林裕安
總 經 理／陳絜吾

出 版 者／大是文化有限公司
臺北市 100 衡陽路 7 號 8 樓
編輯部電話：（02）23757911
購書相關諮詢請洽：（02）23757911 分機 122
24 小時讀者服務傳真：（02）23756999
讀者服務 E-mail：dscsms28@gmail.com
郵政劃撥帳號：19983366　戶名：大是文化有限公司
法律顧問／永然聯合法律事務所
香港發行／豐達出版發行有限公司 Rich Publishing & Distribution Ltd
地址：香港柴灣永泰道 70 號柴灣工業城第 2 期 1805 室
Unit 1805, Ph. 2, Chai Wan Ind City, 70 Wing Tai Rd,Chai Wan, Hong Kong
電話：2172-6513　傳真：2172-4355
E-mail：cary@subseasy.com.hk

封面設計／林雯瑛
內頁排版／Judy
印　　刷／緯峰印刷股份有限公司
出版日期／2023 年 11 月 初版
定　　價／新臺幣 499 元（缺頁或裝訂錯誤的書，請寄回更換）
I S B N／978-626-7328-84-2
電子書ISBN／9786267328828（PDF）
9786267328835（EPUB）

※本書提供之內容，僅供一般個人參考之用。鑑於正確的飲食及治療方式，須視年齡、性別、病史等而異，請讀者自行評估健康風險，或向專業醫療人士尋求更具體的方案及處方。